Pflegias

Praxisanleitung

herausgegeben von:
Claudia Winter

Autorinnen und Autoren:
Claudia Winter, Birgit Thinius, Carsten Seide, Klaus Fischer,
Lydia Bärnreuther

unter Mitarbeit der Verlagsredaktion

Cornelsen

Pflegias

Redaktion:
Maren Abraham

Außenredaktion:
Silja von Rauchhaupt

Rechte und Lizenzen:
Sascha Haddad, Marlene Moser

Layout:
vitaledesign, Berlin

Logo, Produktmarke und Umschlag:
Rosendahl Grafikdesign, Berlin

Umschlagfoto:
Werner Krüper, Bielefeld

Technische Umsetzung:
Straive

Für die Erstellung des Buches wurden Texte übernommen aus:
Pflegias Ausbildungsbegleitheft. Autorinnen: Christin Rettig, Stephanie Deutsch.
Pflegias Kompetenzkarten. Autorenteam: Stefan Burba, Heidrun Herzberg, Anja Walter, Andrea Westphal. *Pflegias Skillsmaterialien Teil 1 DL*. Autorin: Ann-Kathrin Lange.

Begleitmaterialien:
ISBN 978-3-06-451231-3 (Ausbildungsbegleitheft)
ISBN 978-3-06-452344-9 (Kompetenzkarten)
ISBN 978-3-06-452289-3 (Skillsmaterialien Teil 1 DL)

www.cornelsen.de
www.cornelsen.de/pflegias

1. Auflage, 1. Druck 2022

Druck: H. Heenemann, Berlin

ISBN 978-3-06-451227-6 (Fachbuch)
ISBN 978-3-06-452343-2 (E-Book Fachbuch)

PEFC
PEFC/04-31-1156

PEFC zertifiziert
Dieses Produkt stammt aus nachhaltig bewirtschafteten Wäldern und kontrollierten Quellen.
www.pefc.de

Liebe (angehende) Praxisanleiterinnen und Praxisanleiter,

die generalistische Pflegeausbildung wird bereits seit dem 1. Januar 2020 umgesetzt. Seither ist viel passiert. Sie haben sich auseinandergesetzt mit den Rahmenplänen der Fachkommission, sind Kooperationen eingegangen mit anderen Pflegeeinrichtungen und haben Konzepte entwickelt, damit Sie die anspruchsvollen Vorgaben umsetzen können. Dazu kam die Corona-Pandemie, die vieles erschwert oder sogar unmöglich gemacht hat.

Dieses Buch möchte Sie bei Ihrem Einstieg in die Praxisanleitung begleiten. Denn was historisch über eine lange Zeit gewachsen ist, kann nicht von heute auf morgen verändert werden. So ist es auch mit der generalistischen Pflegeausbildung. Sie ist eine berufliche wie persönliche Herausforderung für alle Pflegenden. Als Alten-, Kranken- und Kinderkrankenpflegerinnen bzw. -pfleger stehen Sie vor der Aufgabe, eine Haltung zu einem ganz neuen Pflegeverständnis einzunehmen. Dazu kommen pflegedidaktisch fundierte Grundsätze für die Gestaltung der theoretischen und praktischen Ausbildung, die nicht so einfach zu verstehen und umzusetzen sind.

Der Pflegeberuf ist ein Körper- und Beziehungsberuf, der zwangsläufig zu Belastungen führt. Der Umgang mit Scham, Ekel, mit Sterben und Tod sowie die oftmals schwierigen Rahmenbedingungen, denen Pflegende wie auch Auszubildende täglich begegnen, sind in der neuen Ausbildung nicht länger tabu. Pflegende und Auszubildende dürfen und sollen sich mit ihren Wahrnehmungen, Deutungen und Gefühlen „leibkörperlich" in ihr Pflegehandeln einbringen und diese mit ihren ganz eigenen Werthaltungen und Beweggründen in den Mittelpunkt der Pflegeausbildung stellen.

Kapitel 1 führt Sie ein in die gesetzlichen Vorgaben sowie in das neue Pflegeverständnis und die daraus resultierenden pflegedidaktischen Grundsätze. In Kapitel 2 geht es um Ihr berufliches Selbstverständnis als Praxisanleitende, um die Aufgaben, die mit dieser Rolle verbunden sind, und um die dringend notwendige Selbstpflege, die Ihnen dabei hilft, die täglichen Herausforderungen zu meistern. Kapitel 3 unterstützt Sie dabei, gesetzliche Vorgaben umzusetzen und die praktische Ausbildung erfolgreich zu gestalten. Kapitel 4 zeigt auf, wie Sie kompetenzorientiert beurteilen und prüfen sowie Beobachtungen lernförderlich zurückmelden können. Abschließend geht es in Kapitel 5 um das Reflektieren in der Pflegeausbildung: einerseits von Pflegesituationen, um professionell zu pflegen, und andererseits von emotionalen Herausforderungen, die Praxisanleitende und Auszubildende täglich erleben.

Mein Tipp für den Gebrauch des Buches: Lesen Sie am besten als Erstes das – grundlegende – Kapitel 1. Alle anderen Kapitel können unabhängig voneinander gelesen werden, ganz nach Ihrem persönlichen Interesse und aktuellem Bedarf. Die vielen Praxistipps, Beispiele, Anregungen zum Weiterdenken sowie das Glossar zum Nachschlagen der wichtigsten Begriffe sollen den Theorie-Praxis-Transfer erleichtern. Ergänzt werden die Kapitel durch Webcodematerial, das praktische Umsetzungshilfen für Sie bereithält.

Ganz nach dem Motto „Von der Haltung zur Handlung" möchte Ihnen dieses Buch das Rüstzeug mit auf den Weg geben, um Ihr eigenes berufliches Selbstverständnis weiterzuentwickeln und Auszubildende professionell zu begleiten. Auf der anderen Seite soll es Sie inspirieren und motivieren selbstbewusst mit den Herausforderungen des Pflege- und Anleitungsalltags umzugehen, ohne sich dabei selbst zu vergessen.

Ich wünsche Ihnen Ausdauer, Mut und Gelassenheit für Ihre wertvolle Aufgabe!

Claudia Winter

Prof. Dr. phil. Claudia Winter (Herausgeberin) **Kap. 1, 3, 5**
Professorin für Gesundheits- und Pflegepädagogik, insbesondere Pflegepraxis und Pflegedidaktik an der Evangelischen Hochschule Nürnberg; Krankenschwester; Diplom-Pflegepädagogin; Bildungswissenschaftlerin (M.A.); berufliche Erfahrung als Leiterin in der Fort- und Weiterbildung; Schulleiterin; Mitglied der Deutschen Gesellschaft für Pflegewissenschaft e.V.; Schwerpunkte: Pflegepädagogik und Pflegedidaktik, Kritische Theorie der Pflegewissenschaft, Emotionale Herausforderungen der Pflegepraxis, Szenisches Lernen, Supervision und Kollegiale Beratung in der Pflegeausbildung, Curriculumentwicklung, Organisationsentwicklung und Coaching in Bildungseinrichtungen, Lernberatung

Birgit Thinius **Kap. 2**
Diplom-Pflegepädagogin (FH) an einer Pflegefachschule (Generalistik) in Lübeck; langjährige Tätigkeit als Praxisanleiterin in der Akutpflege sowie als Lehrkraft in der Pflegeausbildung und Fort- und Weiterbildung; Schwerpunkt in der Organisation der Zusammenarbeit zwischen Pflegeschule und Praxisanleitung

Carsten Seide **Kap. 3**
Gesundheits- und Krankenpfleger; langjährige Tätigkeit in der Allgemeinchirurgie; Praxisanleiter, seit 2016 Hauptpraxisanleiter; seit 2021 Leiter der praktischen Ausbildung für Gesundheitsfachberufe im BG Klinikum Unfallkrankenhaus Berlin

Klaus Fischer **Kap. 4**
B.Sc. Pflegewissenschaftler; M.A. Pflegepädagoge; Fachgesundheits- und Krankenpfleger für Intensivpflege und Anästhesie; Praxisanleiter; Honorardozent an einer Hochschule im Studiengang Pflege und Gesundheit und der Hebammenkunde

Lydia Bärnreuther **Glossar**
Gesundheits- und Pflegepädagogin B.A.; Gesundheits- und Krankenpflegerin

Inhalt

3 Vom Rahmenausbildungsplan zur Praxiseinsatzgestaltung – Wie leite ich erfolgreich an?

4 Fördern und fordern – Wie beurteile und prüfe ich kompetenzorientiert?

5 Reflexion, Supervision und kollegiale Beratung – Wie meistere ich Herausforderungen im Berufsalltag?

Webcode-Hinweis

In den Randspalten der Kapitelseiten sind Zusatzmaterialien für Sie mit folgendem Icon gekennzeichnet: ⭳.
Diese Dateien können Sie im Webcode-Bereich kostenlos herunterladen.
Geben Sie dazu unter *www.cornelsen.de/webcode* den Webcode ein: **zehako.**
Achten Sie bitte darauf, dass beim Ausdrucken bei Seitenanpassung „In Druckbereich einpassen“ aktiviert ist, damit Sie eine DIN-A4-Seite bekommen.

1 Gesetzliche Vorgaben für eine neue Pflegeausbildung – Was ist neu?

1.1 Warum überhaupt eine neue Pflegeausbildung?

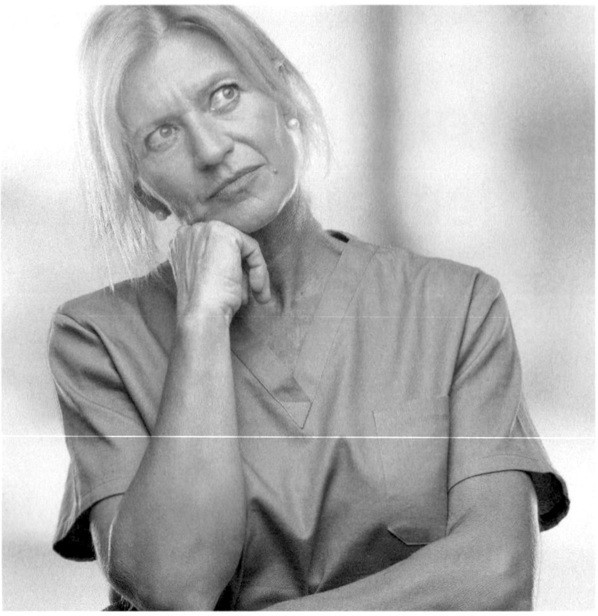

Abb. 1 Die neue generalistische Pflegeausbildung wirft für viele Praxisanleitende Fragen auf.

Viele Pflegekräfte fragen sich seit der Erneuerung der Pflegeausbildung, warum sie überhaupt nötig war und was damit erreicht werden soll. Vielleicht haben Sie sich diese Frage auch schon gestellt, und das mit gutem Grund. Denn die Frage nach dem Warum und Wozu ist wichtig, gerade wenn es den eigenen Berufsalltag direkt betrifft. Außerdem steht fest: Nur wer weiß, auf welcher Grundlage die Entscheidungen getroffen worden sind und welche Ziele sie verfolgen, ist bereit, sich offen auf Neues einzulassen und aktiv mitzugestalten – wie zum Beispiel durch eine verantwortungsvolle Aufgabe wie die Praxisanleitung. Deshalb fasst dieses Kapitel die wichtigsten Inhalte so kurz und knapp wie möglich zusammen. Auf den folgenden Seiten erfahren Sie, warum die ›generalistische‹ Pflege notwendig geworden ist und was die wichtigsten Neuerungen sind. Die dargestellten Neuerungen konzentrieren sich dabei besonders auf die Punkte, die für Sie als Praxisanleitende relevant sind. Im dritten Teil dieses Kapitels stellen wir die pflegedidaktischen Grundsätze vor, die den Rahmenplänen zugrunde liegen. Erklärungen der wichtigsten Begriffe, die Sie als Praxisanleitung immer wieder hören und lesen werden, finden Sie ebenso wie die wichtigsten pflegewissenschaftlichen und pädagogischen Aspekte, die bei der Praxisanleitung zu beachten sind. Doch vorher geht es erst einmal um die Frage: Wie kam es eigentlich zu der neuen, generalistischen Pflegeausbildung?

Generalistik → Glossar

In den letzten Jahrzehnten haben sich in den Krankenhäusern und in der ambulanten und stationären Langzeitpflege die Anforderungen an die berufliche Pflege zunehmend gewandelt. Zu erklären ist diese Entwicklung mit den **veränderten Bedarfen** der Menschen, die gepflegt werden. Gründe dafür sind die immer älter werdende Bevölkerung, aber auch gesellschaftliche, soziale und technische Entwicklungen. Die folgende Tabelle führt die wichtigsten Veränderungen auf und zeigt, welche Auswirkungen sie für die Pflege haben.

Veränderung der Bedarfe	Konsequenz für die Pflege
Immer mehr Menschen mit demenzieller Erkrankung werden in den Krankenhäusern versorgt.	Die Herausforderungen an die Pflege im Krankenhaus werden immer größer.
Die Liegezeiten im Krankenhaus haben sich verkürzt.	Der Aufwand für akutpflegerische Interventionen in der ambulanten und stationären Langzeitpflege hat sich deutlich erhöht.
Immer mehr ältere beziehungsweise hochbetagte Menschen sind multimorbid.	Die Anforderungen an Pflegende werden zunehmend komplexer.
Psychische Erkrankungen, vor allem auch bei Kindern, nehmen zu.	Der Zeitaufwand ist größer geworden und das Aufgabenfeld für Pflegende hat sich erweitert.

Tab. 1 Pflege im Wandel

Kompetenz → Glossar

Damit Pflegende auch unter den veränderten Bedingungen handlungsfähig bleiben und kompetent pflegen, brauchen sie ›Kompetenzen‹, um eigene Lösungen zu entwickeln und umzusetzen. Diese Kompetenzen schon in der Ausbildung zu fördern, war einer der Gründe für die neue Pflegeausbildung. Hinzu kam die Beobachtung, dass die Anforderungen an Pflegende in allen Bereichen ähnlich gestiegen sind und ganz ähnliche Lösungsansätze brauchen. Eine Trennung zwischen Alten-, Kranken- und Kinderkrankenpflege erschien daher nicht mehr sinnvoll. Modellprojekte einer generalistischen Ausbildung haben beispielsweise gezeigt, dass sich die drei bisherigen Berufe inhaltlich zu etwa neunzig Prozent überschneiden. Maßgeblich für die Pflegeberufereform war deshalb, dass Pflegende dazu in der Lage sein sollen, unabhängig vom Einsatzort und Alter Menschen professionell zu pflegen. In Zukunft sind zunehmend pflegerische Kompetenzen gefragt, die über die einzelnen Bereiche hinausgehen. So kam es zu dem generalistischen Ansatz in den Pflegeberufen.

Historisch betrachtet hat sich die jahrhundertealte Tradition der Krankenpflege aufgrund gesellschaftlicher Veränderungen nicht mehr bewährt. Bereits im 19. Jahrhundert wurden notwendig gewordene „Säuglingsschwestern“ qualifiziert. In den 1950er Jahren musste auch eine Lösung für die Gewährleistung der pflegerischen Versorgung einer immer älter werdenden Gesellschaft gefunden werden. Es entstand der Beruf der Altenpflege.

Die seit vielen Jahren angespannte Arbeits- und Ausbildungssituation konnte durch die Spezialisierung leider nicht verbessert werden. Genau dies war ein weiterer Grund für die Neuordnung der Pflegeberufe und die neue Pflegeausbildung. Es ging auch darum, eine Lösung für den aktuellen **Fachkräftemangel** zu finden, indem der Beruf für junge Menschen interessanter wird. Mit einer gebührenfreien, generalistischen Pflegeausbildung sollten Auszubildende nicht nur attraktive berufliche Perspektiven erhalten, sondern auch europaweit mit ihrer Ausbildung anerkannt werden.

Alle Neuerungen bieten auch für erfahrene Pflegekräfte die Chance, das Lernen in der Praxis unter neuen Blickwinkeln zu sehen und vor allem: aktiv mitzugestalten. Ohne ihre praktische Erfahrung wird es nicht gelingen, kompetente neue Fachkräfte für ihren Beruf zu begeistern und auszubilden. Doch ein neues „generalistisches Selbstverständnis“ entsteht nicht von heute auf morgen. Im Moment entsteht manchmal eher der Eindruck, dass es zu den alten Problemen jetzt auch noch neue gibt.

Einige Pflegende befürchten sogar den Verlust ihrer beruflichen Identität. Sie befassen sich kaum mit der neuen Ausbildung oder lehnen sie sogar ab. Auch nach der Ausbildungsreform definieren sie sich weiterhin ausschließlich über ihr Spezialwissen.

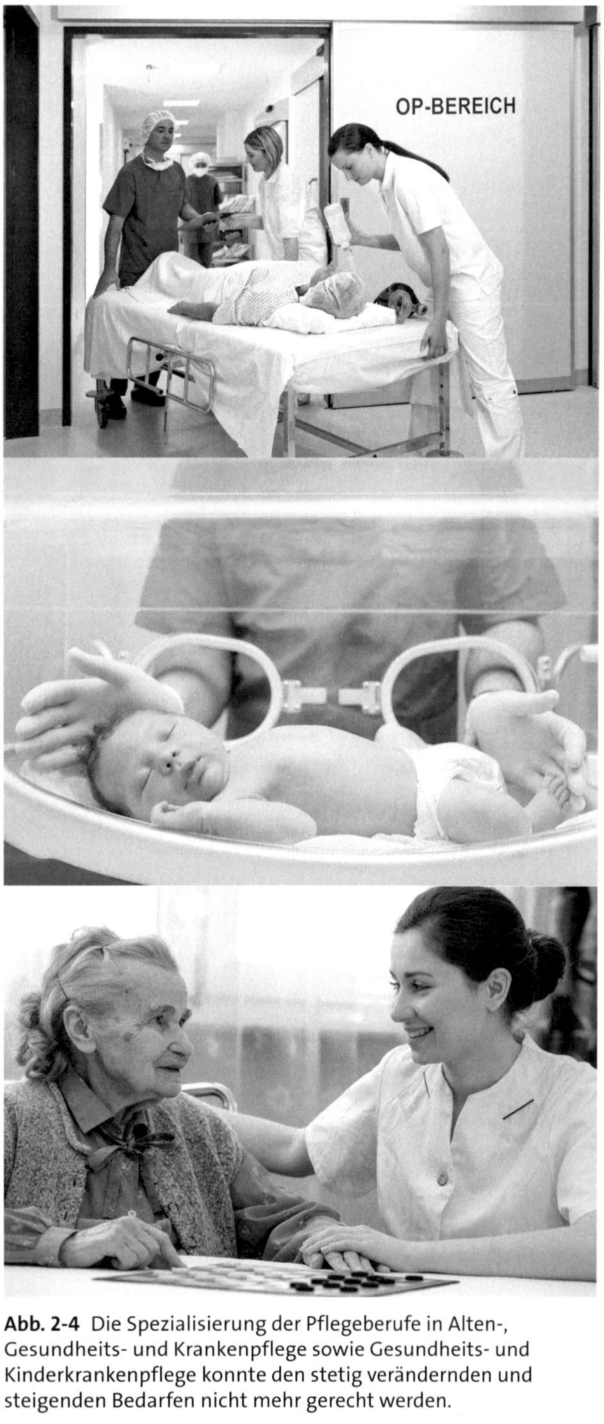

Abb. 2-4 Die Spezialisierung der Pflegeberufe in Alten-, Gesundheits- und Krankenpflege sowie Gesundheits- und Kinderkrankenpflege konnte den stetig verändernden und steigenden Bedarfen nicht mehr gerecht werden.

Als Praxisanleitende stehen Sie auf der einen Seite vor der Herausforderung, Auszubildende generalistisch anzuleiten. Auf der anderen Seite geht es aber auch darum, selbst generalistisch denken zu lernen und Kolleginnen und Kollegen, die sich nicht mit der „neuen Ausbildungsart“ anfreunden können, über die Chancen einer gemeinsamen Pflege aufzuklären und sie mitzunehmen auf dem Weg in einen einzigen, gemeinsamen Pflegeberuf.

Ausbildungs- und Prüfungsverordnung: www.gesetze-im-internet.de/pflbg/PflBG.pdf

2017 wurde das neue Pflegeberufegesetz verkündet. Im nächsten Schritt ging es darum, erstmals detaillierte **Rahmenlehr- und Rahmenausbildungspläne** passend zum neuen Pflegeberufegesetz zu erarbeiten. Dazu haben das Bundesministerium für Gesundheit und das Bundesministerium für Familie, Senioren, Frauen und Jugend im Jahr 2018 eine Fachkommission nach § 53 PflBG eingesetzt. Grundlage für die Rahmenpläne waren die Kompetenzbeschreibungen in der Pflegeberufe-Ausbildungs- und -Prüfungsverordnung (PflAPrV), die im Oktober 2018 in Kraft getreten war. Die Kommission besteht aus elf Expertinnen und Experten aus der Pflegepädagogik, der Pflegewissenschaft und der Pflegepraxis. Sie haben es sich zur Aufgabe gemacht, pflegedidaktische und pflegewissenschaftliche Erkenntnisse in die neue Pflegeausbildung einfließen zu lassen.

Die Pflegebildungsforschung untersucht seit mehr als 20 Jahren das Erleben des Pflegealltags, wertet Ergebnisse aus und macht sich Gedanken über Lernprozesse in der praktischen Ausbildung. So zeigen pflegewissenschaftliche Forschungsarbeiten, dass Lernen und Arbeiten in der Pflegepraxis für die Auszubildenden nicht leicht ist. Deshalb hat die Fachkommission in den Rahmenplänen didaktisch-pädagogische Grundlagen aufgenommen, die ihre Probleme beim Lernen und Arbeiten berücksichtigen und Lösungen aufzeigen.

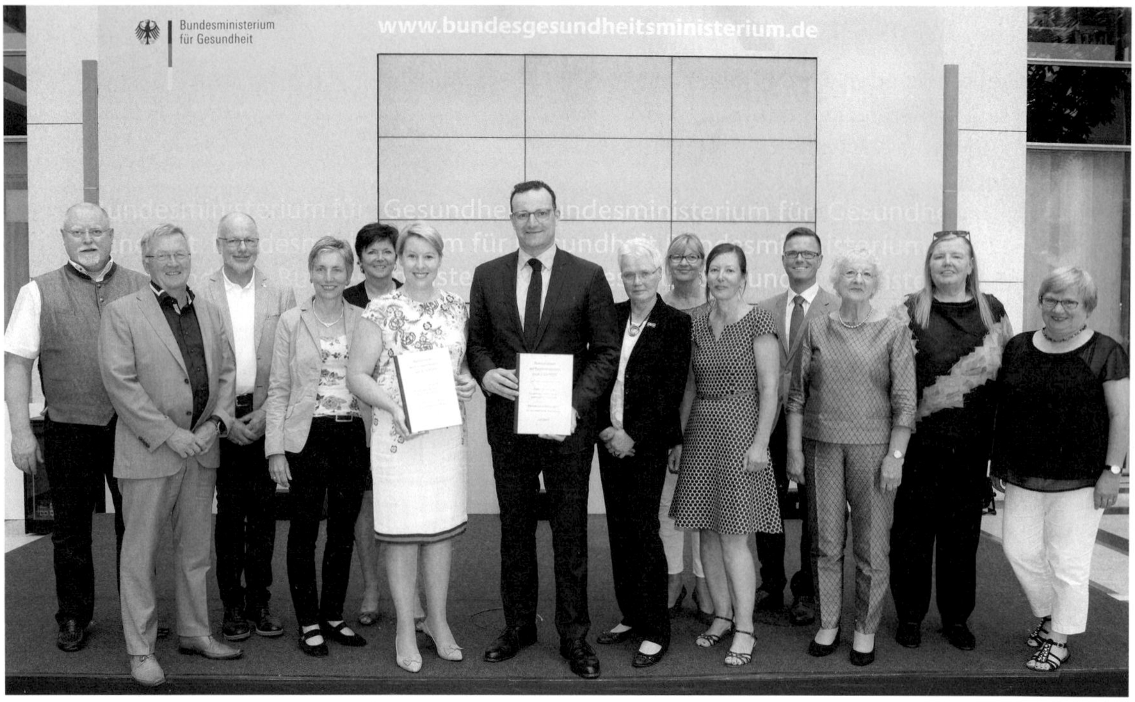

Abb. 5 Die Rahmenpläne wurden am 26. Juni 2019 von der Fachkommission an Bundesfamilienministerin Franziska Giffey (6. v. l.) und Bundesgesundheitsminister Jens Spahn (7. v. l.) übergeben. Am 1. August 2019 wurden sie veröffentlicht.

Curriculum → Glossar

Die Übergabe der fertigen Rahmenpläne am 26. Juni 2019 war ein Meilenstein. Erstmals gab es ausgearbeitete Rahmenpläne für die Pflegeausbildung. Auf fast 300 Seiten halten sie konkrete Vorgaben und Vorschläge für die inhaltliche Ausgestaltung der generalistischen Pflegeausbildung bereit. Sie stehen den Pflegeschulen beziehungsweise den Trägern der praktischen Ausbildung zur Verfügung, um ›Curricula‹ zu entwickeln und die Ausbildungszeit nach verbindlichen Standards zu organisieren und zu gestalten.

Rahmenlehrpläne der Fachkommission nach § 53 PflBG downloadbar unter: https://www.bibb.de/dienst/veroeffentlichungen/de/publication/show/16560

Die Rahmenpläne bestehen aus dem **Begründungsrahmen,** dem **Rahmenlehrplan** für den theoretischen und praktischen Unterricht und dem **Rahmenausbildungsplan** für die Pflegeausbildung in der Praxis. In Kapitel 1.2 geben wir einen Überblick über die wichtigsten Neuerungen aus Sicht der Praxisanleitung. Für die vertiefende Lektüre verweisen wir auf die Originaldokumente. Sie können auf den Seiten des Bundesministeriums für Gesundheit und Familie heruntergeladen werden.

Im folgenden Exkurs „Was die Forschung über den Pflegealltag von Auszubildenden herausgefunden hat" laden wir Sie dazu ein, einen Blick auf einige der Studien zu werfen, die von der Fachkommission bei der Gestaltung der Rahmenpläne eine Rolle gespielt haben. Alle Studien im Originaltext können Sie bei Interesse unter den angegebenen Quellen wiederfinden und die hier zusammengefassten Kernaussagen vertieft nachlesen.

E EXKURS

Was die Forschung über den Pflegealltag von Auszubildenden herausgefunden hat

In den Rahmenplänen werden Erkenntnisse aus pflegedidaktischen Forschungsarbeiten berücksichtigt. Wir stellen fünf davon auf dieser Doppelseite vor.

Welche der Studienergebnisse finden Sie besonders interessant? Haben Sie als Auszubildende ähnliche Erfahrungen gemacht? Konnten Sie bei den Auszubildenden in Ihrem Umfeld einige der Verhaltensweisen wiederentdecken?

1 Der „Coolout-Effekt“

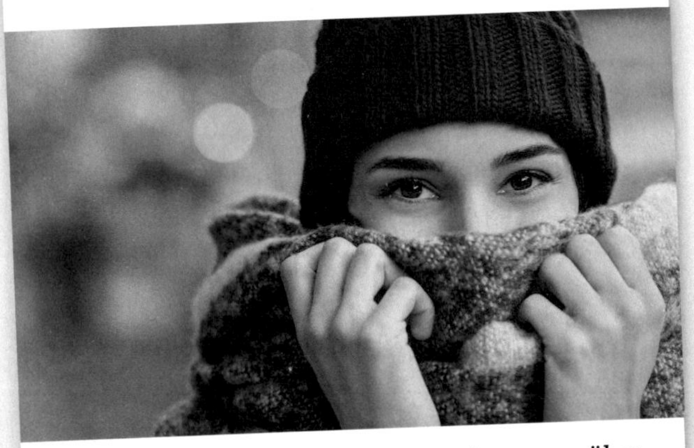

„Auszubildende bauen ihre Ideale ab, um zu „überleben“. Sie schotten sich durch Kalt-Werden ab.“

Karin Kersting hat 2002 in ihrer Forschungsarbeit die Auszubildenden zu einer alltäglichen Problemsituation befragt. Sie sollten sich spontan zwischen einer an den Bedürfnissen der Menschen orientierten Pflege und dem „funktionalen“ Pflegealltag entscheiden.

Das Ergebnis zeigt, dass Auszubildende ihre Ansprüche an eine gute Pflege mit der Zeit fallen lassen, um zu „überleben“. Sie „machen sich kalt“, um die Spannungen des Pflegealltags besser auszuhalten. Dieses „Kalt-Machen“ wurde so eindrücklich beschrieben, dass Kerstings Untersuchung unter dem Namen „Coolout-Studie“ bekannt wurde.

Kersting, Karin (2002): Berufsbildung zwischen Anspruch und Wirklichkeit. Eine Studie zur moralischen Desensibilisierung. Bern: Huber Verlag.

2 Die „Chamäleonkompetenz“

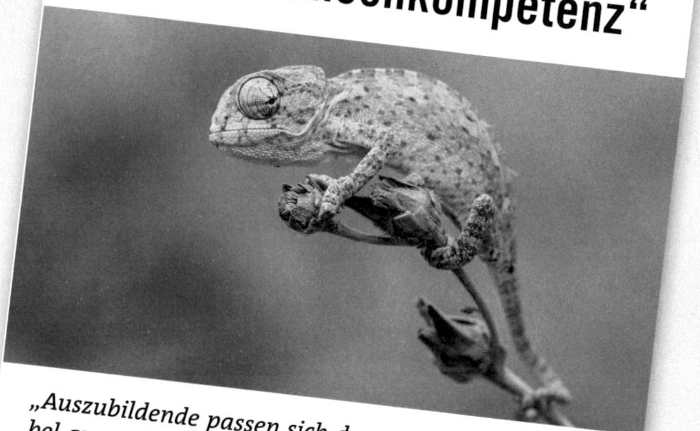

„Auszubildende passen sich den Gegebenheiten flexibel an, um zu „überleben“, und handeln dadurch oft entgegen ihren eigenen Ansprüchen an die Pflege.“

In Studien von Sabine Balzer und Benjamin Kühme (2009, 2019) stellte sich heraus, dass Auszubildende in der Pflegepraxis mehr als Arbeitskräfte eingesetzt werden, als dass sie Lernende sind. Viele Auszubildende machen außerdem die Erfahrung, dass sie von Pflegeteams nicht anerkannt und ausgegrenzt werden.

Damit Auszubildende das Dilemma zwischen dem eigenen Anspruch einer am pflegebedürftigen Menschen orientierten Pflege und der Wirklichkeit pflegerischen Handelns in der Praxis aushalten, entwickeln sie eine Überlebensstrategie: Sie ziehen sich zurück, damit sie in problematischen Situationen handlungsfähig bleiben. Balzer nennt diese Strategie „Chamäleonkompetenz“. Gemeint ist damit die Fähigkeit Auszubildender, sich sowohl den Wünschen der Patienten als auch den Vorgaben der Station so anzugleichen, dass ihre Ideale des Helfens nicht gänzlich in der Ablauforientierung verloren gehen.

Balzer, Sabine; Kühme, Benjamin (2009): Anpassung und Selbstbestimmung in der Pflege. Studien zum (Aus-)Bildungserleben von PflegeschülerInnen. Frankfurt am Main: Mabuse-Verlag; Balzer, Sabine (2019): Chamäleonkompetenz. Eine Studie in der pflegepraktischen Ausbildung. Frankfurt am Main: Mabuse-Verlag.

E EXKURS

3

Belastendes bewältigen

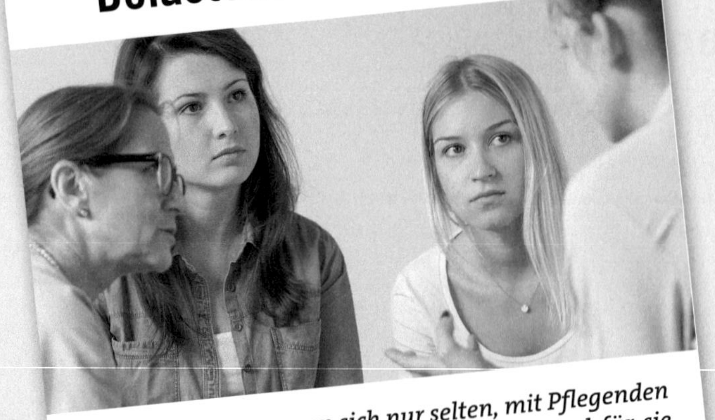

„Auszubildende trauen sich nur selten, mit Pflegenden zu reden, auch wenn die Erlebnisse belastend für sie sind."

Benjamin Kühme stellte in seiner Studie aus dem Jahr 2013 fest, dass Auszubildende zwar erkennen, dass in der Pflegepraxis entgegen eigenen Vorstellungen von Pflege gehandelt wird. Aber sie übernehmen diese Verhaltensweisen, auch wenn sie die Bedürfnisse der zu Pflegenden bei ihrem Handeln ignorieren.

Nur wenige Auszubildende diskutieren mit Pflegenden über die Sinnhaftigkeit institutionalisierter Stationsabläufe. Kühme sieht eine pflegepädagogische Konsequenz darin, Auszubildende zur Reflexion und zum Perspektivenwechsel zu befähigen. Damit bewältigen sie belastende Erlebnisse der Pflegepraxis besser und entwickeln eine eigene, bewusste berufliche Identität.

Kühme, Benjamin (2020): Identitätsbildung in der Pflege. Pflegepraxis und Bildungsmuster im Prozess beruflicher Sozialisation. Frankfurt am Main: Mabuse-Verlag.

4

Zu jung für die Pflege?

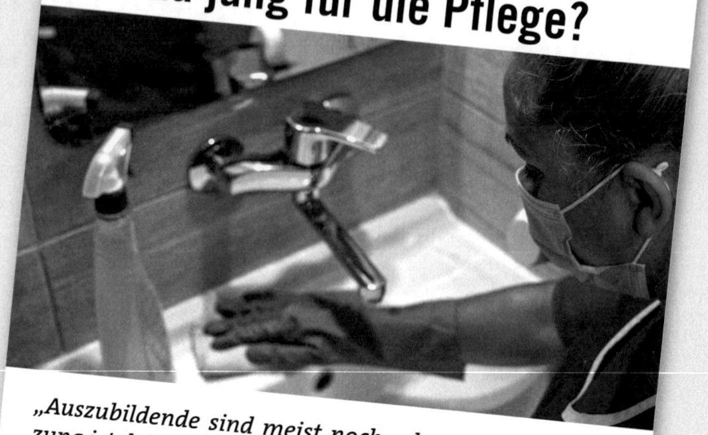

„Auszubildende sind meist noch sehr jung, Unterstützung ist daher notwendig."

In dem Buch „Pflegen lernen" aus dem Jahr 2007 beschrieben Franziska Fichtmüller und Anja Walter unter anderem die Position Lernender in der Pflegepraxis. Sie konnten feststellen, dass sich Auszubildende selbst als untergeordnete, gering geschätzte Arbeitskräfte sehen, die unbegleitet und machtlos überwiegend mit Reinigungs- und Hilfsarbeiten beschäftigt sind.

Viele Auszubildende in der Pflegeausbildung sind noch sehr jung, deshalb fällt es ihnen schwer, sich im Pflegealltag zu positionieren. Meistens sind sie noch intensiv beschäftigt mit sich selbst und der eigenen Entwicklung. Sie wünschen sich Unterstützung, um in dem Beruf Fuß zu fassen.

Fichtmüller, Franziska; Walter, Anja (2007): Pflegen lernen. Empirische Begriffs- und Theoriebildung zum Wirkgefüge von Lernen und Lehren beruflichen Pflegehandelns. Göttingen: V&R unipress.

5

Gute Bedingungen für das Lernen

„Je selbstständiger Auszubildende werden, desto mehr werden persönlichkeitsstärkende Bildungsprozesse gefördert."

Annerose Bohrer (2013) kommt in ihrer Doktorarbeit zu dem Resultat, dass Auszubildende selbstständig werden, indem sie Verantwortung übernehmen, Selbstvertrauen aufbauen sowie zunehmend Unabhängigkeit gewinnen. Selbstständigkeit entwickelt sich in der Beziehung zwischen Auszubildenden und Praxisanleitenden, aber auch durch das Lernumfeld. Beide Faktoren können sich negativ oder positiv auswirken.

Gefühle wie Angst, Leistungsdruck und Versagensgefühle, aber auch Enttäuschung, Frustration, Selbstzweifel und Wut stehen dem Lernfortschritt im Weg.

Auszubildende sollten deshalb dabei unterstützt werden, eine offene und hinterfragende Haltung einzunehmen. Besonders dann, wenn sie sich unsicher oder überfordert fühlen. Auszubildende werden selbstständig, wenn sie von Praxisanleitenden dabei unterstützt werden.

Bohrer, Annerose (2013): Selbstständigwerden in der Pflegepraxis. Eine empirische Studie zum informellen Lernen in der praktischen Pflegeausbildung. Berlin: Wissenschaftlicher Verlag.

1.2 Das Pflegeberufegesetz: Was neu ist

Das Pflegeberufegesetz (PflBG) regelt seit dem 1. Januar 2020 die generalistische Pflegeausbildung. Die Pflegeberufe-Ausbildungs- und -Prüfungsverordnung (PflAPrV) ergänzt das Pflegeberufegesetz und konkretisiert die Umsetzung der Ausbildung. Die bisher im Altenpflegegesetz und im Krankenpflegegesetz getrennt geregelten Pflegeausbildungen wurden zusammengeführt. Bis Ende 2025 soll überprüft werden, ob für die gesonderten Berufsabschlüsse in der Altenpflege oder Gesundheits- und Kinderkrankenpflege weiterhin Bedarf besteht.

Mit dem neuen Pflegeberufegesetz entsteht ein neues Berufsbild, mit dem Pflegende
- die neuen Herausforderungen meistern
- ihre berufliche Identität weiterentwickeln und
- als Pflegefachpersonen europaweit anerkannt sind.

Die Zusammenführung der drei Berufszweige zu einer generalistischen Ausbildung ist das Kernelement des neuen Pflegeberufegesetzes. Der Beruf „Pflegefachfrau“ bzw. „Pflegefachmann“ deckt seit 2020 sämtliche Aufgaben zur Pflege von Menschen aller Altersgruppen in allen Versorgungsbereichen ab. Ein neues Berufsbild wurde damit auf den Weg gebracht. Das birgt nicht zuletzt die Chance, sich auf den Weg in eine gemeinsame Pflegehaltung *aller* beruflich Pflegenden zu begeben.

1.2.1 Kompetenzen erwerben und Persönlichkeit bilden

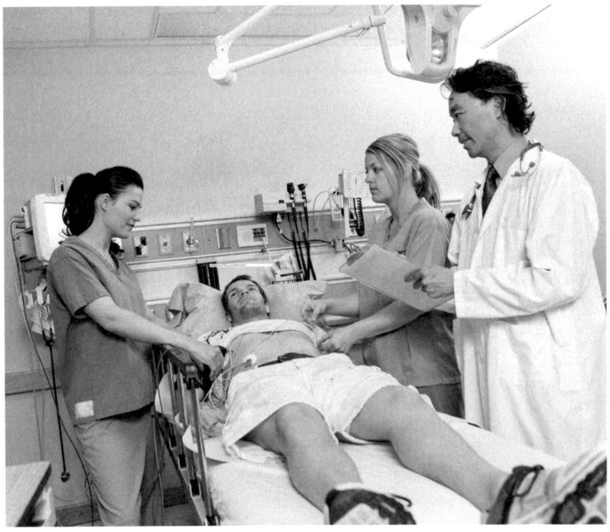

Abb. 6 Auszubildende sollen nicht nur Fachwissen abrufen können, sondern lernen, selbstständig, umfassend und prozessorientiert zu pflegen.

„Generalisten können nichts“, vielleicht haben Sie diesen Satz selbst auch schon gedacht oder in Ihrem Umfeld gehört. Doch ist er richtig? Mit „Können“ meinen Pflegende meistens ein auf Spezialwissen basierendes Pflegehandeln in einem Fachbereich. Wenn das Pflegegesetz von „Kompetenzen“ spricht, ist nicht damit gemeint, dass Auszubildende künftig alles wissen und können, was bislang auf die Bereiche der Alten-, Kranken- und Kinderkrankenpflege begrenzt war. Auch nach der Ausbildung können generalistisch ausgebildete Berufsanfänger nicht sofort in allen Versorgungsbereichen voll umfänglich eingesetzt werden. Um was also geht es dann in dem neuen Pflegeausbildungsgesetz? Was sollen generalistische Auszubildende nach drei Jahren Ausbildung können?

Kompetenzen entwickeln sich erst in konkreten Lernsituationen, das heißt: Sie können nicht im Unterricht gelernt werden.

Das Ausbildungsziel des neuen Pflegeberufegesetzes (§ 5 Abs. 1 PflBG) ist die selbstständige, umfassende und prozessorientierte Pflege. Gefragt sind demnach sogenannte „übergreifende Kompetenzen“. Doch was ist mit „Kompetenz“ eigentlich gemeint? Kompetenz ist mehr als Wissen und ist auch mehr als eine Fertigkeit. In der neuen Pflegeausbildung steht dieses Wort für eine Kombination aus Wissen, Fertigkeiten, Werten, Erfahrungen und dem Willen, sich einzubringen. Doch wie werden solche Kompetenzen erworben? Die Antwort: nicht im Unterricht, sondern in der Praxis. Kompetenzen erlernen Auszubildende in den Einsätzen, begleitet und angeleitet von erfahrenen Pflegekräften wie Sie!

Um das generalistische Ausbildungsziel umzusetzen, unterstützen Praxisanleitende die Auszubildenden deshalb dabei, Fachwissen aus allen Einsatzbereichen zu verknüpfen. Das ist mit **Wissenstransfer** gemeint. Praxisanleitende bereiten den Boden dafür, dass sich Kompetenzen entwickeln und vertiefen.

Beispiele für Kompetenzen in der generalistischen Ausbildung sind:

- fachliche und personale Kompetenzen
- methodische, soziale, interkulturelle und kommunikative Kompetenzen
- Lernkompetenzen und die Fähigkeit zum Wissenstransfer.

Auch die Entwicklung der Persönlichkeit soll in der Ausbildung unterstützt werden. Dazu gehört die Bereitschaft zur Selbstreflexion, aber auch die Bereitschaft und die Fähigkeit, sich in einem Prozess des **lebenslangen Lernens** kontinuierlich weiterzuentwickeln. Auszubildende sollen also darauf vorbereitet werden, sich langfristig eigenverantwortlich und selbstorganisiert Wissen und Fähigkeiten anzueignen. Und noch etwas sollen Auszubildende entwickeln: ein **ethisch fundiertes Pflegeverständnis.** Der „Kern der Pflege" (siehe Exkurs S.18) und die damit verbundenen Werte werden im neuen Pflegeberufegesetz besonders betont. Das ist nicht nur politisch gemeint, obwohl der Stellenwert von pflegerischem Handeln für die Gesellschaft dadurch hervorgehoben wird. Die Rückbesinnung auf zentrale Werte pflegerischen Handelns schlägt sich ganz konkret in den Rahmenplänen nieder.

In den Anlagen 1 bis 4 der Pflegeberufe-Ausbildungs- und -Prüfungsverordnung (PflAPrV) werden fünf Kompetenzbereiche beschrieben, die im Laufe der Pflegeausbildung zu vermitteln sind. Sie berücksichtigen die direkte Versorgung von zu pflegenden Menschen (I, II), aber auch die professionelle Zusammenarbeit im Team wie auch mit anderen Fachbereichen (III). Hinzu kommen medizinische, ethische, rechtliche, ökologische und wirtschaftliche Aspekte (IV, V). Damit Auszubildende in allen fünf Kompetenzbereichen Lernangebote erhalten, orientieren sich die Aufgaben in den Rahmenausbildungsplänen für die Praxisanleitungen an diesen Kompetenzbereichen.

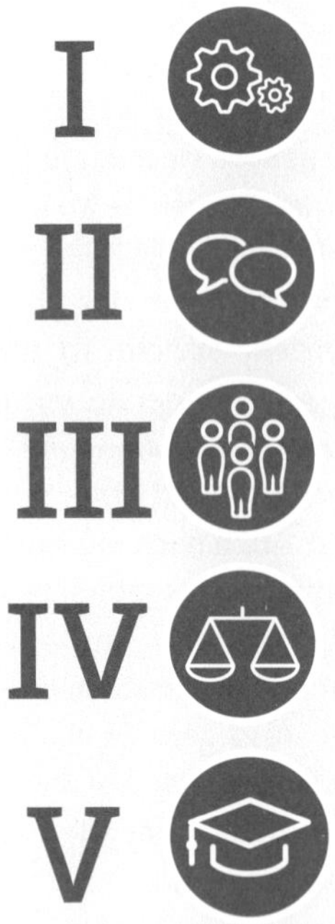

Abb. 7 Überblick der fünf Kompetenzbereiche laut Pflegeberufe-Ausbildungs- und -Prüfungsverordnung (PflAPrV)

Alle fünf Kompetenzbereiche sind auf komplexe Pflege- und Berufssituationen abgestimmt und so formuliert, dass konkrete Anforderungen abgeleitet werden können. Dazu werden Aufgaben und Pflegesituationen genannt, die dazu geeignet sind, dass Auszubildende diese Kompetenzen entwickeln: sowohl für professionelles Pflegehandeln als auch für die eigene fachliche und persönliche Weiterentwicklung.

Pflichteinsatz
→ Glossar

Damit Auszubildende Kompetenzen entwickeln, sollen sie während der ›Pflichteinsätze‹ in Bereichen eingesetzt werden, die grundlegende, **exemplarische und transferfähige Einblicke** ermöglichen. Damit ist gemeint, dass das in einer bestimmten, typischen Pflegesituation Gelernte auf andere Anwendungsbereiche übertragen werden kann. Zum Beispiel Schluckbeschwerden: Diese Probleme bei der Nahrungsaufnahme können sowohl Kinder als auch Hochaltrige, aber auch frisch operierte Menschen haben. Lindernde Maßnahmen, die beispielsweise in der pädiatrischen Station angewendet werden, sind auch in der ambulanten oder stationären Altenpflege oder in der Pflege im Krankenhaus wirksam. Auszubildende lernen auf diese Weise, über die Anwendungsbereiche hinweg menschen- und bedürfnisorientiert Lösungen für konkrete Pflegesituationen zu finden. Im besten Falle verfügen Auszubildende nach der Ausbildung über Transferkompetenzen, die sie in einem Prozess des lebenslangen Lernens weiter ausbauen können – und zwar für die Pflege von Menschen aller Altersgruppen und in allen Pflegebereichen!

Um die Kompetenzen von Auszubildenden aufzubauen, werden Praxisanleitende dazu aufgefordert,
- den Transfer von Kompetenzen auf andere Situationen in den Praxisanleitungen in der Anleitung zu integrieren
- Auszubildenden Verantwortung zu übertragen und sie in ihrer Selbstständigkeit zu unterstützen
- eine offene **›Fehlerkultur‹** zu pflegen und im Team zu festigen
- Einsätze zu planen und Unterlagen zu erstellen, die Auszubildenden sowie neuen Kolleginnen und Kollegen die selbstständige Einarbeitung in neue Fachbereiche ermöglichen.

Fehlerkultur
→ Glossar

1.2.2 Vorbehaltstätigkeiten und Pflegeprozess

Erstmals wurden für das Berufsbild „Pflege" besondere Aufgaben formuliert, die klar einen eigenen Verantwortungsbereich definieren. Diese sogenannten „vorbehaltenen Tätigkeiten" sind in § 4 des Pflegeberufegesetzes geregelt. Bestimmte berufliche Tätigkeiten sind ausschließlich Angehörigen des Pflegeberufes vorbehalten. Sie dürfen also nur von entsprechend ausgebildetem Personal ausgeführt werden. Dazu gehören:
- die Erhebung und Feststellung des individuellen Pflegebedarfs
- die Organisation, Gestaltung und Steuerung des Pflegeprozesses
- die Analyse, Evaluation, Sicherung und Entwicklung der Qualität in der Pflege.

Berufspolitisch ist die Formulierung vorbehaltener Aufgaben äußerst wichtig. Denn professionell pflegen kann und darf nicht länger jeder Mensch. Der geschützte Aufgabenbereich soll den Wert und die Attraktivität des Pflegeberufes erhöhen.

Die Regelung der **Vorbehaltstätigkeiten** fordert zum Um- und Neudenken auf.

Die neue Verantwortung für Pflegende ist nur denkbar mit einem **neuen Selbstverständnis** und einer **neuen Berufsidentität.** Beides soll sich während der Ausbildung entwickeln. In den Rahmenausbildungsplänen werden beispielsweise Aufgaben, die in Praxisanleitungen bearbeitet werden, in der Regel so gestellt, dass sie sich immer am **vollständigen Pflegeprozess** orientieren. Es ist wichtig, dass Auszubildende von Anfang an in alle Tätigkeiten voll eingebunden werden. Nur dann können sie selbst erfahren, was es bedeutet, die Verantwortung für die Steuerung des Pflegeprozesses zu übernehmen.

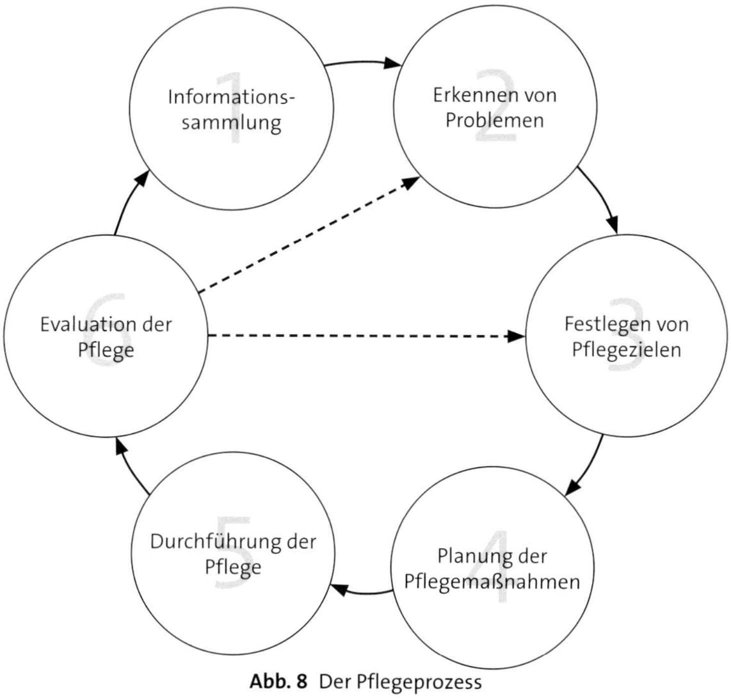

Abb. 8 Der Pflegeprozess

E EXKURS

Der Kern von Pflege

Professionelle Pflege kann nicht ausschließlich an der Einhaltung von Handlungsstandards gemessen werden. In diesem Exkurs geht es um das, was Pflege ausmacht, aber nicht immer in Worte gefasst werden kann.

„Pflege geht unter die Haut."

Was bedeutet „Leiblichkeit" in den Rahmenplänen?

- Leibliche Regungen zu pflegender Menschen,
- das leibliche Gespür, das nur schwer in Worte gefasst werden kann,
- leibliche Phänomene wie Ekel, Schmerz oder Angst sowie
- leibbezogene Qualitäten bei der sinnlich-spürenden Wahrnehmung.

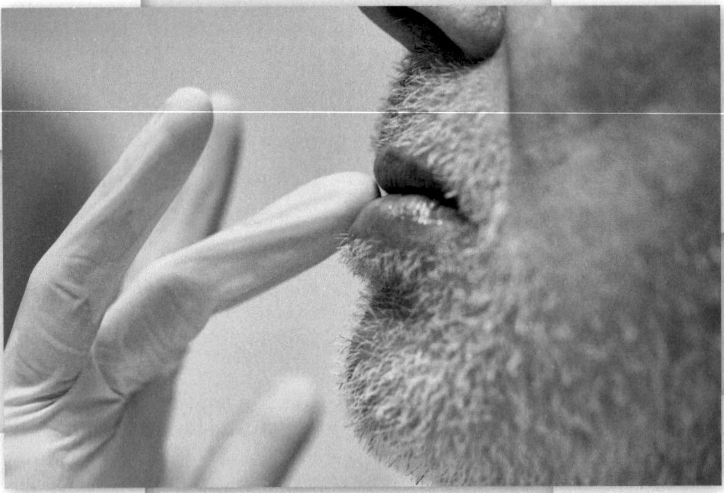

Pflege „berührt" und „betrifft"

In einem Körper- und Berührungsberuf werden Pflegebeziehungen meist sehr intensiv wahrgenommen. Pflegende berühren die entblößten Körper fremder Menschen und begleiten sie in emotionalen Lebenskrisen. Dabei erleben und fühlen sie mit den Betroffenen mit. Pflegehandlungen werden stets ausgehend von der individuellen Situation des zu pflegenden Menschen wahrgenommen und gedeutet.

„Pflege ist würde- und respektvoll und nimmt die Interessen und Bedürfnisse zu pflegender Menschen wahr."

ICN-Ethikkodex und die „Charta zum Schutz der Menschenwürde"

Der Pflegeberuf wird durch die Vorbehaltsaufgaben zu einem eigenständigen Beruf mit einer hohen Verantwortung. Eine besondere Bedeutung haben deshalb auch der ICN-Ethikkodex und die „Charta zum Schutz der Menschenwürde". Die Fachkommission (§ 53 PflBG) hat sich auf ein gemeinsames Berufs- und Pflegeverständnis verständigt, das auf den gesetzlichen Grundlagen, dem ICN-Ethikkodex sowie der Charta zum Schutz der Menschenwürde beruht. Das Pflege- und Berufsverständnis wird in den Begleitmaterialien der Rahmenpläne beschrieben.

W ZUM WEITERDENKEN

- Welche (sinnlichen) Wege nonverbaler Kommunikation machten einen Zugang zum anderen Menschen möglich?
- Wie haben meine Berührungen auf den zu pflegenden Menschen gewirkt?
- Was habe ich während der Berührung wahrgenommen und gefühlt?
- Woran habe ich erkannt, dass die Berührung „richtig" war?
- Wie kann ich die durchgeführte Berührung beschreiben?

1.2.3 Verantwortung der Pflegepraxis für die Ausbildung

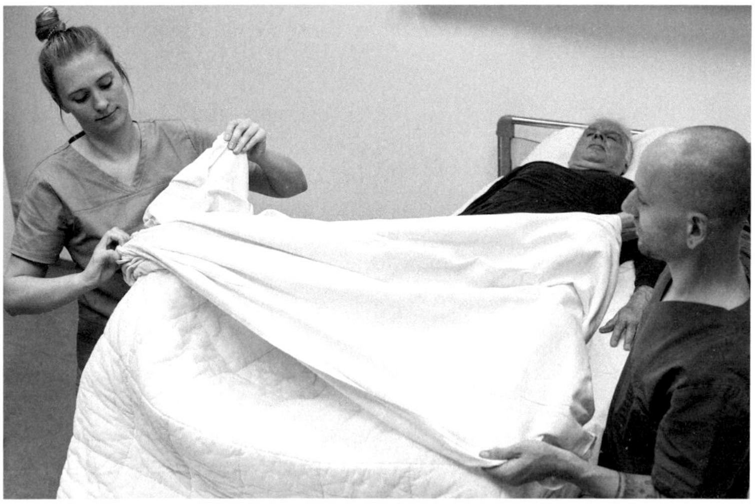

Abb. 9 Frühdienst im Pflichteinsatz stationäre Akutpflege: Praxisanleitende und Auszubildender beim gemeinsamen Beziehen eines Bettes.

Die praktische Ausbildung wird gemäß eines Ausbildungsplans durchgeführt, der vom Träger der praktischen Ausbildung erstellt wird. Sie gliedert sich in einen Orientierungseinsatz, Pflichteinsätze, einen Vertiefungseinsatz sowie weitere Einsätze. Die Einrichtungen gewährleisten während der Einsätze die Durchführung der Praxisanleitung im Umfang von mindestens zehn Prozent der zu leistenden praktischen Ausbildungszeit (siehe auch Abschnitt 1.2.4).

Für diejenigen Einsätze, die nicht beim Träger stattfinden, schließen die Pflegeschule, der Träger der praktischen Ausbildung und andere beteiligte Einrichtungen Kooperationsverträge. Die Pflegeschule trägt die Gesamtverantwortung für die Koordination des Unterrichts mit der praktischen Ausbildung. Sie kontrolliert in regelmäßigen Abständen den Ausbildungsnachweis und überprüft damit, ob die praktische Ausbildung nach dem Ausbildungsplan durchgeführt wird und ob sich eine dem Ausbildungsstand entsprechende Entwicklung von Kompetenzen feststellen lässt.

Literaturempfehlung: → Bundesinstitut für Berufsbildung (Hrsg.): Kooperationsverträge der beruflichen Pflegeausbildung: Fachworkshop-Empfehlungen zur Umsetzung in der Praxis. Version 1.1. Bonn, 2019.

Erstmals werden in der Pflegeberufe-Ausbildungs- und -Prüfungsverordnung mit der Anlage 1 **Kompetenzschwerpunkte** bis zur Zwischenprüfung und mit der Anlage 2 Kompetenzschwerpunkte bis zur staatlichen Abschlussprüfung festgelegt. Durch diese Aufteilung ergibt sich eine Splittung der Ausbildung in das erste und zweite sowie in das letzte ›Ausbildungsdrittel‹.

Ausbildungsdrittel → Glossar

Pflegeausbildung im ersten und zweiten Ausbildungsdrittel:	
1. **Orientierungseinsatz** flexibel gestaltbarer Einsatz zu Beginn der Ausbildung beim Träger der praktischen Ausbildung	400 Std.
2. **Pflichteinsätze** Stationäre Akutpflege Stationäre Langzeitpflege Ambulante Akut-/Langzeitpflege	je 400 Std.
3. **Pflichteinsatz:** pädiatrische Versorgung	120 Std.
Pflegeausbildung im letzten Ausbildungsdrittel:	
4. **Pflichteinsatz:** psychiatrische Versorgung	120 Std.
5. **Vertiefungseinsatz** in einem dieser Bereiche: – Stationäre Akutpflege – Stationäre Langzeitpflege – Ambulante Akut-/Langzeitpflege – Pädiatrische Versorgung – Psychiatrische Versorgung	500 Std.
6. **Weitere Einsätze** z. B. Pflegeberatung, Rehabilitation, Palliation	80 Std.

Tab. 2 Stundenverteilung der praktischen Ausbildung

Der Pflichteinsatz in der Pädiatrie im ersten und zweiten Ausbildungsdrittel stellt ein „Nadelöhr" dar, da alle Auszubildenden diesen Pflichteinsatz benötigen, was zu Kapazitätsproblemen führt. Je nach Bundesland sind auch Einsätze in Kinderkrippen, bei Kinderärzten usw. denkbar. Diese Regelung ist vorläufig bis 31. Dezember 2024 befristet.

Bausteine für eine sinnvolle Zusammenarbeit der Lernorte:
- ein Setting-übergreifendes pflegerisches und pädagogisches Selbstverständnis zu entwickeln
- sich auseinanderzusetzen mit dem schulinternen Curriculum aller an der Ausbildung beteiligten Pflegeschulen
- Ausbildungsnachweise zu vereinheitlichen
- Arbeits- und Lernaufgaben aufeinander abzustimmen
- regelmäßige Kooperationstreffen abzuhalten
- die Pflegeschule(n) bei der Praxisbegleitung zu unterstützen.

Einrichtungen der Langzeit- und Akutpflege gestalteten die praktische Ausbildung bislang nach dem Alten- bzw. Krankenpflegegesetz. Dabei zeigten sich vor allem in der Organisation der praktischen Ausbildung Unterschiede, die den gesetzlichen Vorgaben geschuldet waren.

Darüber hinaus führten die pflegerischen Aufgaben in den verschiedenen Settings sowie das damit verbundene pflegerische und pädagogische Selbstverständnis dazu, dass die Gestaltung der praktischen Ausbildung in der Alten-, Kranken- und Kinderkrankenpflege kaum vergleichbar war. Mit dem Pflegeberufegesetz haben alle Einrichtungen die Aufgabe, ein gemeinsames pädagogisches Profil zu entwickeln. Wenn sie an einem Strang ziehen, können alle Auszubildenden optimal gefördert werden.

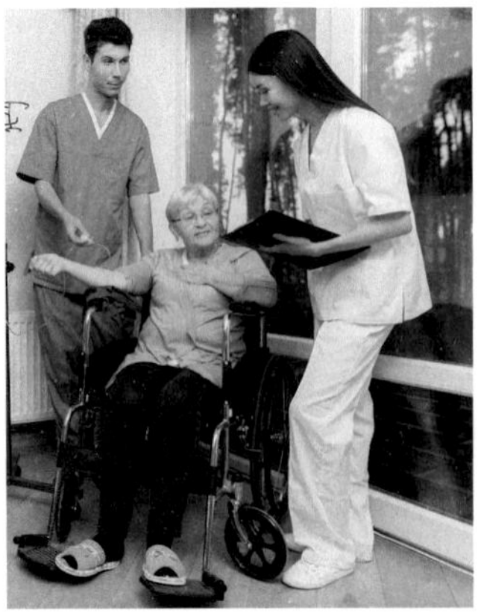

Abb. 10 Praxisanleitende nehmen eine Vorbildfunktion gegenüber Auszubildenden ein.

1.2.4 Aufgaben und Qualifikationen von Praxisanleitenden

Praxisanleitende haben eine zentrale Rolle für die Berufsausbildung. Daher ist eine reflektierte, das heißt: bewusst geplante und durchgeführte Praxisanleitung wichtig. So werden sie zu authentischen Vertreterinnen und Vertretern eines neuen Berufsbildes. Durch ihre Einstellung und ihr Handeln zeigen sie den jungen Menschen, die in diesen Beruf hineinwachsen sollen, wie generalistische Pflege in der Praxis gelebt werden kann. Praxisanleitende haben vielfältige fachliche Aufgaben, aber sie sind auch Vorbilder für das neue, generalistische Selbstverständnis. Welche Aufgaben haben Praxisanleitende in der neuen Pflegeausbildung und welche Erwartungen kommen auf sie zu? Die Ziele der Rahmenpläne stellt die folgende Tabelle dar.

Auszubildende ...	Praxisanleitende ...
sollen an noch nicht Wirklichkeit gewordene Inhalte wie assistive Technologien, Telenursing und Robotik herangeführt werden, die künftig an Bedeutung gewinnen und zu einem neuen Rollenverständnis Pflegender führen.	eignen sich in einem Prozess lebenslangen Lernens neues Pflegewissen an.
sollen zum lebenslangen Lernen befähigt werden, damit sie sich in einem kontinuierlichen Fort- und Weiterbildungsprozess auch nach der Ausbildung die künftig notwendigen Handlungskompetenzen selbst aneignen können.	gestalten für Auszubildende offene Lernräume und ermöglichen kompetenzfördernde und persönlichkeitsstärkende Lernprozesse.
werden in ihrer Persönlichkeitsentwicklung gefördert, damit sie sich für den Schutz zu pflegender Menschen einsetzen und ihre pflegerische Expertise selbstbewusst zum Ausdruck bringen.	hinterfragen das eigene berufliche Selbstverständnis und sind als Multiplikatorinnen und Multiplikatoren Vorbilder für ein generalistisches Selbstverständnis.

Tab. 3 Ziele der Rahmenpläne der neuen Pflegeausbildung

Die geplante Anleitung der Auszubildenden im Umfang von mindestens zehn Prozent jedes Praxiseinsatzes ist im Pflegeberufegesetz festgelegt worden. Für diese „zehn Prozent" stehen Praxisanleitenden in den Rahmenausbildungsplänen viele Anregungen in Form von zunehmend komplexen Aufgabenstellungen und Pflegesituationen für alle Pflichteinsätze sowie für den Vertiefungseinsatz zur Verfügung.

B BEISPIEL

Carina Böhm (18 J.) hat einen Praxiseinsatz im Krankenhaus in der Notaufnahme. Es ist geplant, dass sie dort 200 Stunden arbeitet. Um die 10-Prozent-Regel einzuhalten, müssen daher mindestens 20 Stunden Praxisanleitung erfolgen. Ihre Praxisanleiterin muss diese Praxisanleitungszeit planen, damit sie strukturiert abläuft und als Nachweis dokumentiert werden kann.

Zu den Aufgaben Praxisanleitender gehören:
- die Mitwirkung bei der Erstellung eines didaktisch strukturierten Ausbildungsplans
- die Gestaltung der praktischen Ausbildungszeit auf der Grundlage des Ausbildungsplans
- die schrittweise Heranführung Auszubildender an die Wahrnehmung beruflicher Aufgaben
- die Unterstützung Auszubildender beim Führen des Ausbildungsnachweises
- die Zusammenarbeit mit der Pflegeschule.

Für Praxisanleitende gelten folgende Voraussetzungen:
- Berufserfahrungen im Einsatzbereich, in dem die Praxisanleitung stattfindet (mind. ein Jahr)
- berufspädagogische Zusatzqualifikation (mind. 300 Stunden)
- berufspädagogische Fortbildung (jährlich 24 Stunden, ein Nachweis ist der zuständigen Behörde vorzulegen).

Gesetze und Rahmenausbildungspläne sind wichtig, aber erst wenn die Umsetzung gelingt, wird etwas Gutes daraus. Die fachliche und lebenspraktische Erfahrung, ethische Pflegehaltung und das positive, berufliche Selbstverständnis von Ihnen als Praxisanleitende sind die Voraussetzung für eine gelungene Ausbildung!

1.2.5 Ausbildungsplan und Ausbildungsnachweis

Innerhalb des vorgegebenen Rahmens sowie unter Einbeziehung der Pflegeschule wird vom Träger der Ausbildung für jeden Auszubildenden ein individueller Ausbildungsplan erstellt. Dieser ›Ausbildungsplan‹ bildet die zeitliche Abfolge aller Einsätze in einer didaktisch sinnvollen Reihenfolge ab. Außerdem sind Einsatzorte grundsätzlich so zu wählen, dass Auszubildende ihrem Ausbildungsstand entsprechend nicht nur zu- und mitarbeiten, sondern auch allein bzw. mit Unterstützung einer Pflegefachkraft die Verantwortung für die Durchführung vollständiger Pflegeprozesse übernehmen.

Ausbildungsplan → Glossar

Betriebliche Ausbildungsprozesse sind gleichzeitig Arbeits- und Lernprozesse. Wie in der Pflege gearbeitet und gelernt wird, verdeutlichen die Ergebnisse der Studien zu Beginn dieses Kapitels (siehe. 1.1). Damit Auszubildende Verantwortung übernehmen, (Selbst-)Vertrauen aufbauen und zunehmend unabhängig werden, benötigen sie für optimales Lernen unter anderem:
- kontinuierliche Arbeitsabläufe,
- stabile Beziehungen zu Praxisanleitenden und zu pflegenden Menschen sowie
- dem Ausbildungsstand angemessen komplexe Pflegesituationen.

Bei der Erstellung individueller Ausbildungspläne werden diese Kriterien nicht selten zur didaktischen Herausforderung. Es stellt sich nämlich die Frage, ob alle Einsatzbereiche (noch) geeignet sind für Lernprozesse in der generalistischen Ausbildung. Betroffen von diesen Überlegungen sind solche Einsatzbereiche, die häufig personell unterbesetzt sind und/oder sehr viele (schwer) pflegebedürftige Menschen zu versorgen haben und deshalb dringend die Unterstützung durch Auszubildende benötigen. Oder aber besonders spezialisierte Bereiche, die auf die Einsätze Auszubildender angewiesen sind, um die pflegerische Nachwuchssicherung zu gewährleisten.

Während der Ausbildung kommt es zwangsläufig immer wieder zu Interessenkollisionen und Konflikten. Damit Auszubildende gute Arbeits- und Lernumgebungen vorfinden, sollten in jeder Einrichtung und für alle Einsatzbereiche vor Beginn der Ausbildung klare Absprachen darüber getroffen werden, welche Einsätze zu welchem Zeitpunkt sinnvoll sind und welche Einsatzbereiche bei der Planung nicht (oder nicht mehr) berücksichtigt werden können.

Ausbildungsnachweis → Glossar

Der ›Ausbildungsnachweis‹ wird von den Auszubildenden geführt und ermöglicht die lückenlose Darstellung des Ausbildungsverlaufs sowie die Überprüfung der Einhaltung des Ausbildungsplans durch die Pflegeschule. Darüber hinaus ist der Ausbildungsnachweis als didaktisches Instrument zu verstehen. Als „Lernportfolio" macht der Ausbildungsnachweis die individuelle Kompetenzentwicklung Auszubildender sichtbar und wird ein wichtiges Planungs- und Steuerungselement der praktischen Anleitung.

Im Ausbildungsnachweis wird ersichtlich,

- welche (ausgewählten) Kompetenzen in einem Einsatzbereich angebahnt werden sollen
- welche Arbeits- und Lernaufgaben zur Kompetenzanbahnung ausgewählt (und durchgeführt) worden sind
- welche Kompetenzen am Ende des Einsatzes erweitert wurden bzw. welche Kompetenzen von den Auszubildenden noch zu entwickeln sind
- wann, welche Praxisanleitungen stattgefunden haben, mit entsprechender Zeitangabe als Nachweis.

www.bibb.de/dokumente/pdf/Musterentwurf-Ausbildungsnachweis.pdf

Das Bundesinstitut für Berufsbildung (BIBB) hat mit seinem „Musterentwurf zum Ausbildungsnachweis" Empfehlungen für die optische und inhaltliche Gestaltung des Ausbildungsnachweises formuliert. Diese – je nach Bundesland mehr oder weniger modifizierten – Empfehlungen sind für alle Ausbildungseinrichtungen als Vorlage für die Entwicklung eigener Ausbildungsnachweise zu verstehen.

1.2.6 Zwischenprüfung, staatliche Abschlussprüfung und Jahreszeugnisse

Prüfen und Benoten → Kap. 4

Prüfungen sind notwendig, um festzustellen, ob Auszubildende sich in ihren Kompetenzen dem Ausbildungsstand entsprechend weiterentwickeln und ob sie am Ende der Ausbildung das Ausbildungsziel erreicht haben.

Dafür bilden die in der Pflegeberufe-Ausbildungs- und -Prüfungsverordnung festgelegten Kompetenzen die Grundlage. Darüber hinaus werden die Leistungsbewertungen (§ 6 Jahreszeugnisse und Leistungseinschätzungen, § 7 Zwischenprüfungen) sowie die staatliche Abschlussprüfung (§ 9) geregelt. Allerdings werden diese – allgemeingültigen – (Bundes-)Regelungen, die nachfolgend zusammengefasst aufgezeigt werden, von jedem Bundesland anders interpretiert und ausgelegt.

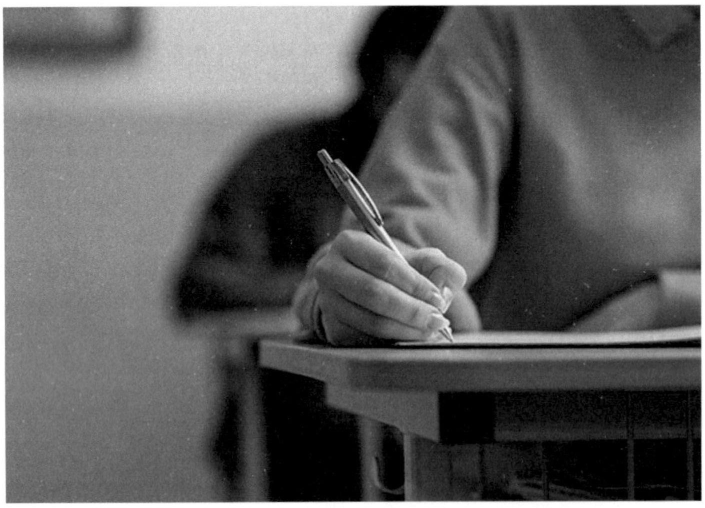

Abb. 11 Die staatlichen Abschlussprüfungen sind in der Pflegeberufe-Ausbildungs-und -Prüfungsverordnung geregelt.

Die dadurch entstehenden Unterschiede beispielsweise in der Durchführung von Prüfungen, bei der Notenerhebung oder der Erstellung von Jahreszeugnissen begründen sich im Bildungsföderalismus. Das heißt: Bildung ist in Deutschland Ländersache. Zwar verständigen sie sich auch aufgrund der Vergleichbarkeit über grundlegende (Aus-)Bildungsstandards, haben aber die Hoheit, in einem bestimmten Rahmen auch davon abzuweichen.

Jahreszeugnis

Auszubildende erhalten von der Pflegeschule für jedes Ausbildungsdrittel ein **Jahreszeugnis** mit mindestens (je nach Bundesland) zwei Noten sowohl über die im Unterricht als auch in der praktischen Ausbildung erbrachten Leistungen. Darüber hinaus werden die ›Fehlzeiten‹ sowohl im Unterricht als auch in der praktischen Ausbildung ausgewiesen. Praxisanleitende wirken an der Notengebung insofern mit, als sie am Ende eines jeden Praxiseinsatzes eine qualifizierte Leistungseinschätzung über den Kompetenzerwerb bzw. Kompetenzfortschritt Auszubildender erstellen sowie diese Einschätzung in einem Gespräch am Ende des Einsatzes dem Auszubildenden eröffnen und erläutern. Diese Leistungseinschätzung wird von der Pflegeschule bei der Notenbildung berücksichtigt.

Fehlzeit
→ Glossar

Zwischenprüfung

Nach zwei Dritteln der Ausbildung wird eine Zwischenprüfung durchgeführt. Grundlage der Zwischenprüfung sind die Kompetenzen des ersten und zweiten Ausbildungsdrittels. In einer „Zwischenbilanz" wird geprüft, ob das Ausbildungsziel zum aktuellen Zeitpunkt noch gut und sicher erreicht werden kann. Auszubildende, bei denen größere Defizite festgestellt werden, sollen durch zusätzliche Maßnahmen wie beispielsweise Lerncoaching oder zusätzliche Fördermaßnahmen unterstützt werden, damit sie die Ausbildung doch noch erfolgreich abschließen können. Die Zwischenprüfung hat keine direkte Auswirkung auf das zweite Ausbildungsdrittel (z. B. Wiederholen eines Teils der Ausbildung), weshalb die Ausbildung unabhängig vom Ergebnis der Zwischenprüfung fortgesetzt werden kann.

Staatliche Abschlussprüfung

Die staatliche Abschlussprüfung umfasst einen schriftlichen, mündlichen und praktischen Teil. Den schriftlichen und mündlichen Teil der Prüfung legen die Auszubildenden an der Pflegeschule ab. Die schriftliche Prüfung besteht aus drei zweistündigen Aufsichtsarbeiten an aufeinanderfolgenden Tagen. Der mündliche Teil der Prüfung dauert zwischen 30 und 45 Minuten nach einer angemessenen Vorbereitungszeit. Beide Prüfungen beziehen sich auf in der Pflegeberufe-Ausbildungs- und -Prüfungsverordnung ausgewiesene Kompetenzbereiche sowie auf konkrete Pflegesituationen, die in der Summe alle Altersstufen und Versorgungsbereiche der generalistischen Pflege abbilden. Die praktische Prüfung wird in der Regel bei der Einrichtung abgelegt, in der der Vertiefungseinsatz durchgeführt wurde. Bei Nichtbestehen können einzelne Prüfungsteile einmalig wiederholt werden.

Abschlusszeugnis

Im Abschlusszeugnis werden die Noten für den schriftlichen, mündlichen und praktischen Teil der Prüfung sowie eine daraus errechnete Gesamtnote ausgewiesen. Bei der Bildung der Noten werden sogenannte „Vornoten" aus den Jahreszeugnissen zu jeweils 25 Prozent berücksichtigt. Bevor die Auszubildenden nach bestandener Prüfung die ›Berufsbezeichnung‹ „Pflegefachfrau" bzw. „Pflegefachmann" oder „Altenpflegerin" bzw. „Altenpfleger" oder „Gesundheits- und Kinderkrankenpflegerin" bzw. „Gesundheits- und Kinderkrankenpfleger" führen dürfen, ist bei der zuständigen Behörde – in der Regel von der Pflegeschule – die Erlaubnis zu beantragen.

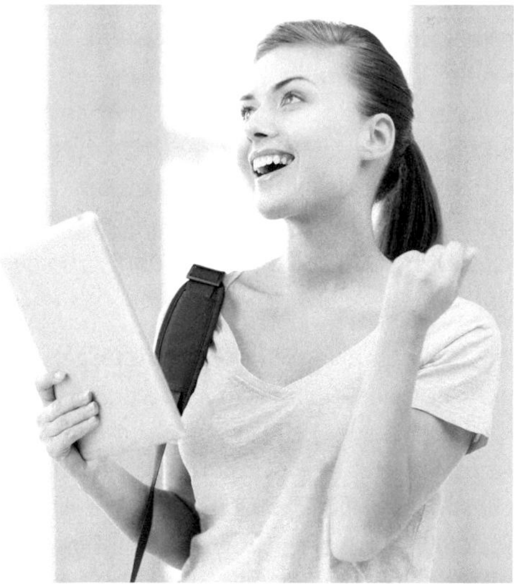

Abb. 12 Das Abschlusszeugnis umfasst die Noten der schriftlichen, mündlichen und praktischen Prüfung.

Berufsbezeichnung
→ Glossar

P PRAXISTIPP

Damit Praxisanleitende die Auszubildenden gut auf die Prüfungen vorbereiten, ist es wichtig, die gesetzlich verankerten und in den Rahmenausbildungsplänen konkretisierten fünf Kompetenzbereiche in den Praxisanleitungen zu berücksichtigen.

1.2.7 Hochschulische Pflegeausbildung

Primärqualifizierender Pflegestudiengang → Glossar

Im Pflegeberufegesetz wurde erstmals die Möglichkeit der ›primärqualifizierenden Pflegeausbildung‹ an Hochschulen verankert. Dieses Studium eröffnet neue Karrieremöglichkeiten und Aufstiegschancen und befähigt unmittelbar zur Pflege von Menschen aller Altersstufen. Dies ist auch berufspolitisch ein wichtiger Schritt zur Weiterentwicklung und Aufwertung der Pflegeberufe. Dadurch kann sich auch die Versorgungsqualität spürbar verbessern, wie Studien nahelegen.

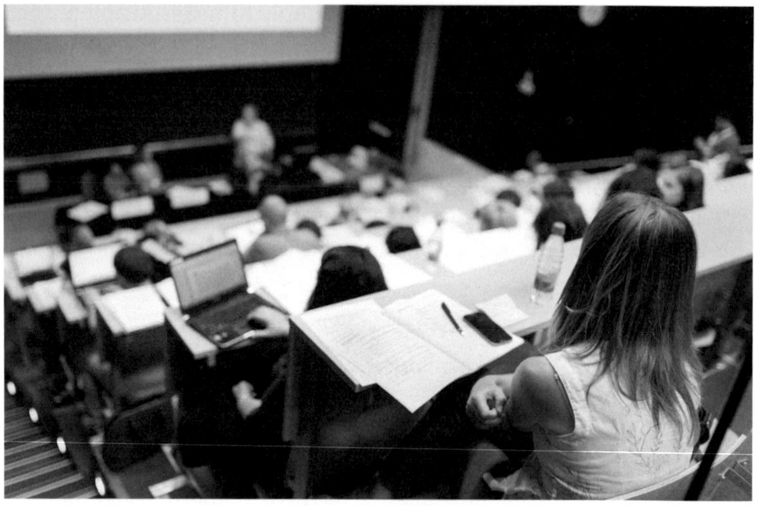

Abb. 13 Erstmalig kann der Pflegeberuf auch mit einem primärqualifizierenden Studiengang an der Hochschule erlernt werden.

Um dem wissenschaftlichen Anspruch gerecht zu werden, haben Studierende an den Hochschulen zusätzliche Lerninhalte, die über die Ausbildung hinausgehen. Dazu gehören:

- die Steuerung und Gestaltung komplexer Pflegeprozesse auf der Grundlage wissenschaftsbasierter oder wissenschaftsorientierter Entscheidungen;
- die Anwendung vertieften pflegewissenschaftlichen Wissens in der Pflegepraxis sowie
- die Erschließung neuer Forschungsgebiete professioneller Pflege und deren Übertragung in berufliches Handeln.

Studierende besuchen Lehrveranstaltungen an der Hochschule und absolvieren Praxiseinsätze in Einrichtungen der Akutpflege, der stationären Langzeitpflege und der ambulanten Akut- und Langzeitpflege. Während der Praxiseinsätze werden sie angeleitet von hochschulisch qualifizierten Praxisanleitenden sowie begleitet von Lehrenden der Hochschule.

In Anlage 5 der Pflegeberufe-Ausbildungs-und -Prüfungsverordnung (PflAPrV) sind die Kompetenzen für die Prüfung der hochschulischen Pflegeausbildung aufgeführt, an denen sich Praxisanleitende orientieren sollen.

Sie schließen das Studium mit einer staatlichen Prüfung ab. Die Prüfung besteht aus einem schriftlichen, mündlichen und praktischen Teil sowie in der Regel einer Bachelorarbeit. Nach dem Studium tragen Absolventen und Absolventinnen die Berufsbezeichnung „Pflegefachfrau“ bzw. „Pflegefachmann“, meistens mit dem Zusatz „B. Sc.“ (Bachelor of Science).

Die hochschulische Pflegeausbildung kann bis zum 31. Dezember 2029 auch durch Praxisanleitende erfolgen, die selbst über keinen hochschulischen Abschluss verfügen. Dieses Vorgehen wird damit begründet, dass die Akademisierung noch in den Anfängen ist. In der Pflegepraxis müssen in den nächsten Jahren Praxisanleitende nachqualifiziert werden, damit Praxisanleitungen auf hochschulischem Niveau gesichert sind. Viele Praxisanleitende sind sich nicht sicher, wie Studierende anzuleiten sind. Außerdem ist es für die Praxiseinrichtungen noch ungewohnt, mit Hochschulen zusammenzuarbeiten.

P PRAXISTIPP

Damit die hochschulische Pflegeausbildung eine gute Grundlage bekommt, ist es wichtig, dass Praxisanleitende sich nicht davor scheuen, Studierende anzuleiten. Studierende sind vorerst nicht anders als Auszubildende anzuleiten. Sie lernen es, dieselben pflegerischen Aufgaben wahrzunehmen, und sollen in den dafür erforderlichen Kompetenzen ebenso wie in der Entwicklung ihrer beruflichen Identität gefördert werden.

1.3 Pflegedidaktische Grundsätze: Worauf es ankommt

Die Fachkommission hat den Rahmenplänen ein pflegedidaktisches Selbstverständnis zugrunde gelegt, das Praxisanleitende dazu nutzen sollen, Anleitungen zu gestalten. Die **Pflegedidaktik** (Wissenschaft vom Lernen und Lehren) beschäftigt sich unter anderem mit der Gestaltung von Lernprozessen in der **Pflegepraxis.** Ziel ist, Auszubildende darin zu fördern, Erkenntnisse der **Pflegewissenschaft** in das eigene Pflegehandeln zu integrieren. Ein weiteres Ziel besteht darin, Auszubildende dabei zu unterstützen, trotz – und gerade wegen – des herausfordernden Pflegealltags ein pflegerisches Selbstverständnis und eine berufliche Identität zu entwickeln. Ein drittes Ziel besteht darin, Auszubildende in ihrer eigenen Persönlichkeit weiterzuentwickeln. In den folgenden Abschnitten stellen wir einige didaktische Grundlagen der Rahmenpläne vor, die für die Planung von Praxisanleitungen wichtig sind.

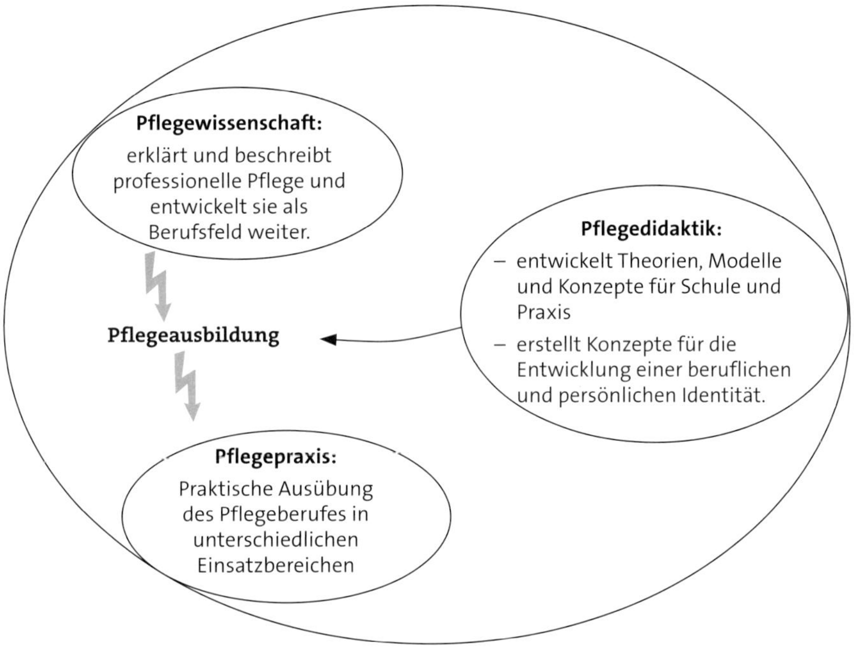

Abb. 14 Im Spannungsfeld zwischen Anspruch und Wirklichkeit: Pflegewissenschaft und Pflegeausbildung bzw. Pflegepraxis sind nicht immer vereinbar.

1.3.1 Der Zugang zu pflegerischem Handeln

Auszubildende mit dem generalistischen Pflege- und Berufsverständnis vertraut zu machen und sie dazu in die Lage zu versetzen, pflegerisch zu handeln, ist ein wichtiges Ziel der Pflegeausbildung. Doch was ist mit pflegerischem Handeln eigentlich gemeint? Um professionell zu pflegen, braucht es sowohl das Verstehen von Theorien, Konzepten und Leitlinien der Pflegewissenschaften („**Theorieverstehen**") als auch das „Fallverstehen". **Fallverstehen** beruht zum Beispiel auf individuellen Erfahrungen, der Intuition, der Situation und allen Faktoren, die dazugehören.

Um den individuellen Fall zu verstehen, werden sowohl der Verstand, der Körper, die Sinne und die Gefühle eingesetzt. Erst die Verbindung von Theorie- und Fallverstehen führt zu einem Handeln, das als (professionelles) pflegerisches Handeln verstanden werden kann.

Auszubildende sollen in ihrem Handeln zeigen, dass sie das Pflege- und Berufsverständnis in ihr eigenes Selbstverständnis nach und nach integrieren und dadurch eine pflegeberufliche Identität entwickeln. Das gelingt etwa dadurch, dass sich Auszubildende einen Zugang zur subjektiven Lebens- und Erfahrungswelt von zu pflegenden Menschen eröffnen. Damit entsteht ›hermeneutisches Fallverstehen‹ – eine wichtige Kompetenz, die in der Praxisanleitung angebahnt werden soll.

Theorieverstehen + Fallverstehen ermöglicht **pflegerisches Handeln.**

Hermeneutisches Fallverstehen ermöglicht die individuelle Erfassung und Deutung von Situationen und Zusammenhängen.

Hermeneutik
→ Glossar

Damit Praxisanleitende Auszubildenden im pflegerischen Handeln ein Vorbild sein können, ist es erforderlich,

- das eigene pflegerische – und damit eben auch pflegewissenschaftliche – Selbstverständnis in die Praxisanleiterhaltung zu integrieren
- den eigenen Blick zu schärfen, um sich auf den Pflegealltag Auszubildender einlassen zu können
- sich immer wieder selbst auseinanderzusetzen mit elementaren Pflegefragen und eigenen (Pflege-)Erfahrungen und dazu die eigene Position bestimmen
- verantwortungsvoll mit der eigenen Machtposition gegenüber zu pflegenden Menschen und Auszubildenden umzugehen
- eine pädagogische Haltung zu entwickeln, die nicht nur Fachwissen vermitteln will, sondern auch Verstand, Körper, Sinne und Gefühle einbezieht (in Anlehnung an Oelke 2014).

Bildungsziele der Ausbildung:
- die (Weiter-)Entwicklung der eigenen Selbstsicht und Weltsicht
- die Entwicklung einer kritischen Reflexionsfähigkeit
- die Fähigkeit dazu, aktiv an (gesellschaftlichen und beruflichen) Entscheidungsprozessen teilzuhaben
- die Befähigung dazu, pflegerische Beziehungen zu gestalten.

1.3.2 Subjektorientierung und Persönlichkeitsentwicklung

Subjektorientierung ist ein leitendes didaktisches Prinzip in der generalistischen Pflegeausbildung. Diese Orientierung ergibt sich einmal aus dem neuen Pflegeverständnis, aber dann auch aus der Erfahrung heraus, dass Auszubildende sich nur weiterentwickeln, wenn Lernangebote an ihre eigene Lebens- und Berufswelt anknüpfen. Was bedeutet das für die Praxisanleitung? Subjektorientierung kann umgesetzt werden, indem Auszubildende dazu angeregt werden, ihre „subjektiven Theorien", das heißt unreflektierte, aber handlungsleitende Vorerfahrungen zu hinterfragen. Wie können Auszubildende subjektorientiert gefördert werden?

Subjektorientierung bedeutet, Lernende, aber auch Praxisanleitende, Lehrende und zu pflegende Menschen als Subjekte des Unterrichts beziehungsweise der praktischen Ausbildung zu begreifen und nicht nur als Objekte des Geschehens zu verstehen.

- Indem sie sich mit Praxisanleitenden zu Wahrnehmungen und Deutungen austauschen, die sie verbinden mit leibbezogenen und emotionalen Lerngegenständen
- Wenn sie komplexe Pflegesituationen reflektieren
- Durch das Hinterfragen von ungleichen Pflegebeziehungen, in der Pflegende auch Macht ausüben
- Indem sie in der Pflegepraxis eigene Gestaltungsmöglichkeiten ausloten.

Pflegehaltung und Wahrnehmung Ihrer Rolle als Praxisanleitung → Kap. 2

In den Rahmenausbildungsplänen werden viele mögliche Aufgaben und Pflegesituationen aufgeführt, die sich dazu eignen, Lernprozesse zu reflektieren. Subjektorientierte Lernprozesse helfen Auszubildenden einerseits bei der Entwicklung beruflicher Identität. Andererseits dienen Lernprozesse, durch die Auszubildende zur Reflexion angeregt werden, der **Persönlichkeitsbildung.** Themen bildungshaltiger Praxisanleitungen werden in den Aufgabenbeschreibungen der Rahmenausbildungspläne erläutert. Nach dem Bildungsverständnis der Fachkommission haben mündige und emanzipierte Auszubildende ein reflektiertes Verhältnis zu sich, zu anderen Menschen und zur Welt. Dahinter steht der Wunsch, kompetente und selbstbewusste Pflegende auszubilden, die sich reflektiert in den Beruf einbringen.

Reflexion → Kap. 5

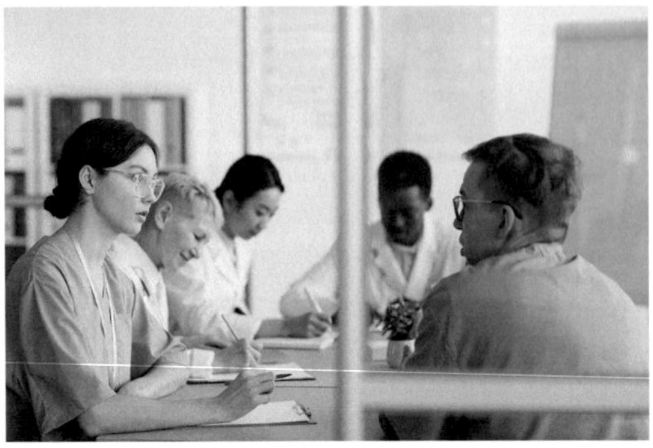

Die neue Rolle der Praxisanleitung hat selbstverständlich auch Auswirkungen auf Ihre eigene Persönlichkeitsentwicklung. Lehrende und Lernende beeinflussen sich gegenseitig. Praxisanleitende werden im Erfahrungsaustausch mit Auszubildenden selbst zu lernenden Subjekten. Das heißt: In der Auseinandersetzung mit Lerngegenständen, die rational kaum begreifbar sind, wird die Praxisanleitung zu einem Raum des Miteinander-Lernens und Voneinander-Lernens.

Abb. 15 Erfahrungsaustausch zu einer Pflegesituation

1.3.3 Exemplarisches Lernen

Gelernt wird in der praktischen Ausbildung anhand von realen Situationen. Jede Pflege- und Berufssituation ist gekennzeichnet durch ihre Einzigartigkeit. In keiner anderen Situation wird jemand exakt genauso handeln wie in dieser speziellen Situation. Deshalb sollten Lernsituationen so ausgewählt werden, dass Auszubildende Gelerntes auf andere berufliche Situationen übertragen können und dadurch Einsichten für die persönliche Weiterentwicklung gewinnen.

Praxisbeispiel „exemplarisches Lernen“

Anleitungssituationen werden nach dem Prinzip des **Exemplarischen** ausgewählt. Sie sollen das Wesentliche des Lerngegenstandes besonders deutlich zeigen und stellvertretend für viele ähnliche Fälle stehen. Außerdem sollten bestimmte Methoden und Arbeitsweisen in dieser Situation gelernt werden können. Wenn dazu eine Lernsituation mit **Emotionen** verknüpft werden kann, prägt sich das Erlebte noch besser ein. Exemplarisches Lernen setzt voraus, dass Auszubildende in einer lernförderlichen Umgebung sich mit dem Erlebten gründlich und tiefgehend auseinandersetzen. Dadurch gewinnen sie weitreichende Einsichten und erlangen die für das exemplarische Lernen notwendige **Transferkompetenz.**

B BEISPIEL

- Aus einer Notfallsituation kann gelernt werden, dass es wichtig ist, in schwierigen Situationen ruhig zu bleiben.
- Die Erkenntnis, dass bei der Körperpflege die individuellen Bedürfnisse des zu pflegenden Menschen den Ablauf (mit-)bestimmen, hilft Auszubildenden beim Transfer vom stationären in den – ganz anderen – ambulanten Bereich.

Für Praxisanleitende bedeutet exemplarisches Lernen:
- Der individuelle Ausbildungsplan ist so zu gestalten, dass Auszubildende genügend Gelegenheiten dazu haben, an vielfältigen Lerngegenständen zu lernen.
- Durch die Vielfalt unterschiedlicher exemplarischer Lernangebote werden Kompetenzen, auch mit Blick auf die staatliche Prüfung, gefördert.
- Arbeits- und Lernaufgaben greifen für den Einsatzort exemplarische Lerngegenstände auf.
- Weitreichende Einsichten für die persönliche Weiterentwicklung sind Bildungsziele. Sie ergeben sich meist beim Reflektieren auf die Lernsituation.

P PRAXISTIPP

Nicht jede Pflegesituation bietet geeignete Lernanlässe zum exemplarischen Lernen. Deshalb lohnt es sich, vorher darüber nachzudenken, ob das in dem geplanten Einsatz Gelernte wirklich auf andere Fälle zu übertragen ist.

1.3.4 Verschiedene Lernvarianten in der Praxis

Der Lernort Praxis bietet Lernanlässe, die hervorragend dafür geeignet sind, Kompetenzen anzubahnen und Bildungsziele zu verfolgen. Lernen gelingt nämlich besonders gut, wenn Auszubildende nicht ausschließlich routiniert handeln, sondern in schwierigen Situationen mögliche Lösungen reflektieren. Damit können Auszubildende künftig auch in neuen, unbekannten Situationen professionell handeln. Aber Praxislernen ist in der Regel kaum plan- und standardisierbar und deshalb anfällig für Fehler. Dazu kommt, dass die Lernmöglichkeiten einer Lernsituation durch die Pflegebedürftigkeit zu pflegender Menschen – und nicht nach vorab formulierten Lernzielen – bestimmt werden.

In den Rahmenplänen werden drei unterschiedlich anspruchsvolle Lernvarianten arbeitsbezogenen Lernens unterschieden, die Auszubildende an die Komplexität der Pflegepraxis heranführen und dadurch entlasten. Tab. 4 erklärt anhand von konkreten Beispielen die unterschiedlichen Varianten von Lernen, die in der praktischen Pflegeausbildung vorkommen.

Lernform	Beispiele
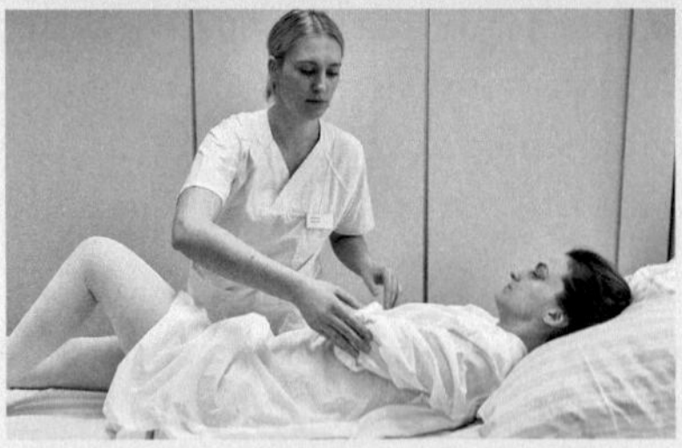 **Arbeitsorientiertes Lernen** in simulierten Pflegesituationen im Lernlabor	– Rollenspiele zur ersten Kontaktaufnahme mit fremden Menschen – Selbsterfahrungsübungen zur Berührungs- und Interaktionsgestaltung – Simulation von Notfallsituationen
Unter „Laborbedingungen" können Auszubildende sich ausprobieren. Sie lernen entsprechend ihres eigenen Entwicklungsstandes und Tempos in aufbereiteten Praxissituationen. Fehler sind erlaubt und dienen als Anlass, sich zu verbessern. Der große Vorteil: Menschen werden nicht gefährdet.	
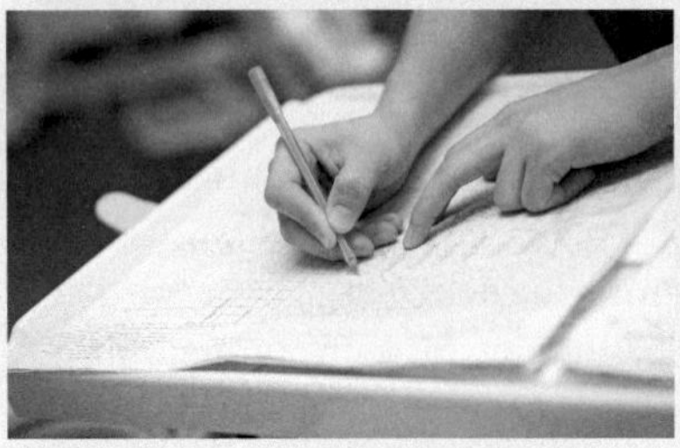 **Arbeitsverbundenes Lernen** durch Lern- und Arbeitsaufgaben der Pflegeschule	– Beobachtungsaufgaben zum Vorgehen bei der Hautpflege bei Menschen verschiedener Altersstufen – Reflexionsaufgaben zum Erleben pflegerischer Grenzsituationen und damit verbundener Gefühle – Besuch einer Intensivstation
Informelles Alltagslernen wird kombiniert mit formellen Lernangeboten. Dies verfolgt das Ziel, Auszubildende im Pflegealltag bei der praktischen Umsetzung theoretisch gelernter Inhalte zu begleiten und dadurch Reflexionsprozesse zu fördern. **Lern- und Arbeitsaufgaben** werden am Lernort Schule formuliert, am Lernort Praxis durchgeführt und wieder am Lernort Schule reflektiert.	
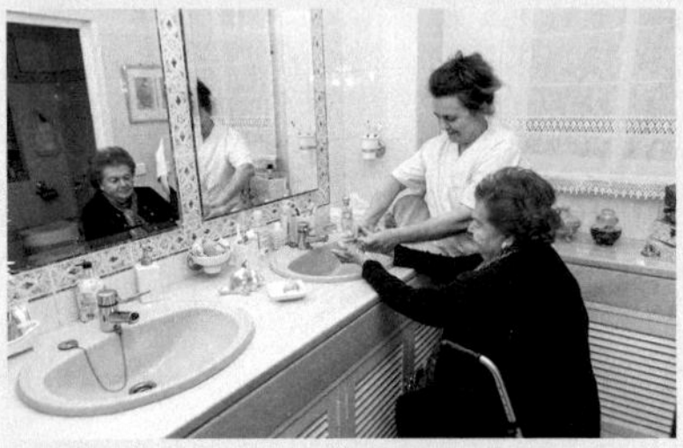 **Arbeitsgebundenes Lernen** in konkreten Berufs- und Pflegesituationen in der Pflegepraxis	– Biografiegespräche und Biografiearbeit mit zu pflegenden Menschen unter Berücksichtigung des familiären und sozialen Umfeldes auch in komplexen und belastenden Lebenssituationen durchführen und die gesammelten Informationen als Teil der pflegerischen Anamnese in den Pflegeprozess integrieren – die Interaktion zwischen Neugeborenen und Eltern bzw. Bezugspersonen kriteriengeleitet beobachten, intuitive elterliche Kompetenzen erkennen und an der Förderung und Entwicklung dieser Kompetenzen mitwirken – Angebote der Milieugestaltung, zur Tagesstrukturierung und zur sozialen und kulturellen Teilhabe in der Einrichtung in ihrer Wirkung auf die zu pflegenden Menschen beobachten und einschätzen
Das an den Arbeitsalltag gebundene Lernen ist die intensivste Variante arbeitsbezogenen Lernens. Die im realen Arbeitsalltag verortete Lernform erfolgt zu großen Teilen selbstgesteuert. Gesetzlich vorgesehen ist die Begleitung Auszubildender in „formal" geplanten Praxisanleitungen von mindestens zehn Prozent der während eines Einsatzes zu leistenden Ausbildungszeit. Dafür stehen Praxisanleitenden in den Rahmenausbildungsplänen viele Anregungen in Form von zunehmend komplexen Aufgabenstellungen bzw. Pflegesituationen für alle Pflichteinsätze sowie für den Vertiefungseinsatz zur Verfügung. Angeregt von diesen Aufgaben und Situationen gestalten Praxisanleitende didaktisch sinnvolle sowie am jeweiligen Einsatzort orientierte **Arbeits- und Lernaufgaben**.	

Tab. 4 Lernvarianten arbeitsbezogenen Lernens

1.3.5 Arbeits- und Lernaufgaben

Das Pflege- und Berufsverständnis und die didaktisch-pädagogischen Grundsätze bilden den (theoretischen) Begründungsrahmen der praktischen Pflegeausbildung. Für die Umsetzung gibt es in den Rahmenausbildungsplänen Aufgabenstellungen und Pflegesituationen als Anregungen für die Erarbeitung von Arbeits- und Lernaufgaben, die von Praxisanleitenden an das spezifische Lernangebot der Einsatzbereiche anzupassen sind. In den Rahmenplänen ist die Rede von „Arbeits- und Lernaufgaben", aber auch von „Lern- und Arbeitsaufgaben", doch was ist der Unterschied?

Arbeits- und Lernaufgaben → Glossar
konkrete Umsetzungstipps → Kap. 3

Arbeits- und Lernaufgaben
- werden von Praxisanleitenden erstellt – ausgehend von den Aufgaben und Lernsituationen im Rahmenausbildungsplan
- bauen auf die Kompetenzen (I–V) der Curricularen Einheiten im Schulcurriculum auf
- setzten zwar Schwerpunkte bezogen auf den Einsatzort, zielen aber immer ab auf Grundsätze pflegerischen Handelns, die im gleichen Einsatzzeitraum (z. B. Orientierungseinsatz, Pflichteinsätze, Vertiefungseinsatz) von Lehrenden der Pflegeschule unterrichtet wurden
- werden von Auszubildenden zu Beginn eines Praxiseinsatzes ausgewählt, in Absprache mit Praxisanleitenden bearbeitet und anschließend reflektiert.

Lern- und Arbeitsaufgaben
- werden von Pflegelehrenden erstellt – ausgehend von den Anregungen im Rahmenlehrplan
- gehören zum schulinternen Curriculum
- erhalten Auszubildende von der Pflegeschule
- verbinden das Lernen in der Schule mit dem Lernen in der Praxis
- werden in der Praxis bearbeitet, das heißt durchgeführt, dokumentiert und ausgewertet (Praxisanleitende unterstützen bei Bedarf)
- werden nach der Bearbeitung in den Unterricht eingebunden.

Beide Aufgaben sollen die Rahmenlehr- und Ausbildungspläne miteinander verknüpfen. Die **Arbeits**- und Lernaufgaben in der **praktischen Ausbildung** greifen Kompetenzen auf, die auch im Unterricht gefördert werden. Umgekehrt sind die **Lern**- und Arbeitsaufgaben der **Pflegeschule** auf die Kompetenzen der Pflegepraxis abgestimmt.

1.3.6 Konstruktionsprinzipien

Um Praxisanleitende dabei zu unterstützen, Arbeits- und Lernaufgaben zu entwickeln und um sicherzustellen, dass bei der Anwendung der Aufgaben die im Begründungsrahmen erläuterten Prinzipien auch wirklich zum Tragen kommen, hat die Fachkommission vier „Konstruktionsprinzipien" festgelegt.

Gleichrangigkeit
Alle vier Konstruktionsprinzipien sind gleich wichtig. Auch, wenn Kompetenzen sehr zentral sind, sind die anderen Aspekte in der praktischen Lernsituation genauso zu berücksichtigen.

Diese Kriterien sollen Praxisanleitende bei der Ausgestaltung der praktischen Ausbildungseinheiten beachten:
- Orientierung an Kompetenzen
- Berücksichtigung der Pflegeprozessverantwortung im Rahmen der vorbehaltenen Tätigkeiten
- Situations-, Persönlichkeits- und Wissenschaftsorientierung
- entwicklungslogischer Aufbau situativer Anforderungen.

Orientierung an Kompetenzen

Damit Auszubildende Kompetenzen erwerben, die sie in komplexen Pflege- und Berufssituationen benötigen, sind beim Entwickeln von Arbeits- und Lernaufgaben Aufgabenstellungen und Pflegesituationen aus allen fünf Kompetenzbereichen zu berücksichtigen.

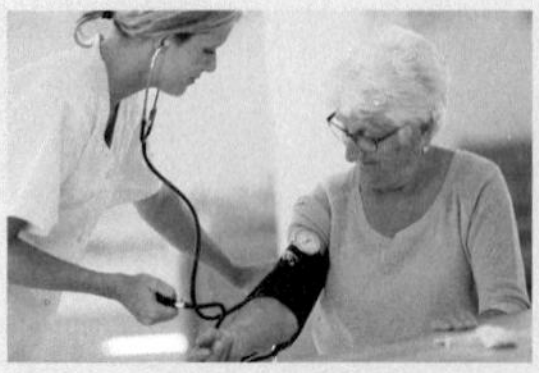	Auf der **Mikroebene** werden Kompetenzen gefördert, die Auszubildende bei der direkten Versorgung zu pflegender Menschen benötigen.	**Kompetenzbereich 1:** Pflegeprozesse und Pflegediagnostik in akuten und dauerhaften Pflegesituationen verantwortlich planen, organisieren, gestalten, durchführen, steuern und evaluieren. **Kompetenzbereich 2:** Kommunikation und Beratung personen- und situationsbezogen gestalten.
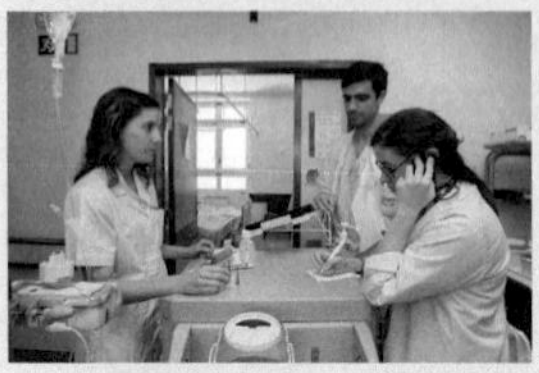	Auf der **Mesoebene** zielt die Kompetenzförderung auf die intra- und interprofessionelle Zusammenarbeit sowie auf den Umgang mit den dadurch entstandenen Schnittstellen ab.	**Kompetenzbereich 3:** Intra- und interprofessionelles Handeln in unterschiedlichen systemischen Kontexten verantwortlich gestalten und mitgestalten.
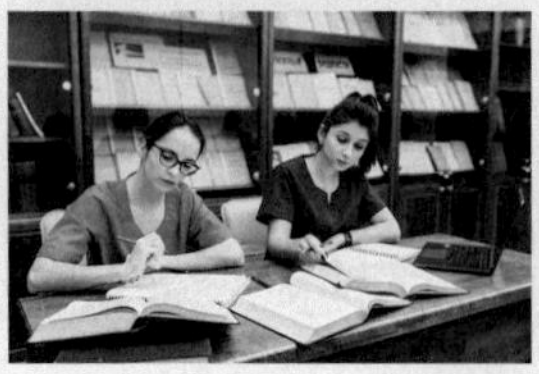	Auf der **Makroebene** werden Kompetenzen erworben, die Auszubildende für wissenschaftliche, ethische, rechtliche, ökologische und ökonomische Begründungen pflegerischen Handelns benötigen.	**Kompetenzbereich 4:** Das eigene Handeln auf der Grundlage von Gesetzen, Verordnungen und ethischen Leitlinien reflektieren und begründen. **Kompetenzbereich 5:** Das eigene Handeln auf der Grundlage von wissenschaftlichen Erkenntnissen und berufsethischen Werthaltungen und Einstellungen reflektieren und begründen.

Tab. 5 Kompetenzförderung auf Mikro-, Meso- und Makroebene

Pflegeprozessorientierung

Aufgabenstellungen und Pflegesituationen orientieren sich, wann immer es möglich bzw. sinnvoll ist, an den Phasen des Pflegeprozesses. Auszubildende sollen von Beginn der Ausbildung an lernen, den individuellen Pflegebedarf zu pflegender Menschen zu erheben, Pflegesituationen zu organisieren und durchzuführen sowie die durchgeführte Pflege zu reflektieren und gegebenenfalls anzupassen. Dafür notwendige Kompetenzen wie eine ausgeprägte Wahrnehmungs- und Beurteilungsfähigkeit werden nur dann gefördert, wenn Anleitungssituationen, die in der direkten Versorgung, also „am Bett" stattfinden, vorab geplant und im Anschluss ausführlich reflektiert und bewertet werden.

Situations-, Persönlichkeits- und Wissenschaftsorientierung

Aufgabenstellungen und Pflegesituationen werden in den Rahmenausbildungsplänen situations- und zugleich persönlichkeitsorientiert skizziert. Durch dieses Vorgehen werden Praxisanleitende bei der didaktischen Entwicklung von Arbeits- und Lernaufgaben unterstützt, weil

- Situationen so beschrieben werden, dass klar wird, in welchen Handlungsanlässen gepflegt wird, welche Akteure beteiligt sind und welche Handlungsmuster in der Situation gelernt oder geübt werden sollen
- Aufgabenstellungen und Pflegesituationen einem der fünf Kompetenzbereiche und -schwerpunkte zugeordnet sind.

Dem **Wissenschaftsprinzip** wird besonders in den Kompetenzbereichen IV und V entsprochen, indem Auszubildende ihr Handeln pflege- und bezugswissenschaftlich begründen und reflektieren.

Das **Persönlichkeitsprinzip** hat in den Rahmenausbildungsplänen noch eine zweite, besondere Bedeutung: Auszubildende sollen durch die Förderung von Reflexionskompetenz in der Entwicklung ihrer Persönlichkeits- und Identitätsentwicklung gestärkt werden. Reflexionskompetenz entwickeln Auszubildende besonders dadurch, dass sie

- sich austauschen mit Mitgliedern des Pflegeteams sowie mit den Praxisanleitenden in kollektiven Lernprozessen über ihre Beobachtungen und Erlebnisse und dadurch reflexive Einsichten gewinnen
- Pflegeinterventionen im Verlauf des Pflegeprozesses evaluieren, bewerten und ggf. anpassen
- Angebote struktureller Reflexion wie ›kollegiale Beratung, Supervision und (interprofessionelle) Fallbesprechungen‹ aktiv und regelmäßig wahrnehmen.

Kollegiale Beratung, Supervision und Fallbesprechung → Kap. 5

Entwicklungslogik

Auszubildende erwerben im Verlauf der Ausbildung Kompetenzen auf einem zunehmend höherem Kompetenzniveau. Dies passiert einerseits dadurch, dass die situativen Anforderungen der Aufgabenstellungen und Pflegesituationen mit jedem Einsatz komplexer werden. Andererseits sollen Auszubildende Arbeits- und Lernaufgaben zunächst gemeinsam mit Pflegefachfrauen und -männern, später allein bearbeiten.

Durch die gemeinsame Bearbeitung wird zudem die „Praktikabilität" dieses Konstruktionsmerkmals sichergestellt. Denn Auszubildende erwerben bereits im ersten Ausbildungsdrittel Kompetenzen zur Pflegeprozessgestaltung auch in komplexeren Pflegesituationen.

Für die Auswahl zu pflegender Menschen, die zur Arbeits- und Lernsituation und zum Ausbildungsstand Auszubildender „passen", hat die Fachkommission orientierende Hinweise gegeben, die in Tabelle 6 dargestellt sind.

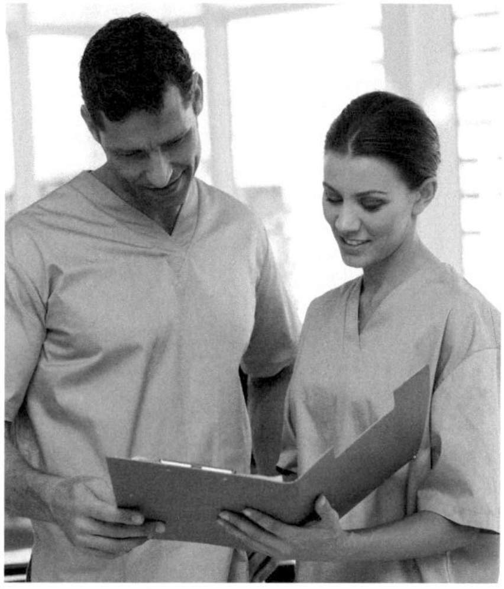

Abb. 16 Die Auswahl einer Arbeits- und Lernaufgabe orientiert sich an den Konstruktionsprinzipien.

Kriterien zur Beurteilung situativer Anforderungen	Erstes Drittel	Zweites Drittel	Letztes Drittel
Grad der Pflegebedürftigkeit bzw. Beeinträchtigung der Selbstständigkeit	gering	mittel	hoch
auffällige Verhaltensweisen und psychische Problemlagen	selten	häufig	täglich
Risikogeneigtheit (in Abhängigkeit von der gesundheitlichen Stabilität)	gering	mittel	hoch
Grad der eigenen Ressourcen	hoch	(keine Angabe)	gering
beteiligte Akteure	zu pflegende Menschen	zu pflegende Menschen und Bezugspersonen in konfliktfreien Beziehungen	zu pflegende Menschen und Bezugspersonen in konfliktreichen Beziehungen
Vulnerabilität	(keine Angabe)	(keine Angabe)	hoch

Tab. 6 Steigende Anforderungen in den Handlungsanlässen pflegerischen Handelns

Konstruktionsprinzipien praktisch umsetzen

Die Arbeits- und Lernaufgaben, die Sie für die Praxisanleitung nach den Aufgabenstellungen und Pflegesituationen in den Rahmenausbildungsplänen erstellen, sollen alle Konstruktionsprinzipien berücksichtigen. Am besten ist es, wenn die Aufgaben ...

- Kompetenzen in allen fünf Kompetenzbereichen fördern
- die Phasen des Pflegeprozesses berücksichtigen (wann immer möglich)
- Situationen beschreiben, die Lernprozesse anstoßen
- zur (strukturellen) Reflexion anregen
- sich in ihrer Komplexität vom Orientierungs- bis zum Vertiefungseinsatz steigern.

Auszubildende wählen im Erstgespräch gemeinsam mit Praxisanleitenden auf der Basis der aktuellen Gegebenheiten im Einsatzbereich und je nach ihren bisherigen individuellen Lernerfahrungen und Lernbedarfen Arbeits- und Lernaufgaben aus.

Diese Aufgaben greifen Themen und Inhalte auf, die für diesen Einsatzbereich exemplarisch, neu oder besonders interessant sind für Auszubildende. Und natürlich beziehen sie sich auf **sämtliche Kompetenzbereiche,** also auch auf die Kompetenzbereiche III, IV und V auf der Meso- und Makroebene.

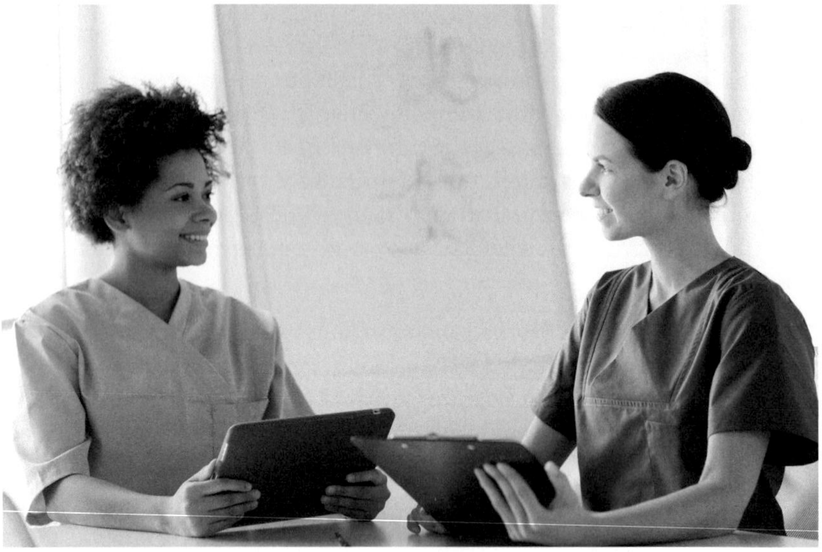

Abb. 17 Die Reflexion einer Arbeits- und Lernaufgabe sichert den Kompetenzerwerb.

Die Aufgabenstellungen und Pflegesituationen in den Rahmenausbildungsplänen sind so allgemein gehalten, dass sie an allen Einsatzorten gleichermaßen einsetzbar sind. Das heißt, sie müssen von Praxisanleitenden auf die besonderen Lernpotenziale der Lernorte übertragen und angepasst werden, damit Auszubildende dem Ausbildungsplan entsprechend in jedem Ausbildungsdrittel eine passende Auswahl an Lernangeboten haben.

„Katalogisierte" **Arbeits- und Lernaufgaben** eines Einsatzbereichs
- konkretisieren Aufgabenstellungen und Pflegesituationen
- verstehen sich als Angebote zur Kompetenzentwicklung in **allen** Kompetenzbereichen
- bauen auf Arbeits- und Lernaufgaben anderer Einsätze auf und
- sind formuliert auf unterschiedlichen Kompetenzniveaus.

Wenn die Konstruktionsprinzipien in den Rahmenausbildungsplänen sich in den konkreten Lernsituationen wiederfinden, werden wesentliche Inhalte des Begründungsrahmens umgesetzt.

Als Praxisanleitende stehen Sie jetzt vor der Aufgabe, zu prüfen, ob die Einrichtungen strukturelle und personelle Voraussetzungen für die Umsetzung der Rahmenausbildungspläne der Fachkommission so erfüllen, dass Sie „generalistische" Arbeits- und Lernaufgaben entwickeln und durchführen können.

W ZUM WEITERDENKEN

Diese Fragen können Sie dabei unterstützen, die vorhandenen Rahmenbedingungen auszuloten:
- Welche Aufgabenstellungen und Pflegesituationen eignen sich für welchen Einsatzbereich?
- Verfügen die Einsatzbereiche über (institutionelle und personelle) Strukturen, die es ermöglichen, dass Auszubildende am vollständigen Pflegeprozess orientiert pflegen können bzw. dürfen?
- Werden in der Einrichtung kollegiale Beratungen und Supervisionen (vor allem für Auszubildende) bereits angeboten? Sind solche Angebote künftig geplant?
- Verfügen die Einrichtungen über ausreichend Räumlichkeiten, in denen ungestört Arbeits- und Lernaufgaben vorbereitet, bearbeitet und reflektiert werden können?
- Sind andere Berufsgruppen über die Teilnahme Auszubildender an (interprofessionellen) Fallbesprechungen informiert? Sind sie auch bereit dazu, Auszubildende aktiv mitwirken zu lassen?
- Welche Einsatzbereiche sind aufgrund ihres Klientels dazu geeignet, Auszubildende im ersten, zweiten bzw. letzten Drittel der Ausbildung anzuleiten?

E EXKURS

Konstruktionsprinzipien anwenden? Mit ein wenig Übung kein Problem!

Lena Kohut (18 J., Schülerin im zweiten Ausbildungsdrittel, Pflichteinsatz stationäre Akutversorgung) soll heute zu einem Verbandwechsel angeleitet werden. Andrea Mihan, ihre Praxisanleiterin, überlegt, wie sie die Anleitungssituation unter Beachtung der vier Konstruktionsprinzipien plant und umsetzt.

1 Entwicklungslogik

„Lena hat in den letzten Tagen ihres Einsatzes schon sehr viele aseptische Verbandwechsel durchgeführt. Heute wollen wir uns gemeinsam den Verband von Herrn Werner vornehmen. Bei ihm ist aufgrund einer Wundheilungsstörung eine besondere Wundauflage zu verwenden. Mal sehen, wie Lena mit der Durchführung zurechtkommt."

2 Kompetenzorientierung

„Die Arbeits- und Lernaufgabe, die Lena und ich für die Wundversorgung ausgewählt haben, orientiert sich an folgender Aufgabe aus den Rahmenausbildungsplänen:
Chronische Wunden einschätzen und Grundprinzipien der Versorgung orientiert an entsprechenden Leitlinien und Standards anwenden.
Das notiere ich auch gleich: Die Aufgabe ist dem Kompetenzbereich III zugeordnet."

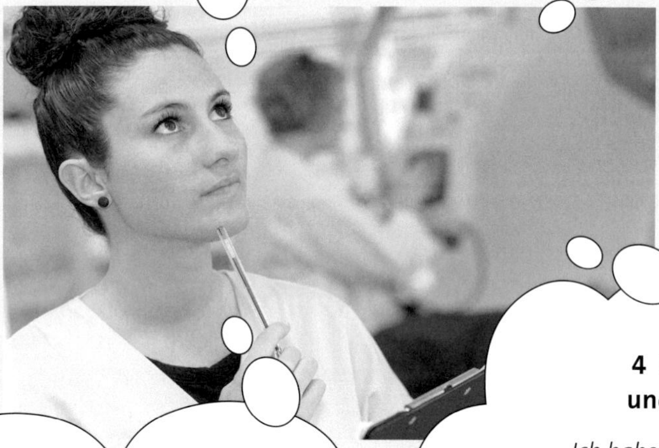

3 Pflegeprozessorientierung

„Lena kennt zwar Herrn Werner, den Verbandwechsel hat sie bei ihm allerdings noch nie durchgeführt. Ich werde mit ihr also zunächst die Wunddokumentation besprechen. Es ist wichtig, dass Lena über die Probleme und Ziele der Wundversorgung gut informiert ist, bevor sie den Verbandwechsel durchführt. Nach der Durchführung nehmen wir uns in Ruhe Zeit, um zu dokumentieren. Und wenn sie den Verbandwechsel nun täglich durchführt, wird sie auch die Wirkung der neuen Wundauflage beurteilen können. Ja, ich denke, das ist eine gute Idee."

4 Situations-, Persönlichkeits- und Wissenschaftsorientierung

„Ich habe für den Verbandwechsel ganz bewusst Herrn Werner ausgewählt. Er nimmt an einer Studie teil, die eine neuartige Wundauflage testet. So lernt Lena exemplarisch sehr viel über den Einsatz von Wundauflagen. – Oh, und es ist natürlich auch notwendig, in der Wunddokumentation die Wirkung sehr genau zu beschreiben. Damit ihr das gelingt, muss sie gut beobachten, begründen und reflektieren. Gut wäre auch, wenn sie sich mit anderen Kolleginnen und Kollegen über ihre Beobachtungen austauscht."

1.3.7 Curriculare Einheiten

Curriculare Einheiten
→ Glossar

Die Rahmenlehr- und Ausbildungspläne sind aufeinander abgestimmt. Aufgabenstellungen und Pflegesituationen der praktischen Ausbildung fördern also Kompetenzen, die auch in den insgesamt elf ›Curricularen Einheiten‹ (CE) im Unterricht angebahnt werden und umgekehrt.

Aus organisatorischen Gründen können nicht alle CE in unmittelbarem Zusammenhang mit dazu passenden Pflichteinsätzen geplant werden. Trotzdem lässt sich immer ein Bezug zu den jeweiligen Lerngegenständen herstellen. Tab. 7 gibt einen Überblick der Curricularen Einheiten.

Erstes Ausbildungsdrittel			
Theorie	**Std.**	**Praxis**	**Std.**
CE 01: Ausbildungsstart – Pflegefachfrau/Pflegefachmann werden	70		400
CE 02: Zu pflegende Menschen in der Bewegung und Selbstversorgung unterstützen	180	Orientierungseinsatz (beim Träger der praktischen Ausbildung)	
CE 03: Erste Pflegeerfahrungen reflektieren – verständigungsorientiert kommunizieren	80		
Erstes / Zweites Ausbildungsdrittel			
Theorie	**Std.**	**Praxis**	**Std.**
CE 04: Gesundheit fördern und präventiv handeln	80		
CE 05: Menschen in kurativen Prozessen pflegerisch unterstützen und Patientensicherheit stärken	200	Pflichteinsatz stationäre Akutpflege	
CE 06: In Akutsituationen sicher handeln	60	Pflichteinsatz stationäre Langzeitpflege	je 400
CE 07: Rehabilitatives Pflegehandeln im interprofessionellen Team	80		
CE 08: Menschen in kritischen Lebenssituationen und in der letzten Lebensphase begleiten	160	Pflichteinsatz ambulante Akut-/Langzeitpflege	
CE 09: Menschen in der Lebensgestaltung lebensweltorientiert unterstützen	150		
CE 10: Entwicklung und Gesundheit in Kindheit und Jugend in pflegerischen Situationen fördern	120	Pflichteinsatz pädiatrische Versorgung	120
CE 11: Menschen mit psychischen Gesundheitsproblemen und kognitiven Beeinträchtigungen personenzentriert und lebensweltbezogen unterstützen	80	*Hinweis: Pflichteinsatz psychiatrische Versorgung folgt im letzten Ausbildungsdrittel*	
Letztes Ausbildungsdrittel			
Theorie	**Std.**	**Praxis**	**Std.**
CE 04: Gesundheit fördern und präventiv handeln	80	Vertiefungseinsatz (je nach Ausbildungsvertrag im Bereich der Pflichteinsätze der stationären Akutpflege oder stationären Langzeitpflege oder ambulanten Akut-/Langzeitpflege)	500
CE 05: Menschen in kurativen Prozessen pflegerisch unterstützen und Patientensicherheit stärken	140		
CE 06: In Akutsituationen sicher handeln	60		
CE 07: Rehabilitatives Pflegehandeln im interprofessionellen Team	80		
CE 08: Menschen in kritischen Lebenssituationen und in der letzten Lebensphase begleiten	90	Weitere Einsätze zur freien Verfügung	80
CE 09: Menschen in der Lebensgestaltung lebensweltorientiert unterstützen	50		
CE 10: Entwicklung und Gesundheit in Kindheit und Jugend in pflegerischen Situationen fördern	60		
CE 11: Menschen mit psychischen Gesundheitsproblemen und kognitiven Beeinträchtigungen personenzentriert und lebensweltbezogen unterstützen	80	Pflichteinsatz psychiatrische Versorgung	120

Tab. 7 Überblick Curricularer Einheiten im Theorieunterricht mit dazu stattfindenden Praxiseinsätzen

Ausgehend von dem generalistischen Pflege- und Berufsverständnis, den pflegedidaktischen Grundsätzen sowie den Konstruktionsprinzipien entstanden bzw. entstehen derzeit an Pflegeschulen schulinterne Curricula mit Lernsituationen für den Unterricht, die sich auf konkrete Pflegesituationen beziehen. Wenn Praxisanleitende ein wenig damit vertraut sind, wie an Pflegeschulen unterrichtet wird, fällt es ihnen leichter, an bereits Gelerntes anzuknüpfen und dadurch die Kompetenzen Auszubildender gezielt zu fördern.

In den Curricularen Einheiten der Rahmenlehrpläne finden Lehrende in den Pflegeschulen Anregungen für die Erarbeitung von Lernsituationen, die Kompetenzen anbahnen, (bildungshaltige) Einsichten und Haltungen ermöglichen, Schwerpunkte setzen und sich gleichzeitig auf ähnliche Situationen übertragen lassen:

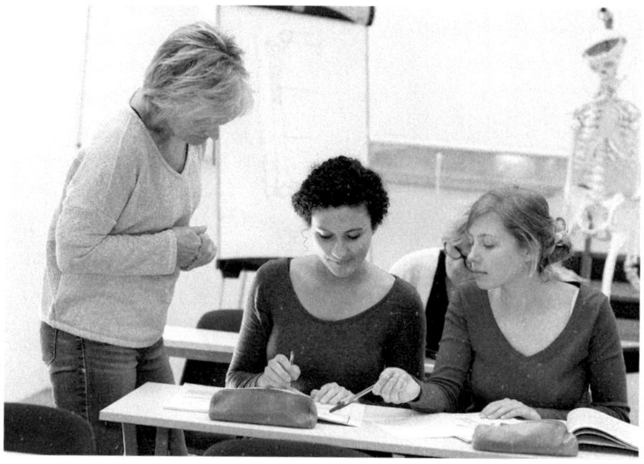

Abb. 18 Unterricht in der Pflegeschule

Intention und Relevanz	Beschreibung der Bedeutung von (Pflege-)Situationen und Themen, die in der jeweiligen Curricularen Einheit bearbeitet werden sollen.
Bildungsziele	Zu gewinnende reflexive Einsichten, die über die ›berufliche Handlungskompetenz‹ hinausgehend auf die kritische Persönlichkeits- und Identitätsentwicklung Auszubildender abzielen.
Kompetenzen	Kompetenzen (vgl. Anlagen 1 bis 4 PflAPrV) aus möglichst allen Kompetenzbereichen, die in der CE angebahnt werden sollen.
Situationsmerkmale	Merkmale von (Pflege-)Situationen, die Lehrende bei der Auswahl und Konkretisierung exemplarischer Situationen unterstützen und die in der CE bearbeitet werden sollen: – Welche Handlungsanlässe (auch Pflegediagnosen oder ›Pflegephänomene‹) begründen pflegerisches Handeln? – In welche institutionellen bzw. gesellschaftlichen Kontextbedingungen ist pflegerisches Handeln eingebettet? – Welche Akteure sind beteiligt an der Situation? – Wie erleben, deuten und verarbeiten die Beteiligten die Situation? – Welche (pflegerischen) Handlungsmuster sind in der Situation erforderlich?
Weitere Inhalte bzw. Wissensgrundlagen	Grundlegende (Wissens-)Inhalte als Voraussetzung für Handeln in (Pflege-)Situationen
Anregungen für das Lernen in simulativen Lernumgebungen	Arbeitsorientiertes Lernen unter Laborbedingungen
Anregungen für Lern- und Arbeitsaufgaben	Arbeitsverbundenes Lernen mit dem Ziel informelles und formelles Lernen zu verbinden. Lern- und Arbeitsaufgaben werden von Lehrenden gestellt, in der Pflegepraxis bearbeitet und im Anschluss daran erneut von Lehrenden im Unterricht aufgegriffen und reflektiert.
Didaktischer Kommentar	Beispiele für konkrete Lernsituationen, die sich auf unterschiedliche Zielgruppen und Settings beziehen und zur Umsetzung der Curricularen Einheit geeignet sind

Berufliche Handlungskompetenz
→ Glossar

Pflegephänomene
→ Glossar

Tab. 8 Anregungen für die Erarbeitung von Lernsituationen in den Curricularen Einheiten

Die Neuerungen der Pflegeausbildung bieten die Chance, das Lernen in der Praxis unter neuen Blickwinkeln zu sehen und aktiv mitzugestalten. Den Blick dafür zu haben, ist der erste Schritt in eine neue Richtung, eine verantwortungsvolle Aufgabe zu übernehmen, der zweite. Die praktische Ausbildung stellt aufgrund ihrer Alltagsnähe eine große Herausforderung für die meisten Auszubildenden und auch für die Praxisanleitenden dar.

Die Pflegepraxis beschönigt nichts. Die Gestaltung von Lernumgebungen ist im Pflegealltag oft nicht einfach. Damit die Aufgabe der Praxisanleitung Freude macht und gut gelingt, braucht es daher eine gute Portion Kreativität und Flexibilität, aber auch eine reflektierte, persönliche Haltung zu den pflegewissenschaftlichen und pflegedidaktischen Grundsätzen.

Z ZUSAMMENFASSUNG

Für Praxisanleitende sind heute generalistisches Denken und Handeln wichtige Voraussetzungen.

- Sie haben aufgrund Ihrer pflegeberuflichen Sozialisation eine Haltung als Alten-, Kranken- oder Kinderkrankenpflegende entwickelt, leiten aber künftig generalistisch denkende und handelnde Auszubildende an. Deshalb ist es wichtig, eine Brücke zu schlagen zwischen dem Alten und dem Neuen: für Ihre eigene Identität und Ihren pädagogischen Zugang zu Auszubildenden.

Praxisanleitungen sind objektiv und subjektiv zugleich zu gestalten.

- Professionelles Handeln in Pflegesituationen zeigt sich dadurch, dass Auszubildende theoriegeleitete Handlungskonzepte anwenden und aus einem hermeneutischen Fallverständnis heraus handeln. Deshalb leiten Sie Auszubildende dazu an, im „doppelten Sinne" zu handeln:
  - Sie sollen einerseits Pflegehandlungen professionell durchführen.
  - Anderseits sollen sie ein Gespür dafür entwickeln, was zwar kaum greif- und fassbar ist, aber die Qualität der Pflegebeziehung entscheidend prägt: emotionale Regungen, leibliche Bedürfnisse und räumliche Atmosphären.

Problematische Erlebnisse sind besonders gute Lernanlässe.

- Auszubildende können in neuen und komplexen Situationen kaum handeln, wenn sie ausschließlich über routinierte Handlungsmuster verfügen. Deshalb sollen sie in der Praxisanleitung vor allem an exemplarischen widersprüchlichen, pflegetypischen Situationen lernen, indem sie neue (Lösungs-) Wege finden und dadurch ihr Denken und Handeln kontinuierlich verändern.

Auszubildende lernen aktiv und selbstgesteuert ausgehend von ihrer Lernbiografie.

- Auszubildende wählen unterschiedliche Vertiefungen, durchlaufen die verpflichtenden Einsatzbereiche in unterschiedlichen Abfolgen und sollen aufgrund ihrer Lernvoraussetzungen und -bedarfe individuell gefördert werden.
- Die Einsatzorte stellen sicher, ihr pädagogisches Profil zu schärfen und spezifische Lernangebote nach dem „Baukastenprinzip" zu formulieren. Das heißt: Die Auswahl dessen, was tatsächlich gelernt wird, wird mit Auszubildenden entsprechend ihren individuellen Bedürfnissen abgestimmt.

Auszubildende lernen in individuell angepassten Lernsettings sowie integriert in Lebens- und Arbeitszusammenhänge. Beide Lernformen werden von Ihnen begleitet.

- Lernen in der Pflegepraxis ist immer verbunden mit Arbeiten. Zwar begleiten Sie als Praxisanleitende Auszubildende bei der Bearbeitung individueller Arbeits- und Lernaufgaben. Aber in 90 % der praktischen Ausbildungszeit lernen Auszubildende auf sich gestellt in und an komplexen Situationen. Damit auch alltägliches Erfahrungslernen zu guten Ergebnissen führt, gehört es zu Ihren Aufgaben, Lernumgebungen zu gestalten und informelle Lernsituationen mithilfe von Reflexion zu begleiten.

2 Das neue berufliche Selbstverständnis als Praxisanleitung – Wer bin ich und wofür stehe ich?

2.1 Spurensuche: Was steckt in mir?

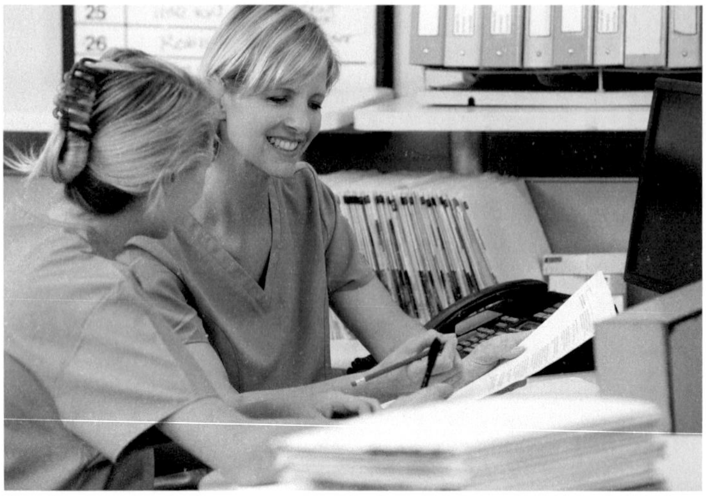

Abb. 1 Was hat Sie darin bestärkt, sich in der Anleitung von Auszubildenden zu engagieren?

Irgendwann im Laufe Ihrer Pflegetätigkeit haben Sie gemerkt, dass es Ihnen liegt, Auszubildende, Studierende, neue Mitarbeiter oder Anerkennungspraktikanten zu unterstützen und zu begleiten. Vielleicht haben Sie sich gesagt: Ja, das ist etwas, das ich gerne und gut mache. Sie haben gespürt, dass Sie einen guten Draht zu den Auszubildenden finden. Oder Sie haben gesehen, wie mit Ihrer Unterstützung Auszubildende Schritt für Schritt mehr Selbstbewusstsein entwickeln und ihre Fähigkeiten erweitern. Eventuell haben Sie auch von Ihrer Leitung oder auch aus Ihrem Team gute Rückmeldungen bekommen, weil Sie gut mit Auszubildenden klarkommen. Wie auch immer es dazu kam, Sie haben erkannt: Nicht nur für die Pflege, sondern auch für die Anleitung zur Pflege brennt bei mir ein Flämmchen.

Wissen weiterzugeben, anderen dabei zu helfen, ihren Weg zu gehen, ist etwas, das sehr erfüllend sein kann und über die tägliche Arbeit hinaus Sinn stiftet. Als Praxisanleitung sind Sie der Dreh- und Angelpunkt, an dem die Auszubildenden ihre Lernerfahrungen machen und in der „Welt der Pflege" sozialisiert werden.

Sobald Sie sich selbst Ihrer Pflegehaltung bewusst sind oder sich auch nur auf die Spurensuche begeben, wird Ihnen die Anleitung und Einarbeitung immer leichter fallen. Deshalb möchte dieses Kapitel Sie dazu einladen, mehr darüber zu erfahren, aus welchen Quellen Sie für diese Aufgabe schöpfen können, was Ihre Stärken sind und wovor Sie zurückschrecken, wie wichtig Selbstfürsorge ist und welche Ressourcen Ihnen dabei helfen. Wenn Sie darüber mehr wissen, haben Sie einen ersten, wichtigen Schritt auf dem Weg zur Praxisanleitung bereits getan.

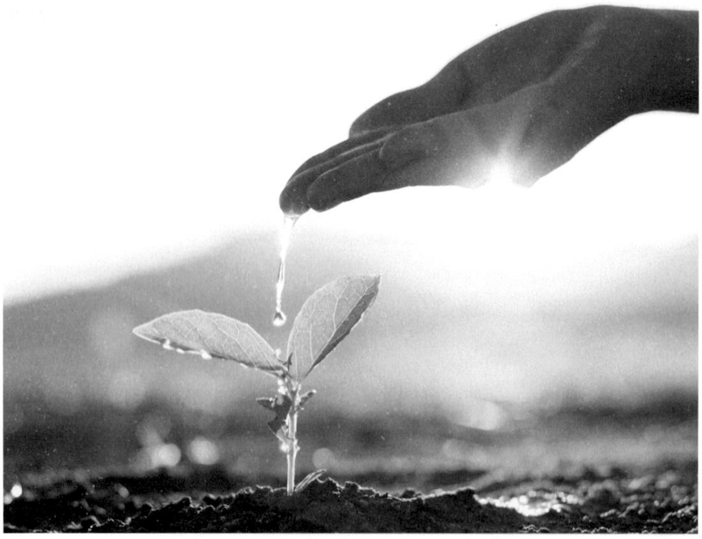

Abb. 2 Wie eine Pflanze Wasser zum Wachsen und Entfalten braucht, bedarf es auch fördernder Rahmenbedingungen für erfolgreiche Praxisanleitung.

Wie ein kleiner Pflanzenspross neben einem guten Nährboden auch Wasser, Sonne und Schutz vor extremen Wetterbedingungen braucht, benötigt auch die praktische Berufsausbildung für ein gutes Gelingen fördernde Faktoren. Ein Samenkorn allein wird ohne entsprechenden Nährboden nicht zu einer wunderschönen Blume heranwachsen.

Es braucht, um auszukeimen und zu einer stabilen Pflanze zu werden, viel Zeit und gute, fördernde Rahmenbedingungen. Bis zu einer prächtigen Blüte ist es ein weiter Weg, der gut bereitet sein will. So bietet die intrinsische (innere) Motivation von Ihnen als Praxisanleitende einen guten Nährboden für fördernde Wachstumsbedingungen. Sie ist der „Humus" und damit eine wichtige Grundlage für gute Ausbildungsbedingungen in der Pflegepraxis. Wie beim Gärtnern ist es wichtig, Geduld zu haben.

2.1.1 Warum Praxisanleitung so wichtig ist

Sicher können Sie sich noch gut an einige Aha-Effekte erinnern, die Sie selbst während Ihrer praktischen Ausbildung durch Anleitung erfahren haben. Wenn Sie neben all Ihrem Fachwissen Ihre eigene Freude am Pflegeberuf an die Auszubildenden weitergeben, ist das die beste Voraussetzung. Denn Ihre eigene Motivation geht auf die Auszubildenden über, die voller Erwartungen in den Beruf eingestiegen sind. – Das heißt aber nicht, dass damit die Auszubildenden von ihrer eigenen Verantwortung für ihr Lernen entbunden sind. Diesen Ball können Sie getrost zurückspielen.

Ihre Freude und Ihre Haltung, die Sie im Beruf ausstrahlen, ist nicht nur wichtig, um Auszubildende zu fördern, sie ist auch die Grundlage für Ihren eigenen Bewusstwerdungsprozess.

Das Lernen in der Praxis geschieht oftmals außerhalb der geplanten Praxisanleitungen durch gelebtes Handeln. Sie selbst als Praxisanleiter/in sind schon durch Ihr eigenes fachliches Tun und Wirken in Ihrem Arbeitsbereich ein wichtiger Orientierungspunkt. Ihr Pflegehandeln animiert die Lernenden oder auch die neuen Mitarbeitenden zum Nachahmen. Wenn es Ihnen beispielsweise gelingt, auf positive Weise mit einem zu pflegenden Menschen in Kontakt zu kommen und dadurch positive Pflegeeffekte erkennbar sind, braucht es keine weiteren Erklärungen. Allein durch Ihr Handeln setzen Sie einen Lernimpuls, der stärker wirkt als so manche theoretische Ausführung.

B BEISPIEL

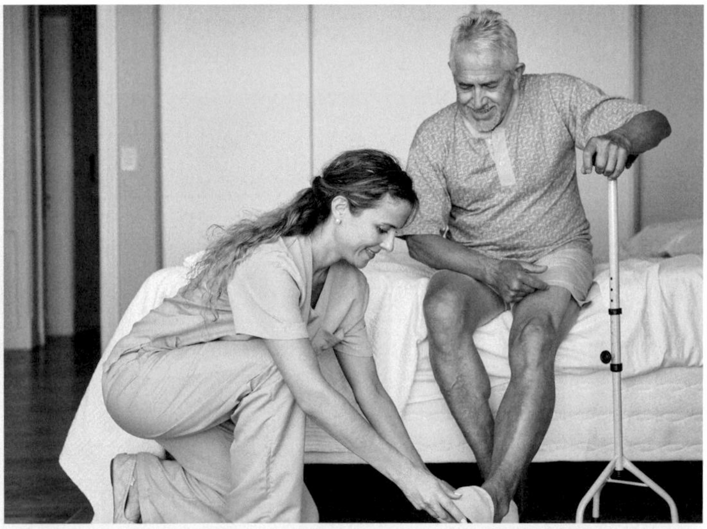

Anna Hiba (23 J.), Examensschülerin im Vertiefungseinsatz, trägt Marlen Kleist (43 J.), der Praxisanleiterin des Wohnbereiches, diesen Lernwunsch vor: „Herrn Müller und Herrn Meier würde ich heute gerne bei der Pflege unterstützen. Ich möchte noch einmal die Prinzipien des Bobath-Konzeptes vertiefen. Die beiden Bewohner hatten ja beide einen Schlaganfall, deshalb glaube ich, dass sie dafür geeignet sind."

Marlen kennt Anna nach vielen Wochen der Zusammenarbeit inzwischen sehr gut. Sie freut sich über Annas Vorschlag und fragt nur kurz zurück: „Benötigst du dafür meine Unterstützung oder Begleitung?" Doch Anna fühlt sich sicher. Sie versorgt die beiden Bewohner selbstständig, während Marlen sich im Hintergrund hält. Anschließend besprechen beide die Pflegehandlungen nach.

Wie das Beispiel von Marlen Kleist und Anna Hiba zeigt, ist ›Praxisanleitung‹ mehr als die Weitergabe von Fachwissen. Frau Kleist fördert gezielt Annas praktische Fähigkeiten, aber auch ihr Selbstbewusstsein und ihre Fähigkeit, sich selbst einzuschätzen. Frau Kleist weiß, dass Anna einige Pflegekonzepte bei Menschen, die eine eingeschränkte Körperwahrnehmung haben, kennt und auch schon sehr gut umgesetzt hat. Anna konnte bisher ihre eigenen Fähigkeiten gut einschätzen und ihre Lernbedarfe anmelden. Kurz vor dem Examen hält die Praxisanleiterin sich in dieser ›Lernsituation‹ im Hintergrund und lässt die Auszubildende Verantwortung übernehmen.

Praxisanleitung → Glossar

Lernsituation → Glossar

Wie wirkt sich die Pflegehaltung auf Auszubildende aus?
Nicht nur Ihr Pflegehandeln, auch Ihre grundlegende Pflegehaltung wirkt sich auf die Auszubildenden aus, zum Beispiel lernfördernd, hemmend, motivierend oder demotivierend.

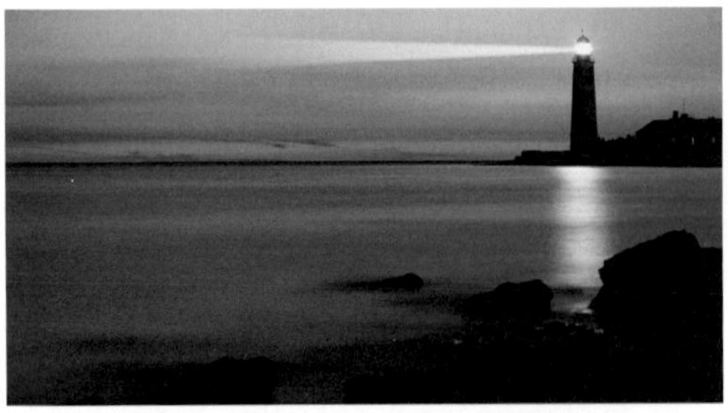

Abb. 3 Praxisanleitende sind für Auszubildende sinnbildlich der Leuchtturm, an dem sie sich orientieren.

Als Praxisanleiter/in sind Sie der Leuchtturm, an dem sich die Auszubildenden orientieren. Das Lernen in der Praxis hat im Gesamtkonzept der Ausbildung eine herausragende Rolle. Erst durch das Umsetzen von theoretischem Wissen in reale Pflegesituationen findet das eigentliche Lernen der Auszubildenden statt. Der Mensch lernt am Modell und knüpft an Vorerfahrungen an – durch eigenes Handeln. Deshalb sind Ihr Pflegehandeln und Ihre Ausstrahlung, dem eine Pflegehaltung innewohnt, durch die Vorbildfunktion in der Praxisrealität so wichtig für das Lernen.

B BEISPIEL

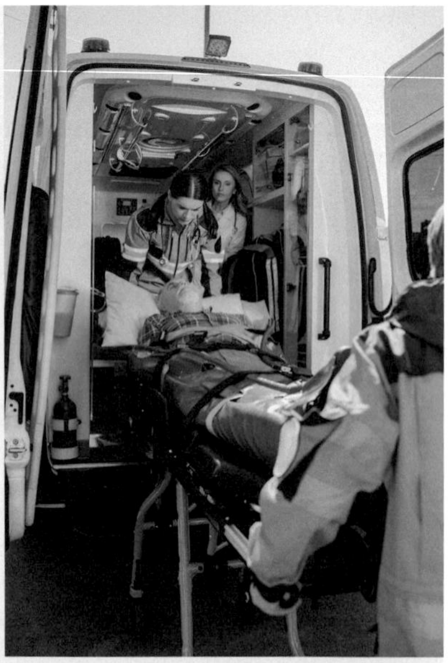

Anna Hiba berichtet Marlen Kleist nach der Pflege von Herrn Müller, dass er am Ende auf einmal gar nicht mehr auf ihre Fragen geantwortet hat. Irgendwie kam ihr das komisch vor. Frau Kleist lässt sofort alles stehen und liegen und geht zusammen mit Anna zu Herrn Müller. Nach einer kurzen Situationseinschätzung aufgrund ihrer Erfahrung verständigt sie sofort den Rettungsdienst. Ihr geht durch den Kopf: „Hoffentlich hat Herr Müller keinen zweiten Schlaganfall!"

Nachdem Herr Müller ins Krankenhaus gebracht wurde, gehen Anna und Marlen die Situation noch einmal durch. Marlen erklärt Anna, wie es ihr selbst in dieser Notfallsituation ergangen ist. Sie fühlte sich währenddessen ruhig und sicher, die Aufregung begann eigentlich erst hinterher von ihr Besitz zu ergreifen. Sie erläutert die Gründe, warum sie aufgrund von Annas Information über die akute Zustandsveränderung von Herrn Müller sofort ihre eigene Arbeit unterbrochen hat. Anna ist dieses Ereignis in bleibender Erinnerung geblieben. Sie hat großen Respekt vor ihrer Anleiterin, die wahrscheinlich Herrn Müller mit ihrem professionellen Handeln das Leben gerettet hat.

2.1.2 Welche Anleitungspersönlichkeit bin ich und wie möchte ich wahrgenommen werden?

Jeder Mensch ist anders, pauschale Tipps zur Berufsplanung und Lebensgestaltung gehen deshalb oft ins Leere. Zu wissen, wie wir in bestimmten Situationen reagieren, wie wir an Aufgaben herangehen, was uns motiviert, wie wir auf Menschen wirken (möchten) und was wir brauchen, um uns gut zu fühlen, ist der beste Weg für ein erfülltes Leben und Arbeiten. Wenn Sie beispielsweise Ihrer Motivation auf die Spur kommen, dann können Sie sie bewusst fördern und immer auf sie zurückgreifen.

Die Erkenntnisse über sich selbst können Sie auch dazu nutzen, um konkrete Praxisanleitungssituationen zu gestalten. Ihre eigene positive Haltung zur professionellen Pflege und für die Anleitung wird dann für die Lernenden greifbar und wird sie in ihrer eigenen Einstellung zu ihrer Arbeit beeinflussen. Auf den folgenden Seiten können Sie sich bereits aktiv auf die Spurensuche begeben und mehr über sich herausfinden. Und in unserem Exkurs können Sie mithilfe des Persönlichkeitsmodells „Big Five" den Aspekten Ihrer Persönlichkeit auf spielerische Weise etwas näherkommen. Es ist jedoch wichtig, bei solchen Übungen zu bedenken, dass es nicht um ein Richtig oder Falsch geht, sondern um Ihre Individualität und das, was Sie besonders macht. Die Vielfalt der Praxisanleitungshaltungen hängt mit den unterschiedlichen Persönlichkeiten zusammen, denn Haltungen sind geprägt durch unsere angeborenen oder biografisch geprägten Charaktereigenschaften. Das heißt: Wir bringen uns ein in die Praxisanleitung als die, die wir sind.

E EXKURS

Victor Buzay, 32 J.

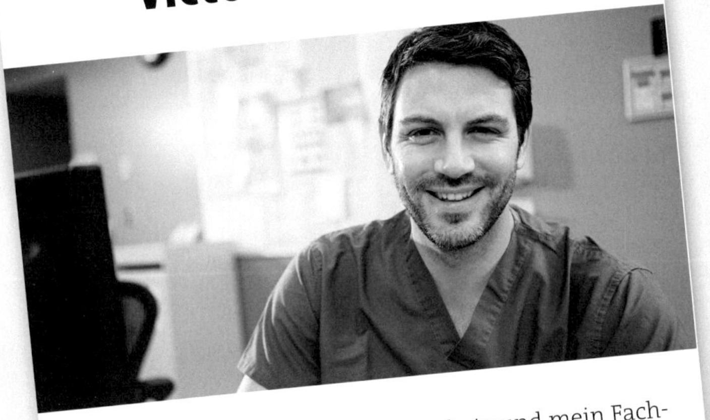

„Ich liebe es, meinen Erfahrungsschatz und mein Fachwissen zu teilen. Mir ist wichtig, dass mich neue Mitarbeiter, Praktikanten und Auszubildende als kompetent erleben und zu mir aufschauen können."

Olga Helmbrecht, 56 J.

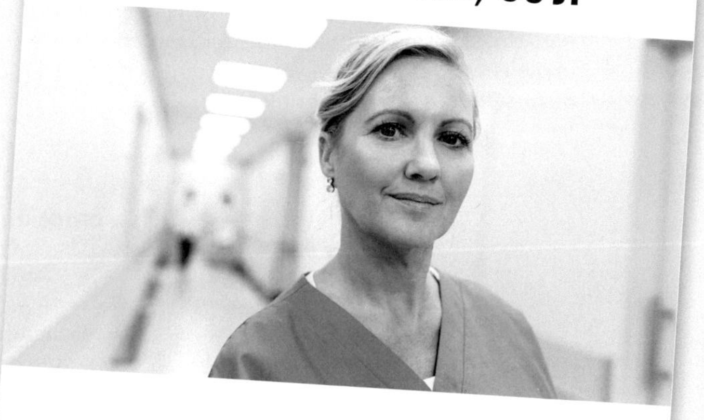

„Eine offene Lernatmosphäre zu schaffen, in der sich alle wertgeschätzt fühlen und gerne zur Arbeit kommen, ist für mich das A und O. Auszubildende sollen sich bei mir trauen, sich selbst einzubringen und Fragen zu stellen."

Max Brehme, 40 J.

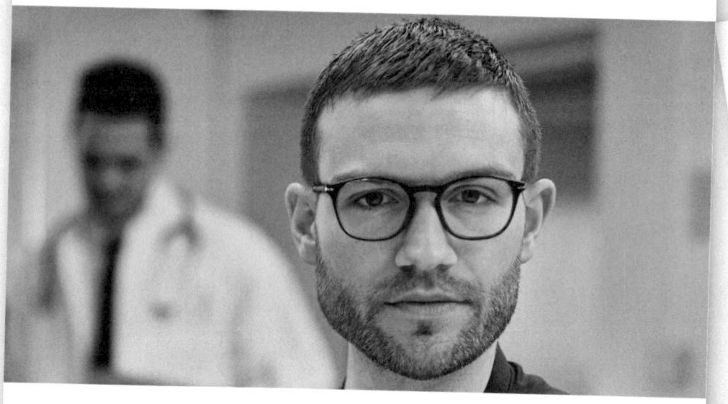

„Für mich ist der Schlüssel zum Erfolg: Struktur, Disziplin und ein gewisses Maß an Kontrolle und Konsequenz. Ich finde, zu nett darf man nicht sein, das wird oft ausgenutzt. Wer etwas lernen will und dies auch zeigt, den unterstütze ich gern. Wer meint, er muss sich nicht anstrengen, ständig zu spät kommt oder nachlässig handelt, der spürt schnell, dass er bei mir an der falschen Adresse ist."

Was ist für mich eine gute Praxisanleitung?
Was ist mir in meiner Rolle wichtig?
Wofür stehe ich?

Die „Big Five“: Fünf Aspekte unserer Persönlichkeit

In der modernen Persönlichkeitspsychologie hat sich ein Standard zur Erforschung der Persönlichkeit entwickelt: das Fünf-Faktoren-Modell oder kurz „Big Five“. Dieses Modell wird mithilfe von speziellen Fragebögen unter anderem in wissenschaftlichen Studien und in der Personalentwicklung verwendet. Es eignet sich sowohl für die Fremdeinschätzung als auch für die Selbstreflexion. In Form von Persönlichkeitstests zu unterschiedlichen Themen finden wir die Big Five auch in populären Magazinen und Ratgebern. Die fünf Aspekte stellen unterschiedliche Facetten der menschlichen Persönlichkeit dar.
Jeder Aspekt besteht aus zwei Gegensätzen, die wir uns wie die Endpunkte auf einer Skala vorstellen können. Um sich selbst etwas näherzukommen, können wir uns überlegen, in welchen Situationen wir uns eher in die eine oder in die andere Richtung verhalten. Probieren Sie die Big Five auch einmal in der Gruppe aus, nicht selten schätzen wir uns anders ein als unser Umfeld.

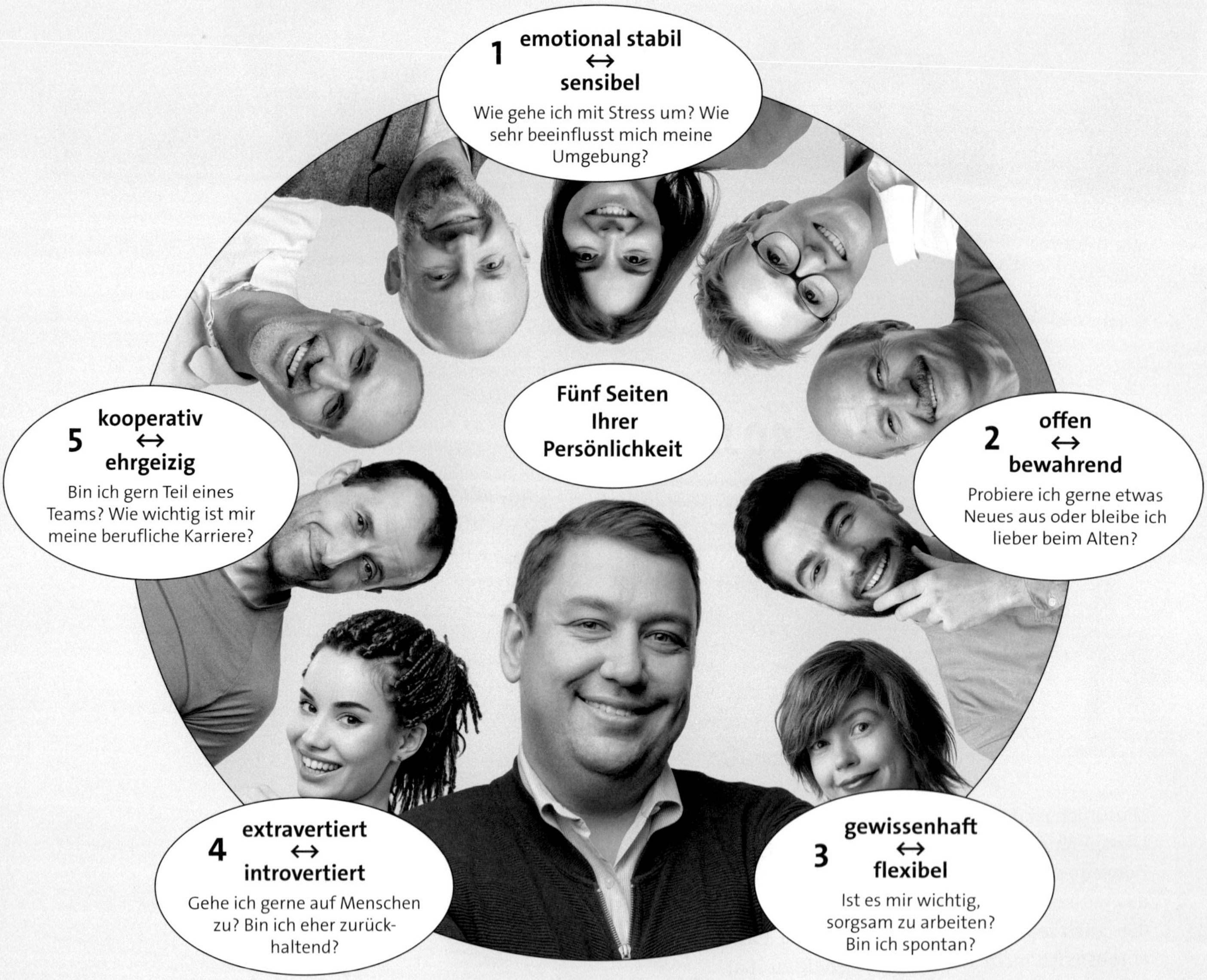

Welche Adjektive passen am besten zu Ihnen? Wenn Sie sich nicht sicher sind, denken Sie an konkrete Situationen und Begebenheiten an Ihrem aktuellen Arbeitsplatz.

1. ______________________
2. ______________________
3. ______________________
4. ______________________
5. ______________________

2.1.3 Wie sehe ich meine Rolle als professionell Pflegende/r?

Ihrer Pflegehaltung und Wahrnehmung Ihrer Rolle als Praxisanleitung können Sie durch folgende Fragen auf die Spur kommen, die in den zwei folgenden Abschnitten aufgelistet sind. Nehmen Sie sich am besten regelmäßig ein wenig Zeit, um sie in Ruhe für sich zu beantworten. Sie werden mit der Beantwortung der Fragen keine konkrete Praxisanleitungssituation gestalten können, und diese Fragen erheben auch keinen Anspruch auf Vollständigkeit. Aber das Überdenken der eigenen Pflege- und Anleitungshaltung kann Ihnen dabei helfen, sich darüber klar zu werden, wie Sie Ihre Tätigkeit als Praxisanleiter/in durchführen wollen, wofür Sie einstehen möchten.

Motivation

Was gibt mir im beruflichen Alltag Kraft? Was macht mir Freude? Wie wichtig ist es mir, eigene Gestaltungsspielräume in meinem beruflichen Wirkungskreis umsetzen zu können?

Selbstfürsorge

Was tue ich, um meine Batterien wieder aufzuladen? Welche Bedingungen, welche Maßnahmen brauche ich, damit es mir gut geht?

Pflegebeziehung I

Was ist für mich eine gute Beziehung zu den Menschen, die ich pflege?

Pflegebeziehung II

Setze ich mich stark für pflegerische Belange des zu pflegenden Menschen ein? Oder halte ich mich eher an die Entscheidungen der anderen und sehe meine Aufgabe grundsätzlich eher als ausführend?

Verantwortung

In welchem Umfang fühle ich mich für eine gute Pflegesituation verantwortlich? Inwieweit ist der zu pflegende Mensch für sich selbst verantwortlich?

Selbstwirksamkeit

Wie stark bin ich motiviert und sehe es als meine Aufgabe an, mich als professionell Pflegende in das therapeutische Team einzubringen?

Beziehungsebene

Welche Beziehung zu den Auszubildenden strebe ich an und wie möchte ich sie aktiv gestalten?

Pädagogische Haltung

Sehe ich mich eher in der unterweisenden Rolle, indem ich Vorgaben mache, oder ist mir eine partnerschaftliche Beziehung wichtiger?

Generalistische Haltung

Sind mir die Gemeinsamkeiten der zusammengeführten Ausbildungsgänge bewusst, um generalistische Anleitungssituationen zu gestalten, oder lege ich eher darauf Wert, was die Auszubildenden gerade in meinem abgesteckten Arbeitsfeld lernen können?

Lebenslanges Lernen

Was brauche ich noch an Wissen, um generalistisch anleiten zu können? Wie wichtig ist es mir, mich für meinen Arbeitsbereich fachlich auf dem Laufenden zu halten?

Kompetenzverständnis I

Hat die Ausbildung an Fachkompetenz eine hohe Priorität für mich oder steht sie gleichberechtigt neben der Personal-, Sozial- und Methodenkompetenz?

Kompetenzverständnis II

In wieweit verstehe ich bereits die Kompetenzbereiche der PflAPrV? Kann ich einer Anleitungssituation entsprechende Kompetenzbereiche zuordnen?

Das sind meine spontanen Gedanken dazu:

____

____

____

____

____

2.2 Arbeitsorganisation für die Praxisanleitung

Zu Ihrem Aufgabenfeld als Praxisanleitung gehört neben der direkten Anleitung auch die Aufgabe, strukturelle Grundlagen zu schaffen. Diese Anleitungsorganisation bildet den roten Faden für Ihre Auszubildenden und führt durch den praktischen Einsatz oder durch die Einarbeitungszeit von neuen Mitarbeitenden. Für die Planung und die Erstellung passender Planung und Koordination ist sicher erst einmal ein gewisser Aufwand nötig, doch Sie werden merken, dass Sie die einmal investierte Zeit auf lange Sicht um ein Vielfaches wieder einsparen. Je besser vorbereitet Sie starten, desto mehr profitiert Ihre Praxisanleitungstätigkeit davon.

Aufgaben der Praxisanleitung:
- Schrittweises Heranführen an die beruflichen Anforderungen einer Pflegefachkraft
- Anregung zum vertieften und selbstständigen Lernen, Steigerung der Komplexität der Aufgaben je nach Ausbildungsdrittel
- Führen von Gesprächen (Erst-, Zwischen- und Abschlussgespräche, Feedback)
- Prüfungsvorbereitung (Zwischen- und Abschlussprüfung)
- Anhalten der Auszubildenden zum Führen des Ausbildungsnachweises
- Kompetenzeinschätzungen und Verfassen von Praxiseinsatzbeurteilungen
- Dokumentation der erfolgten Praxisanleitung
- Kontakt zur Pflegeschule halten (Beispiel: fachlicher, pädagogischer Austausch, organisatorische Absprachen)

2.2.1 Praxisanleitung planen und vorbereiten

Eine gute Vorbereitung wird die Qualität der Lehr-Lernsituationen sehr verbessern. Dadurch steigt Ihr berufliches Selbstbewusstsein, denn Ihnen wird klar, wie wichtig Ihre pädagogischen Aufgaben sind. Im eigenen Arbeitsbereich können Sie sich dadurch das Anleiten spürbar erleichtern. Einige grundlegende Anregungen für die Planung und Organisation Ihrer Anleitung und Einarbeitung halten die folgenden drei Kästen für Sie bereit.

Feste Termine mit weiteren Ausbildungsbeteiligten
- Treffen für Praxisanleiter/innen
- Teambesprechungen
- Stations-, Bereichs- und Pflegedienstleitungen
- Abstimmung mit den Lehrenden der Pflegeschule(n)
- Abstimmung mit der Jugend- und Auszubildenden-Vertretung

Einarbeitungsordner
- Vorstellung der Teammitglieder
- Dienstzeiten und Organisationsabläufe im Früh-, Spät- und Nachtdienst
- Lernangebote des Arbeitsfeldes
- Standardpflegepläne für typische Pflegesituationen

Individuelle Einsätze planen: Wer macht was mit wem?
- Erst-, Zwischen-, Abschlussgespräche
- Abstimmung der Lernangebote des Arbeitsbereiches mit dem theoretischen Curriculum und den individuellen Ausbildungszielen der Auszubildenden
- Auswahl von Arbeits- und Lernaufgaben
- Terminierung der Praxisanleitung im Dienstplan
- Protokoll- und Dokumentationsvorlagen für Gespräche, Anleitungssituationen, Selbstreflexionen der Auszubildenden
- Begleitung beim Führen der Ausbildungsnachweise
- Zusammenarbeit mit der Pflegeschule im Rahmen der Praxisbegleitung
- Beurteilung des Auszubildenden anhand strukturierter, kompetenzorientierter Beurteilungskriterien
- Anwendung des Kompetenznetzes zur Selbst- und Fremdeinschätzung der Auszubildenden

Mehr über die praktische Umsetzung dieser Vorschläge → Kap. 3

Ein weiterer Vorteil strukturierter Vorgaben liegt darin, dass die Auszubildenden immer wissen, worauf es bei dem jeweiligen praktischen Einsatz ankommt. So fällt es ihnen leichter, die Lerninhalte mit ihrem bisherigen Lernstand abzugleichen. Außerdem können sie damit auch konkrete, individuelle Ziele in dem zur Verfügung stehenden praktischen Lernzeitraum abstecken. Am Ende des Einsatzes wird auf diese Weise erkennbar, was die Auszubildenden gelernt haben und welche zukünftigen Lernziele oder Lernwünsche für weitere Einsätze formuliert werden können. Mithilfe Ihrer organisatorischen Planung und Ihrer (digitalen) Dokumentation des Lernverlaufes wird Ihnen auch mehr und mehr Ihre eigene Arbeit als Praxisanleitung bewusst. Damit haben Sie Reflexionsmomente über Ihre Anleitungstätigkeit in Ihren Alltag eingebaut. Außerdem wird durch Ihre Dokumentation Ihre Tätigkeit auch nach außen sichtbar und nachweisbar.

Ausbildungsplan
→ Kap. 1, *S. 21* und Kap. 3, *S. 58*

Die arbeitsplatzbezogene Ausbildungsorganisation ist eingebettet in den betrieblichen Ausbildungsplan, den der praktische Ausbildungsträger erstellt. Der betriebliche Ausbildungsplan beinhaltet die zeitliche und inhaltliche Gliederung der gesamten praktischen Ausbildung. Die Auszubildenden erhalten diesen Plan zusammen mit dem Ausbildungsvertrag. Sie bekommen damit einen Überblick, wann, wo und welche Einsätze absolviert werden sollen.

Curriculum
→ Glossar

Der Ausbildungsplan muss den Anforderungen des schulischen ›Curriculums‹ entsprechen (§ 10 PflBG) und wird von der Pflegeschule verabschiedet. Häufig wird der betriebliche Ausbildungsplan von Ausbildungskoordinatoren des jeweiligen Trägers erstellt. Diese Aufgabe kann aber auch an die Pflegeschule delegiert werden.

P PRAXISTIPP

Beim Erstellen von Stellenbeschreibungen oder Aufgabenbeschreibungen ist es oft hilfreich, auf übergeordnete trägerspezifische Aufgabenbeschreibungen von Praxisanleitungen (zentral oder dezentral, also im Team integriert) zurückzugreifen. Optimal ist es, wenn die Praxisanleitenden Ihres Trägers selbst die Aufgabenbeschreibungen entwickeln oder an der Entwicklung beteiligt sind. So ist das jeweilige Tätigkeitsfeld gut abgesteckt und für alle an der Ausbildung Beteiligten eindeutig und nachvollziehbar.

2.2.2 Mit dem Lernort Pflegeschule zusammenarbeiten

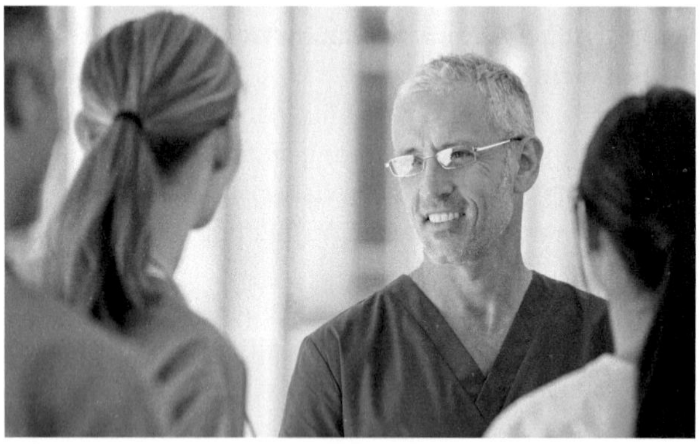

Abb. 4 Gemeinsamer Austausch zwischen Praxisanleiter und Pflegepädagogin im Rahmen einer Praxisbegleitung

Wenn nun ein/e Auszubildende/r in Ihrem Arbeitsbereich eingesetzt wird, ist es hilfreich, wenn die dafür nötigen Wissensinhalte schon im Vorfeld im theoretischen Unterricht vermittelt wurden. Die Verzahnung von schulinternem Curriculum und Ausbildungsplan wirkt sich also direkt auf die Gestaltung des Einsatzes und auf konkrete Anleitungssituationen aus.

Sind bestimmte Lerninhalte noch nicht vorhanden, können Sie sie in Ihren Anleitungssituationen mit erarbeiten lassen. Damit Sie einen schnellen Überblick bekommen, kann beispielsweise zu Beginn der Ausbildung zusätzlich im Ausbildungsnachweisheft bzw. -ordner ein Sequenzenplan über die jeweiligen Lerninhalte der einzelnen Theorieblöcke abgeheftet werden. Das erleichtert es Ihnen, Lernvoraussetzungen zu ermitteln.

Praxisanleitung, Praxisbegleitung
→ Glossar

So eindeutig die Phasen zwischen Theorie- und Praxisphasen im Ausbildungsverlauf voneinander abzugrenzen sind, so schwer ist die klare Unterscheidung zwischen ›Praxisanleitung‹ und ›Praxisbegleitung‹. Fest steht, dass auf gesetzlicher Grundlage (§ 6 PflAPrV) Praxisbegleitung durch den Besuch der oder des Auszubildenden von einer Lehrkraft je Orientierungseinsatz, Pflichteinsatz und Vertiefungseinsatz zu erfolgen hat. Dabei soll die Lehrkraft den Auszubildenden fachlich betreuen und die Praxisanleitungen unterstützen. Wie das im Einzelnen umzusetzen ist, bleibt dabei unbenannt, da die Konkretisierung der Tätigkeiten überwiegend Ländersache ist.

Als Praxisanleitung nehmen Sie bei diesen Praxisbegleitungen die Rolle des Bindeglieds zwischen Theorie und Praxis ein. Denn Sie sind die Person, die durch die Zusammenarbeit mit den Auszubildenden die beste Grundlage für die Einschätzung der jeweiligen Kompetenz-Ausprägungen bzw. der ›Performanz‹ des Lernenden hat.

Die Rolle der Lehrkraft im Rahmen der Praxisbegleitung kann darin bestehen, in Gesprächen Reflexionsfragen an den Auszubildenden zu Problemen, die in Pflegesituationen erlebt wurden, zu stellen.

Performanz
→ Glossar

Weiterhin haben Sie für Ihren Arbeitsbereich das erforderliche pflegefachliche Know-how. So haben Sie gute Voraussetzungen, die Praxisbegleitungen professionell mitzugestalten.

P PRAXISTIPP

Zur Vorbereitung auf eine Praxisbegleitung kann es hilfreich sein, im Vorfeld ein Gespräch zu führen, um eine kriteriengeleitete Selbsteinschätzung der Auszubildenden mit Ihrer Fremdeinschätzung abzugleichen, um die Einsätze individuell auf sie abzustimmen.

Die Anwendung von ›Kompetenznetzen‹ als Einschätzungsgrundlage ist dabei eine gute Basis für das Zwischengespräch. Darüber hinaus kann die Durchführung von **Arbeits- und Lernaufgaben** (inkl. Vorbereitung und anschließender Reflexion) dazu beitragen, dass Sie differenzierte Aussagen über die erkennbaren Kompetenzen der Lernenden machen können.

Kompetenznetz
→ Glossar
Kap. 4, *S. 109*

B BEISPIEL

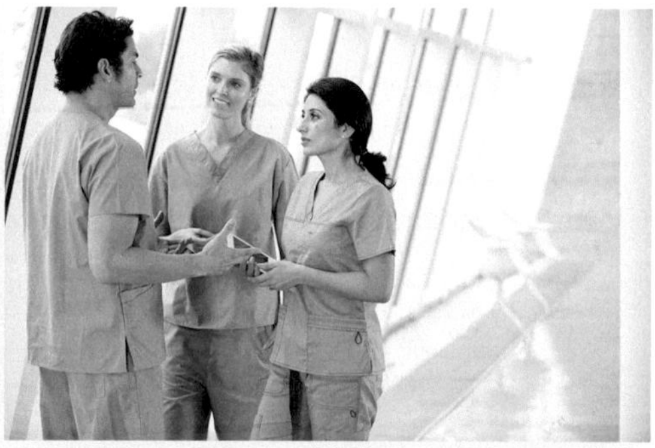

Bei der Praxisbegleitung berichtet die Schülerin Anna Hiba von ihrem Erlebnis mit Herrn Müller, der während ihrer pflegerischen Unterstützung einen erneuten Schlaganfall erlitten hat. Sie erzählt, wie er sie auf einmal nur noch mit großen Augen angeschaut und keine Worte mehr herausgebracht hat. Nach den Rückfragen ihres Lehrers Marcel Kulowski gibt sie zu, dass sie sich vorerst gar nichts dabei gedacht und die Unterstützung bei der Körperpflege fortgesetzt hat. Erst durch das sofortige Handeln ihrer Praxisanleiterin Marlen wurde ihr der Ernst der Lage von Herrn Müller klar.

Im Gespräch mit Marcel Kulowski und der Praxisanleiterin Marlen Kleist wird Anna darin bestärkt, ihrer Beobachtungsfähigkeit weiterhin zu vertrauen und Auffälligkeiten zeitnah weiterzugeben, auch wenn sie diese erst einmal nicht einordnen kann. Während des Gesprächs wird deutlich, wie wichtig das Zusammenspiel zwischen Fachwissen und gesammelten Berufserfahrungen in einem Fachbereich ist. Das mildert bei Anna das schlechte Gewissen, erst nach zehn Minuten die Zustandsveränderung von Herrn Müller mitgeteilt zu haben.

Anna ist erleichtert, dass sie eine Anleiterin hat, bei der sie Fehler machen darf, um daraus zu lernen. Darüber hinaus ist ihr wieder einmal klar geworden, wie verletzlich die zu pflegenden Menschen oft sind und welche große Verantwortung der Pflegeberuf mit sich bringt. Aber auch Marlen hat etwas gelernt. Wie sehr Anna ihr schlechtes Gewissen geplagt hat, hatte sie nicht vermutet. Sie nimmt sich vor, Anleitungssituationen vermehrt auch auf der persönlichen Ebene zu reflektieren und Auszubildende nach ihrem eigenen Erleben zu befragen (mehr Selbstreflexion integrieren).

In diesem Beispiel hat die Praxisbegleitung dazu beigetragen, das Erlernte aus dem Praxisbereich aufzuarbeiten, zu vertiefen und weitere Lösungs- und Lernwege aufzuzeigen. Weiterhin kann die Praxisbegleitung ein Moment sein, in dem Sie, etwa bei schulischen **Lern- und Arbeitsaufgaben** im Sinne des arbeitsverbundenen Lernens, Unklarheiten oder Unsicherheiten in der Ausführung ansprechen können. Auch individuelle Fördermöglichkeiten bei lernschwachen Auszubildenden oder bei Auszubildenden mit sprachlichen Defiziten können während der Praxisbegleitung im gemeinsamen Gespräch erörtert werden.

Unterschied Arbeits- und Lernaufgaben
→ Kap. 1, *S. 29*

2.3 Förderliche Rahmenbedingungen

Nun können Sie auch bei bester eigener Motivation keine professionelle Anleitung gestalten, wenn Sie dafür nicht in einer Praxissituation arbeiten, die Ihnen genau das ermöglicht. Gute Rahmenbedingungen ermöglichen es, Ihre Motivation und Ihre Energie gut für die Praxisanleitungstätigkeit zu nutzen. In Ihrem näheren Arbeitsumfeld ist es Ihr Team, durch das Sie eine Wertschätzung Ihrer Aufgabe als Praxisanleitung erfahren können. Wenn Sie sich durch Ihre Kollegen unterstützt fühlen, kann das ein großer äußerer Motivationsfaktor für Sie sein.

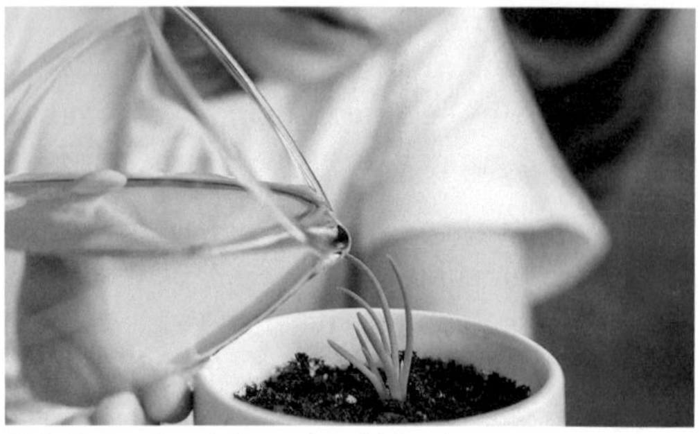

Abb. 5 Praxisanleitung ist abhängig von unterstützenden Faktoren.

2.3.1 Unterstützung aus dem Arbeitsumfeld

Ziehen wir den Kreis um Ihr Arbeitsfeld etwas größer, wäre da als nächste Ebene die direkte pflegerische Leitung und, noch weiter gefasst, die Leitung der Pflege (falls vorhanden) auf Trägerebene. Wenn Sie die Wertschätzung dieser Stellen haben und wenn diesen bewusst ist, dass diese Tätigkeit Zeit in Anspruch nimmt, wirkt sich diese Unterstützung ebenfalls positiv auf Ihre Motivation aus. Ein weiterer wichtiger Motivationsbaustein ist, dass die Praxisanleitungsweiterbildung freiwillig ist. Wenn Sie selbst überzeugt vom Sinn und Zweck sind, sich in diesen Bereich einbringen, sich weiterentwickeln zu wollen, werden Sie länger Freude an dieser Tätigkeit haben.

Nicht nur in Zeiten der Veränderung ist es wichtig, dass Praxisanleitende ihre Ideen offen ansprechen und auch ihre Sorgen gehört werden.

Die Haltung der mit Ihrem Träger kooperierenden Pflegefachschulen spielt in diesem Zusammenhang ebenfalls eine Rolle. Wenn es den Lehrkräften gelingt, einen guten, wertschätzenden, transparenten und kontinuierlichen Austausch mit Ihnen als Praxisanleitung zu gestalten und wenn diese merken, dass Sie Interesse an einer gemeinsamen Weiterentwicklung auf Augenhöhe haben, gibt es auch von dieser Seite positive und stärkende Impulse für Ihre Tätigkeit.

Verständnis von Praxisanleitung im Team → Kap. 3, *S. 62*

Auf Praxisanleitende kommt es bei der Umsetzung der praktischen Ausbildung an – besonders jetzt, wenn es im Rahmen der Umsetzung des Pflegeberufegesetzes um die Entwicklung eines generalistischen Pflegeverständnisses geht und durch die vorbehaltenen Aufgaben die praktische Pflege in der Ausbildung eine zentrale Bedeutung bekommt.

W ZUM WEITERDENKEN

Um sich ein Bild davon zu machen, wie Ihr Team mit Ihrer neuen Rolle umgeht, können Sie sich diese Fragen stellen:

- Verstehen Ihre Kolleginnen und Kollegen, dass Sie für einen Auszubildenden zu Beginn des Orientierungseinsatzes Zeit für die Anleitung benötigen?
- Übernehmen Ihre Kolleginnen und Kollegen selbstverständlich die Sicherstellung der Ablaufroutine Ihres Arbeitsbereiches oder haben Sie eher den Eindruck, zusätzlich zu Ihrem sonstigen Arbeitspensum auch noch die Anleitung des Auszubildenden im ersten Drittel übernehmen zu müssen?

Sollten Sie die Fragen mit „Nein“ beantworten, wäre im ersten Schritt der Kontakt zu Ihrer Stations- und Bereichsleitung hilfreich, damit Sie im Gespräch die Notwendigkeit freigestellter Praxisanleitungszeit verdeutlichen können. Besonders das Einüben des Pflegeprozesses und der Pflegeplanung geht nicht nebenbei, ganz zu schweigen von reflexiven Praxisanleitungselementen. In Einzelgesprächen und in Stationsbesprechungen können Sie dann im zweiten Schritt, gemeinsam mit Ihrer Leitung, Informations- und Überzeugungsarbeit in Ihrem Team leisten. Ihre Vorgesetzte kann Ihnen in ihrer Rolle dabei gut den Rücken stärken. Haben Sie Geduld, denn Veränderungen brauchen Zeit!

2.3.2 Unterstützung durch gesetzliche Vorgaben und den Arbeitgeber

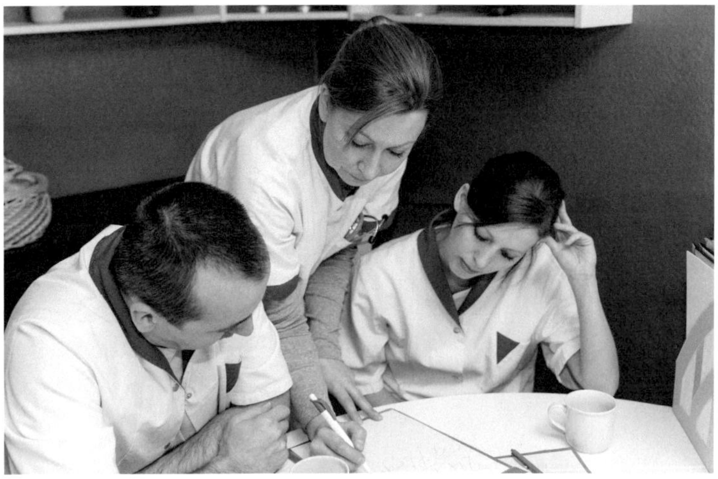

Abb. 6 Wer betreut wann welche Auszubildenden? – Praxisanleitende bei der gemeinsamen Planung

Begeben wir uns gedanklich nun noch einen Schritt weiter von Ihrem täglichen Arbeitsumfeld fort und wenden uns den gesetzlichen Rahmenbedingungen zu. Aus § 4 Abs. 1 der Ausbildungs- und Prüfungsverordnung (PflAPrV) gehen mit der zehnprozentigen Vorgabe an geplanter Praxisanleitung pro Auszubildenden je Einsatz sowie der Refinanzierung von Praxisanleitung aus der Pflegeberufeausbildungsfinanzierungsverordnung (PflAFinV) zwei Säulen hervor, die Ihnen von gesetzlicher Seite aus Zeitfenster für die Anleitung verschaffen. Diese Zeitfenster stehen Ihnen dann ausschließlich für die Vorbereitung, Durchführung und Reflexion von geplanten Praxisanleitungen zur Verfügung. Andersherum formuliert, würde für einen praktischen Ausbildungsträger mit zehn Auszubildenden eine volle Stelle für die Praxisanleitung aus dem Ausbildungsfonds finanziert werden.

Dieser gesetzliche Rahmen kann auf Organisationsebene Ihres Trägers zum Beispiel durch die Implementierung von freigestellten Stellen für Praxisanleiter/innen umgesetzt werden. Dadurch kann das Erreichen der zehnprozentigen strukturierten und geplanten Anleitung unterstützt werden. Und es nimmt Ihnen auch den Druck, im Team Zeit für Praxisanleitung zu rechtfertigen. In diesem Zusammenhang sind auch im übergeordneten Sinne die Haltung und die Kultur des praktischen Ausbildungsträgers zur Rolle der Auszubildenden von Bedeutung.

In Zeiten des Fachkräftemangels in der Pflege ist die Einhaltung dieses Rahmens besonders wichtig, damit nicht die gesetzlich geregelte Anleitungszeit für die ausschließliche Versorgung der zu pflegenden Menschen sozusagen „zweckentfremdet“ wird.

Werden die Auszubildenden an erster Stelle als Lernende und nicht primär als Arbeitskräfte angesehen, ist es für Sie als Praxisanleitung grundsätzlich leichter, Ihren Tätigkeitsbereich entsprechend qualifiziert auszufüllen. Das folgende Zitat hebt die Wichtigkeit der Trägerkultur in Hinblick auf die Schaffung von Freiräumen für das Lernen noch einmal hervor:

» *Aufgabe des praktischen Ausbildungsträgers ist es, die Rahmenbedingungen für eine geplante und strukturierte Praxisanleitung sicherzustellen. Der dafür notwendige zeitliche Freiraum ist festzuschreiben und im Berufsalltag so zu organisieren, dass Praxisanleiterinnen qualitativ und quantitativ ihrer Anleiterfunktion gerecht werden können. Die organisatorische Sicherung dieses Ausbildungsauftrags (Aufgabenprofil, Zeitdeputat) obliegt der Führungsverantwortung des Pflegemanagements. Praxisanleiterinnen sind den Lernenden namentlich zuzuordnen.* « *(DBR 2017)*

Ein weiterer äußerer Motivationsfaktor kann auch in einer höheren Vergütung liegen. Dadurch wird Ihnen auf finanzielle Art und Weise Respekt für Ihre spezialisierte pädagogisch-fachliche Anleitungstätigkeit entgegengebracht. Einige praktische Ausbildungsträger setzen dies durch tarifvertragliche Regelungen um, andere zahlen für diesen Tätigkeitsbereich eine Sondervergütung.

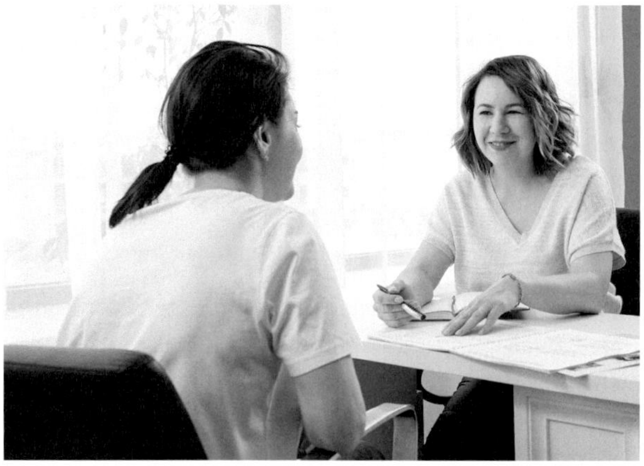

Abb. 7 Einige Praxisanleitende erhalten eine vertraglich vereinbarte Sondervergütung für ihre Zusatzqualifikation.

Ihre Tätigkeit als Praxisanleitung bringt verschiedene Anforderungen mit sich. Diese Anforderungen werden zum einen von außen an Sie herangetragen und sind nur zu einem gewissen Teil zu verändern. Zum anderen haben Sie Ihre eigenen Ansprüche an sich selbst. Diese Ansprüche können *Sie* am besten beeinflussen, doch oft ist auch das nicht so einfach. Wie gehen wir mit all diesen Ansprüchen am besten um? Wie schaffen wir es, weiterhin die Energie zu haben, mit Freude unserer Arbeit nachzugehen? Das folgende Kapitel zeigt Ihnen einige Wege auf, wie Sie gut mit sich selbst umgehen.

Förderliche Rahmenbedingungen für Praxisanleitung:
- Wertschätzung durch das Team
- Wertschätzung durch Vorgesetzte
- Feste Anleitungszeitfenster
- Freiwilligkeit, die Weiterbildung zu absolvieren
- Zusammenarbeit mit den Lehrenden der Pflegeschule auf Augenhöhe
- Trägerkultur: Auszubildende werden in erster Linie als Lernende und nicht als Arbeitskräfte betrachtet
- Adäquate Vergütung der Zusatzqualifikation

2.4 Selbstpflege

2.4.1 Mit äußeren Ansprüchen umgehen

Selbstpflege ist eine Schlüsselkompetenz für die Pflegeanleitung, deshalb sollten Sie darauf besonderen Wert legen, am besten von Anfang an. In der Rolle als Pflegefachperson wird von Ihnen erwartet, dass Sie eine fachkundige, patientenorientierte Pflege am zu pflegenden Menschen unter Berücksichtigung seines sozialen Umfeldes durchführen. Gleichzeitig sollen Sie aber auch den Arbeitsabläufen in Ihrem Pflegebereich und Ihrer Aufgabe der Praxisanleitung gerecht werden.

Pflegedidaktische Studienergebnisse → Kap. 1, Exkurs *S. 13*

Wie in Kapitel 1 dargestellt, haben mehrere Studien gezeigt, dass sich die Pflege in einem unauflösbaren Widerspruch zwischen den Ansprüchen der Patientenorientierung und der an den ökonomischen Zwängen ausgerichteten Pflegerealität befindet. Hinzu kommt der ständig wachsende Fachkräftemangel in der Pflege. Durch Ihre Rolle als Praxisanleitung kommen neue pädagogische Ansprüche hinzu. Zwischen der Patientenorientierung, den alltäglichen Arbeitsabläufen und den Anforderungen und Bedürfnissen der Auszubildenden entsteht für Praxisanleitende ein Spannungsfeld.

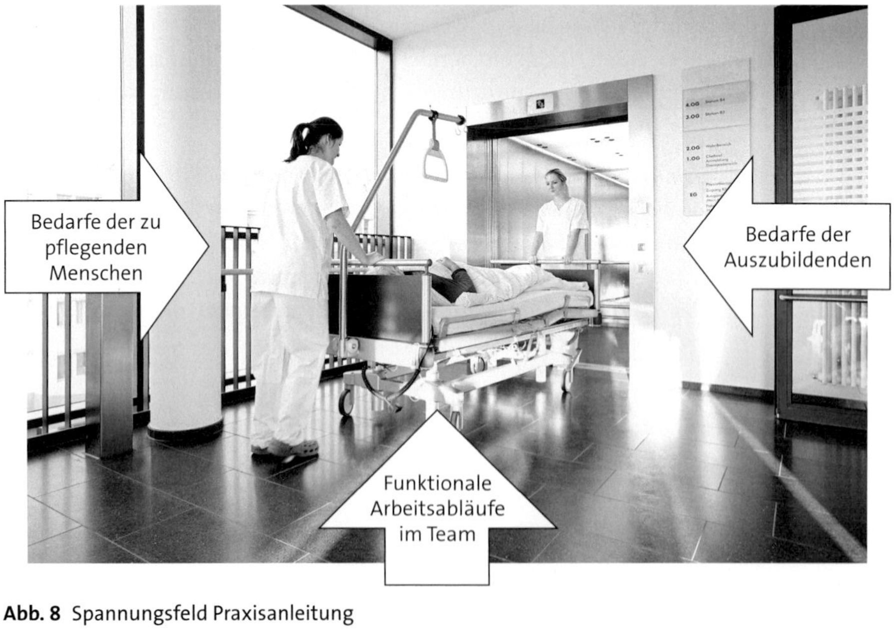

Abb. 8 Spannungsfeld Praxisanleitung

Die Anforderungen werden Sie nicht ändern können, doch Sie haben es in der Hand, wie wir damit umgehen. Bewältigungsstrategien helfen dabei, weiterhin Freude an der Arbeit zu haben. Dazu ist es wichtig, sich zunächst die Widersprüchlichkeit der äußeren Anforderungen bewusst zu machen. Als Nächstes denken Sie darüber nach, wie Sie bisher komplexe oder belastende Situationen erfolgreich gemeistert haben. Vielleicht so wie die Pflegefachkraft im folgenden Praxisbeispiel.

B BEISPIEL

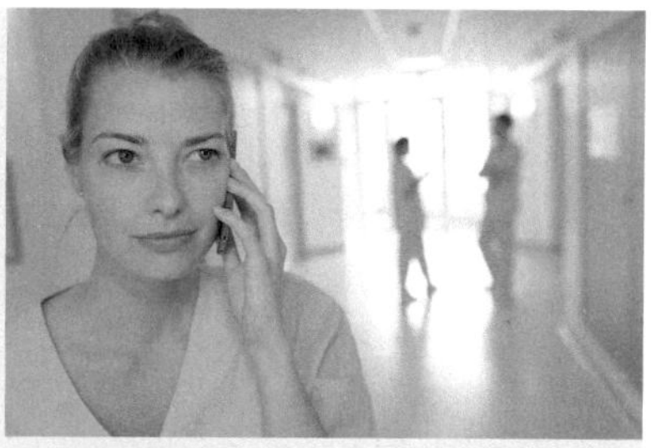

Die Pflegefachkraft Paula Mirfan (35 J.) bekommt am Freitagnachmittag einen Bewohner aus der stationären Akutpflege zurück in ihren Langzeitpflegebereich. Der Bewohner hat starke Schmerzen, die bisher mit Opioid-Pflastern behandelt wurden, dazu multiple Hautblasen. Weder Schmerzpflaster noch Wundversorgungsmaterial wurden mitgegeben – und ein Arzt, der es verordnen könnte, ist nicht vor Ort. Paula ist über die Situation sehr aufgebracht und wütend. Doch dann fängt sie an zu handeln. Sie informiert den behandelnden Arzt des Bewohners, schildert die Umstände und verlangt eine zeitnahe Regelung zur Stabilisierung des Bewohners. Sie macht konsequent klar, dass sie den Bewohner ansonsten sofort zurück in die Klinik bringen lässt. In Zusammenarbeit mit der rückverlegenden Klinik und dem betreuenden Arzt werden alle notwendigen Schritte veranlasst. Der Bewohner kann am kommenden Wochenende fachgerecht versorgt werden. Paula beendet zufrieden ihre Schicht.

Die Pflegefachkraft im Praxisbeispiel hat durch ihr Handeln nicht nur dem Bewohner geholfen, sondern auch sich selbst. Indem sie eine klare Haltung gezeigt und professionell gehandelt hat, konnte sie den verschiedenen Ansprüchen gerecht werden, ohne sich zu überfordern.

Die inneren und äußeren Ansprüche sind eng verzahnt. Wichtig ist daher für Sie, äußere Anforderungen so mitzugestalten und auch einzufordern, dass sie auch Ihrer Selbstpflege dienlich sind.

Es kann hilfreich sein, gemeinsam mit anderen Praxisanleitenden über die verschiedenen Anforderungen und Widersprüche zu reden und gemeinsam Lösungen zu erarbeiten. Dazu lassen sich gut Fortbildungen und Praxisanleitertreffen nutzen. Auch die **kollegiale Beratung** ist eine gute Möglichkeit.

Kollegiale Beratung → Kap. 5, *S. 147 f. und S. 163 f.*

Und wie ist das mit den Auszubildenden? Die Erwartungen und Fähigkeiten, mit denen sie zu uns kommen, sind oft sehr unterschiedlich – je nachdem, was sie vorher gemacht, erlebt und gelernt haben. Mit der neuen Pflegeausbildung werden Sie mit den eigenen Auszubildenden Ihres Trägers zusammenarbeiten, die den Orientierungs- und ersten Pflichteinsatz und später den Vertiefungseinsatz in Ihrem Pflegesetting absolvieren. Zwischen diesen Einsätzen rotieren „fremde" Auszubildende anderer Träger. Das kann zum Beispiel dazu führen, dass Praxisanleitungen in der Langzeitpflege Auszubildende betreuen, die ihren Schwerpunkt in der Akutpflege haben. Oder Praxisanleitende in der Akutpflege haben mit Auszubildenden zu tun, die Praxiserfahrungen hauptsächlich aus der Langzeitpflege mitbringen.

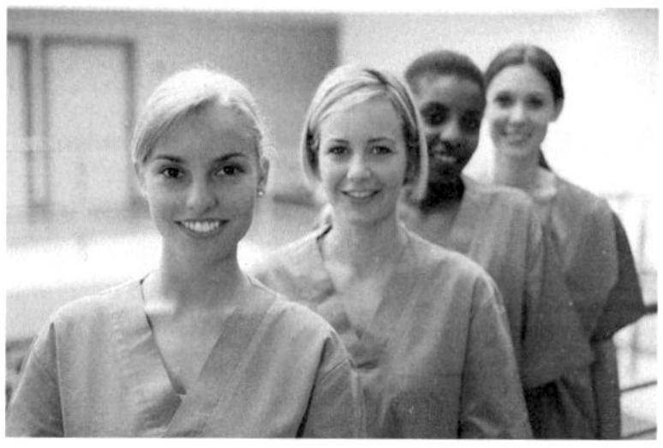

Abb. 9 Praxisanleitende betreuen Auszubildende mit unterschiedlichen Lernbiografien und von verschiedenen Trägern.

Die Heterogenität, also Unterschiedlichkeit der Auszubildenden nimmt immer mehr zu. Ein Perspektivwechsel ist oft nötig, um sich auch auf Auszubildende einzustellen, die Lernbiografien mitbringen, die nicht Ihrem eigenen Pflegesetting entsprechen. Fragen Sie sich bei allen neuen Auszubildenden, die zu Ihnen kommen: Welche Erfahrungen und Sichtweisen bringen sie mit?

P PRAXISTIPP

- Nutzen Sie die Erst- und Zwischengespräche ganz bewusst, um die bisherige Pflegesozialisation Ihrer Auszubildenden zu ermitteln.
- Denken Sie an die Erfahrungen der Auszubildenden aus anderen Pflegesettings, um für den eigenen Arbeitsbereich davon zu profitieren, z. B. im Umgang mit desorientierten Menschen in der Akutpflege oder wenn es um Fertigkeiten der Behandlungspflege in der Langzeitpflege geht.
- Im Rahmen von (Pflicht-)Fortbildungen haben Sie die Möglichkeit, mit Praxisanleitungen aus anderen Pflegebereichen in den Austausch zu gehen, um ein besseres Verständnis für den jeweils anderen Arbeitsbereich entwickeln zu können.

2.4.2 Innere Ansprüche – gut zu sich selbst sein

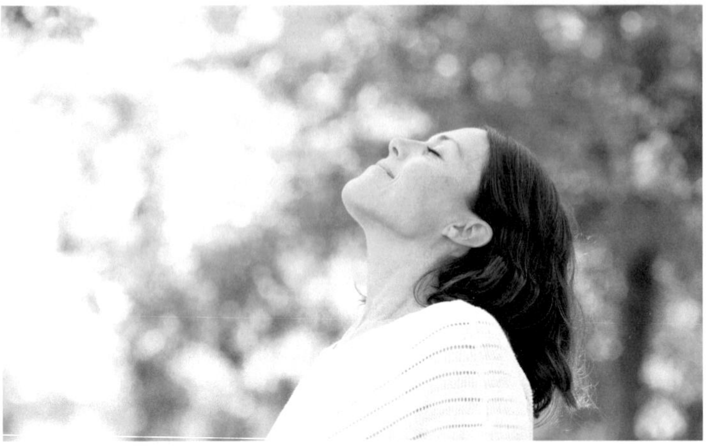

Abb. 10 Aufatmen und Entspannen nach einem stressigen Arbeitstag

Um andere gut zu versorgen, ist es wichtig, dass es einem selbst gut geht. Wie sehr dieser Satz stimmt, wissen alle, die einen sozialen Beruf ausüben. Nur wenn es den Pflegekräften gut geht, können sie sich auf eine individuell orientierte Pflege einlassen, das war der Gedanke, aus dem heraus das Kommunikationskonzept „Wittener Werkzeuge" entstanden ist. Entwickelt wurde es von der Pflegewissenschaftlerin Angelika Zegelin an der Universität Witten/Herdecke. Dabei geht es um einen Beratungsansatz in der Pflege, der die bekannten Elemente Mitgefühl, Einlassung, Ermutigung, Berührung und Achtsamkeit beinhaltet. Hand in Hand gehen mit diesen Elementen die Begriffe Selbstachtung, Selbststärkung und Intuition. Das Konzept geht davon aus, dass die patientenorientierte Gesprächsführung und Haltung von Pflegefachpersonen ganz von allein gelingt, wenn die Selbstpflege wichtig genommen und gelebt wird.

In Fortbildungen zu den „Wittener Werkzeugen" lernen Pflegende Gesprächstechniken der Patientenberatung (PatientCare) bei sich selbst anzuwenden. Diesem Ansatz liegt die Beobachtung zugrunde, dass sich Gesprächstechniken wie Mitgefühl, Einlassung und Ermutigung nur weitergeben lassen, wenn sie auch selbst erfahren werden. Wenn keine eigenen Erfahrungen damit gemacht werden, bleiben z.B. das Mitgefühl und die Einlassung oberflächlich, gehen über eine freundliche Haltung nicht hinaus und wirken aufgesetzt. Mit den „Wittener Werkzeugen" wird das Mitgefühl zur Selbstspürung, die Ermutigung zur Selbstermutigung, die Berührung zur Selbststärkung, die Achtsamkeit zur Selbstachtung und die Einlassung zur Intuition. Langfristig hat dieses Konzept das Ziel, in den Pflegeeinrichtungen eine Kultur der Selbstpflege zu etablieren.

PatientCare/Wittener Werkzeuge:
- Mitgefühl – Selbstspürung
- Einlassung – Intuition
- Ermutigung – Selbstermutigung
- Berührung – Selbststärkung
- Achtsamkeit – Selbstachtung

In einer vom Bundesministerium für Gesundheit durchgeführten Befragungsaktion von Pflegekräften zu Vorschlägen für verbesserte Arbeitsbedingungen in der Pflege („Mehr-Pflege-Kraft") wurden zum Bereich „Selbstpflege/Erholung" unter anderem folgende Themen benannt:
1. Zusätzliche Erholungszeiten durch Verringerung der wöchentlichen Arbeitszeit
2. Vermeidung von regelmäßigem Einspringen aus dem Dienstfrei
3. Niedrigschwelliger, zeitnaher Zugang zu Supervision und psychologischer Beratung bei Überforderung und psychischen Belastungssituationen.

Um Selbstpflege umsetzen zu können, werden nach den oben genannten Themen entsprechende Zeitressourcen und Reflexionsmöglichkeiten benötigt. Nur unter entsprechenden Rahmenbedingungen ist es möglich, dass die Selbstpflege ein ausreichend großes Gewicht bekommt, das tragfähig für eine gute Pflegebeziehung und gute Praxisanleitung ist.

W ZUM WEITERDENKEN

Überlegen Sie in Bezug auf Ihr aktuelles Arbeitsfeld, ob die oben genannten Forderungen für Sie persönlich entlastend wären und zur Selbstpflege beitragen würden:
- Werden die drei Forderungen ggf. schon umgesetzt oder können Sie diese bereits einbringen?
- Wenn dies nicht der Fall ist, gibt es dafür Möglichkeiten?

2.4.3 Mit Bewegung für Ausgleich sorgen

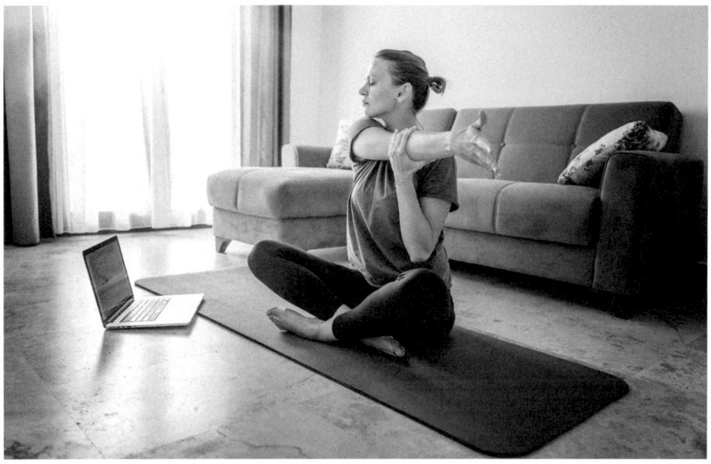

Abb. 11 Bewegung hilft, das Wohlbefinden zu steigern und Stress abzubauen.

Nicht nur mental, sondern auch körperlich können Sie sich im Bereich der Selbstpflege Gutes tun. Indem Sie sich eine Bewegungs- oder Sportart aussuchen und umsetzen, an der Sie Spaß haben und einen guten Ausgleich zur beruflichen Belastung finden, können Sie einen positiven Effekt auf Ihr gesamtes Wohlbefinden erzielen. In diesem Zusammenhang fällt häufig der Begriff „Gesundheitssport". Wichtig dabei ist, den Sport nicht als „Muss" wahrzunehmen, sondern die Freude an der Bewegung (wieder) zu entdecken.

Im Mittelpunkt der Bewegung zur Selbstpflege steht nicht die Leistung, sondern die Förderung des körperlichen, seelischen und sozialen Wohlbefindens. Mehr Bewegung fördert nicht nur die Lebensfreude und führt zu einer positiveren Selbstwahrnehmung, sondern bietet auch eine Möglichkeit, Stress auszugleichen und für Entspannung zu sorgen. Hierzu finden Sie unterschiedliche zertifizierte Anbieter, etwa in Sportvereinen, Krankenhäusern oder Rehabilitationszentren sowie auch im Rahmen der betrieblichen Gesundheitsförderung.

P PRAXISTIPP

Finden Sie für sich eine regelmäßige sportliche Betätigung, die Sie gut in Ihren Alltag integrieren können. Es geht dabei nicht um Leistung, sondern um harmonische Bewegungsabläufe, die Ihnen guttun, etwa Rückentraining, Yoga oder Pilates.

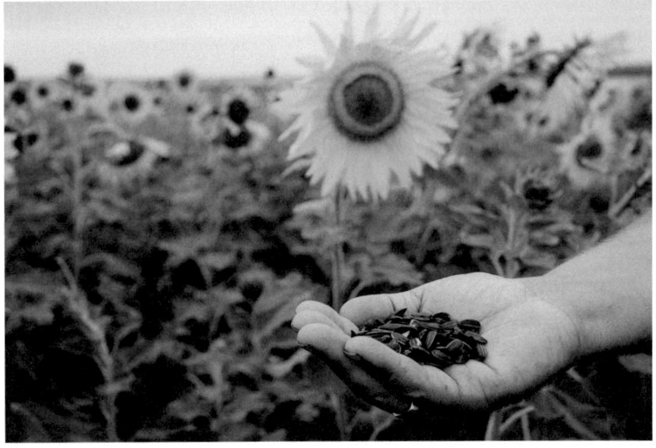

Abb. 12 Selbstpflege und förderliche Rahmenbedingungen sind der Nährboden und Schlüssel für erfolgreiche und zufriedene Praxisanleitende.

Mit der Selbstpflege ist es wie mit dem Samenkorn, das bei guter Pflege zu einer prächtigen, stabilen Pflanze heranwächst. Sie selbst sind schon zu einer wunderbaren Pflanze herangereift. Sorgen Sie selbst dafür, dass diese Pflanze weiterhin einen guten Nährboden und gute Pflege erhält, damit sie in ihrer Pracht lange Zeit erhalten bleibt – eine Freude für sich und andere. Pflegen und umsorgen Sie sich gut, damit sich nicht nur Ihre Auszubildenden im Sinne einer professionellen Pflegekraft zu prächtigen Blumen entwickeln. Sorgen Sie dafür, dass Sie selbst als prächtige Blume und voller Wohlbefinden die Auszubildenden professionell anleiten!

Z ZUSAMMENFASSUNG

Pflegehaltung

- Als Praxisanleitung stellen Sie für die Auszubildenden einen wichtigen Orientierungspunkt dar. Sie bereiten den Boden für ihre berufliche Sozialisation.
- Dies geschieht etwa, indem Sie sich Ihrer eigenen Pflegehaltung bewusst werden. So können Sie durch Reflexionsfragen zur eigenen Motivation und Selbstfürsorge sowie zur Art der Beziehung zum zu pflegenden Menschen Ihrer eigenen Pflegehaltung auf die Spur kommen.
- Mit Ihrer Pflegehaltung füllen Sie eine Vorbildfunktion aus, die Sie gezielt und lernfördernd einsetzen können.

Stellen-/Aufgabenbeschreibung Praxisanleitung

- Für die Auszubildenden organisieren und strukturieren Sie den jeweils anstehenden praktischen Einsatz. Dies geschieht beispielsweise durch Einarbeitungsordner, das Festlegen von Arbeits- und Lernaufgaben oder auch durch feste Termine für Praxisanleitungen auf der Grundlage des praktischen Ausbildungsplans.
- Hilfreich sind übergeordnete trägerspezifische Aufgabenbeschreibungen der Praxisanleitung, die im günstigsten Fall durch die Praxisanleitenden selbst erarbeitet werden.

Förderliche Rahmenbedingungen

- Es gibt förderliche Rahmenbedingungen, die Ihnen die Praxisanleitungstätigkeit erleichtern:
  - Unterstützung der Leitung und des Teams
  - gesetzliche Vorgaben zur Refinanzierung der Praxisanleitung
  - Trägerkultur, die Auszubildende in erster Linie als Lernende versteht.

Selbstpflege

- Ein wichtiges Element der Selbstpflege in der Rolle als Praxisanleitung ist es, sich das Spannungsfeld, in dem Sie tätig sind, zu vergegenwärtigen. Machen Sie sich bewusst, dass zum einen Ansprüche durch die zu pflegenden Menschen, zum anderen durch die Bedarfe der Auszubildenden und darüber hinaus durch die funktionalen Arbeitsabläufe im Team an Sie gestellt werden. Auch wenn diese Ansprüche auf den ersten Blick als unauflösbar erscheinen, können Sie die äußeren Anforderungen als Praxisanleitung selbst so mitgestalten, dass Sie Ihrer Selbstpflege zugutekommen.
- Entlastende Elemente können darüber hinaus darin bestehen, immer mal wieder mit dem Blickwinkel von außen auf Ihre Praxisanleitungstätigkeit zu schauen, etwa durch Fortbildungen und den Austausch mit anderen Praxisanleitenden.
- Eine sportliche Aktivität, die Ihnen individuell entspricht und Freude bereitet, kann für einen wohltuenden Ausgleich im Rahmen der Selbstpflege sorgen.

3 Vom Rahmenausbildungsplan zur Praxiseinsatzgestaltung – Wie leite ich erfolgreich an?

3.1 Den Überblick behalten

In Kapitel 1 konnten Sie sich bereits mit den gesetzlichen Neuerungen der generalistischen Pflegeausbildung vertraut machen und waren in Kapitel 2 eingeladen, sich mit Ihrer eigenen Rolle und dem neuen beruflichen Selbstverständnis als Praxisanleitende und Praxisanleitender auseinanderzusetzen. Bevor es nun um die praxisnahe Umsetzung der Vorgaben des Pflegeberufegesetzes und der Rahmenausbildungspläne geht, soll der Blick zunächst auf Ihre ganz spezielle Bereichsorganisation gelenkt werden. Welche Willkommenskultur möchten Sie und Ihr Team pflegen und leben? Was muss für den ersten Einsatztag Ihrer Auszubildenden alles organisiert werden? Wie ist Ihr Arbeitsort ausgestattet?
Danach erfahren Sie, was bei der Vorbereitung und Durchführung von Anleitungssituationen zu bedenken und berücksichtigen gilt, wie Praxisanleitung ganz konkret und lernförderlich gestaltet werden kann und wie wichtig das Führen von Gesprächen sowie die Dokumentation Ihrer wertvollen Anleitungstätigkeit ist.
Freuen Sie sich auf eine Vielzahl an Inspirationen für Ihre individuelle Lehr- und Lerngestaltung in der Pflegepraxis.

3.1.1 Der Ausbildungsstart – Einführungstage gestalten

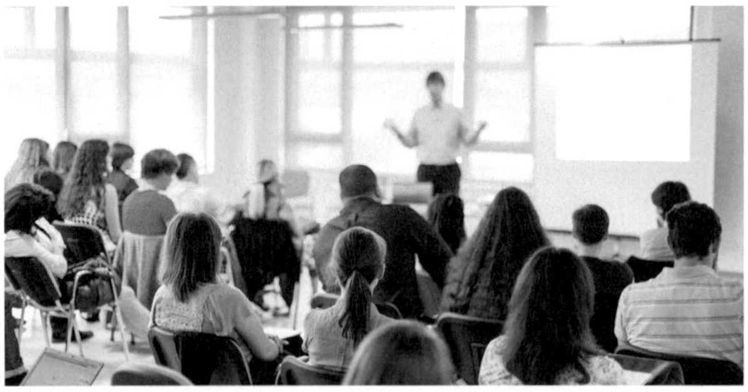
Abb. 1 Für viele Auszubildende beginnt der erste Tag ihrer Berufsausbildung mit der Begrüßung in der Pflegeschule, für andere auch direkt in der Praxis.

Kursleitung
→ Glossar

Der erste Tag der Pflegeausbildung kann sehr unterschiedlich organisiert sein. Häufig findet er in der Pflegeschule statt. Die Auszubildenden werden durch die Schulleitung und ihre zukünftigen ‹Kursleitungen› begrüßt, lernen sich untereinander kennen und erhalten wichtige Informationen zur Organisation und zum Verlauf der kommenden Ausbildungszeit.
Bestenfalls wird dieser Tag gemeinsam mit den Verantwortlichen aus der Praxis gestaltet. So bietet sich gerade im Zuge der vielen Neuerungen der generalistischen Pflegeausbildung die Gelegenheit für Austausch zwischen den verschiedenen Praxis-Lernorten (Trägern, kooperierenden Pflegeeinrichtungen) und der Bildungseinrichtung. Außerdem vermittelt er den Auszubildenden das positive und professionelle Bild: Hier wird geneinsam und gleichberechtigt agiert!
Für manche Auszubildende beginnt der erste Tag ihrer Ausbildung auch direkt am praktischen Einsatzort, und zwar mit dem Orientierungseinsatz beim Träger. Auch dieser kann unterschiedlich ablaufen – Auszubildende treten direkt ihren ersten Dienst im Bereich an oder werden gemeinsam mit anderen neuen Auszubildenden von den Verantwortlichen der praktischen Ausbildung begrüßt und erhalten eine Einführung, bevor es dann am gleichen oder darauffolgenden Tag in den für sie geplanten Praxiseinsatzort geht.

P PRAXISTIPP

Erkundigen Sie sich, wie der erste Tag der Pflegeausbildung organisiert ist.
Agieren hier Verantwortliche aus Praxis und Theorie gemeinsam?
Können Sie nicht an einem Einführungstag in der Pflegeschule dabei sein, gibt es evtl. folgende alternative Möglichkeiten:
- Kurzvideo von Ihrem Praxiseinsatzort erstellen mit Willkommensgrüßen an die neuen Auszubildenden, das immer wieder genutzt werden kann.
- Splittung des Tages – Einführungsveranstaltung vormittags in der Pflegeschule, nachmittags beim Träger.
- Separate Praxiseinführungstage verabreden. Hier bieten sich u. a. auch die verpflichtenden Belehrungen an (z. B. Geräteeinweisung, Brandschutzverhalten).

Der nachfolgende Exkurs „Der erste Eindruck –Erfahrungsberichte von Pflegeauszubildenden" verdeutlicht, wie unterschiedlich Auszubildende in der Praxis empfangen werden und wie prägend dies für sie ist.

E EXKURS

Der erste Eindruck – Erfahrungsberichte von Pflegeauszubildenden

Mit dem ersten Tag in einem Praxiseinsatz werden Grundsteine für die Lehr- Lernbeziehung sowie Lern- und Arbeitsmotivation gelegt. Ein freundliches Willkommenheißen mit kleinen sichtbaren Vorbereitungen kann dabei viel bewirken und sagt zugleich viel über den Einsatzbereich hinsichtlich des Interesses für Ausbildung, der Wertschätzung gegenüber dem zukünftig neuen Kollegen oder der neuen Kollegin und der eigenen Professionalität als Praxisanleitung aus.

1 Besser geht nicht!

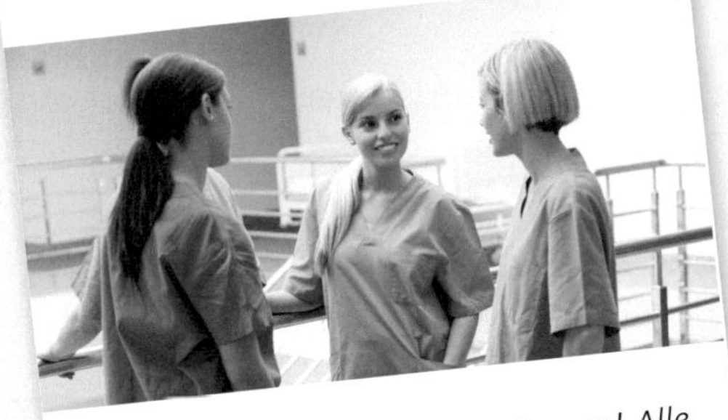

„Ich wurde so herzlich empfangen! Alle waren sehr freundlich und hilfsbereit. Sie sagten, eine Auszubildende hatten sie schon lange nicht mehr in ihrem Bereich. Sie haben mir das DU angeboten. Meine Praxisanleiterin hat mich überall herumgeführt, mich allen vorgestellt und mir alles gezeigt. Ich freue mich sehr auf die nächsten Tage und kann dort bestimmt eine Menge lernen!“

2 Auf die Plätze fertig los ...

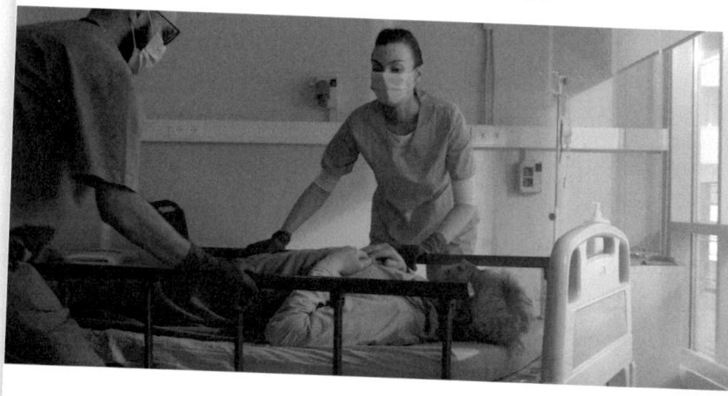

„Bei mir ging es sehr turbulent zu! Der Dienst begann mit der Übergabe, dass der Frühdienst heute unterbesetzt ist und fünf Aufnahmen anstehen. Mein Praxisanleiter blieb total cool und meinte, dann stürzen wir uns eben in die Arbeit und machen lieber morgen das Erstgespräch. Gemeinsam versorgten wir vier Patienten, entließen drei und nahmen zwei Neue auf. Ich war sehr fertig nach dem Dienst, aber es hat Spaß gemacht. Ich hatte viele Fragen, die sollte ich alle notieren, damit wir sie später besprechen können. Er meinte, er war sehr beeindruckt von meinen gezeigten Kompetenzen und ohne mich hätte er nicht alles geschafft. Das Lob tat richtig gut! Ich bin gespannt auf die nächsten Wochen.“

3 Neue E-Mail

AN: Kallus.Maria@pflegeschule-Kursleitung.xy

BETREFF: Orientierungseinsatz im Pflegeheim

Liebe Frau Kallus,

die erste Woche ist jetzt vorbei. Die ersten Tage waren nicht schön. Alle waren sehr überrascht, dass wir kamen. Wir wurden uns selbst überlassen und durften zunächst auch nicht mit jemandem mitlaufen, später dann nur mit den anderen Azubis. Uns wurden immer Aufgaben gegeben, wie Schränke sortieren, Material verstauen oder eine Trinkpause machen. Heute haben wir unseren Dienstplan für die nächste Woche bekommen.

SEND

Was glauben Sie, würden Auszubildende von einem ersten Tag in Ihrem Bereich erzählen?

Was wünschen Sie sich, dass sie sagen?

Wie verschieden der Beginn bzw. die ersten Tage der Pflegeausbildung auch organisiert sein mögen, eins haben sie gemeinsam: Die Auszubildenden erhalten von der Schule ihren Ausbildungsnachweis und vom Träger ihren praktischen Ausbildungsplan (auch: betrieblicher Ausbildungsplan).

Der Ausbildungsplan

Ausbildungsplan
→ Glossar

Dem ‹Ausbildungsplan› können die Auszubildenden entnehmen, wann sie wo während ihrer gesamten Ausbildungszeit für welchen Praxiseinsatz geplant sind und in welchen Zeiträumen der Theorieunterricht stattfindet.

Laut Pflegeberufegesetz ist der Träger verpflichtet, diesen Ausbildungsplan, der auch Bestandteil des Ausbildungsvertrages ist, im Vorfeld zu entwickeln und die vorgeschriebenen Einsätze mit ihren jeweiligen Zeitumfängen sicherzustellen. Dafür werden u.a. Verträge mit Kooperationspartnern geschlossen, sich mit diesen regelmäßig ausgetauscht und abgestimmt (z. B. mit Kliniken, Pflegeheimen, ambulanten Pflegediensten, Beratungsstellen, Sozialstationen). Das Erstellen eines Ausbildungsplans kann auch an die Pflegeschule delegiert werden, die die Gesamtverantwortung und Aufsicht über die Organisation der Pflegeausbildung hat.

Ein **Ausbildungsplan** enthält:
- Theoriezeiträume,
- Praxiszeiträume mit konkreten Einsatzorten,

optional auch Zeiträume für:
- Urlaub
- Prüfungen
- Praxisprojekte (z. B. Schulstation)
- Praxisanleitungstage

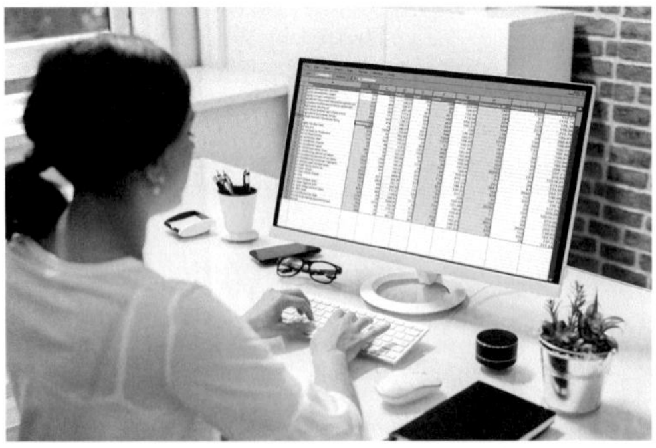
Abb. 2 Eine zentrale Praxisanleiterin bei der Erstellung der Ausbildungspläne.

Beim Erstellen der Ausbildungspläne werden mithilfe von speziellen Verwaltungsprogrammen oder Vorlagen meist Tabellen angelegt, in denen z. B. verschiedene feste Einsatz-Abläufe mit konkreten Versorgungsbereichen je nach Kurs und Berufsabschlusswahl hinterlegt und stetig erweitert oder angepasst werden. Den einzelnen „Einsatzverlaufsschienen" werden dann die Auszubildenden namentlich zugeordnet. Einige Träger planen die entsprechenden Praxisanleitungszeiten in Form von Tagen hier gleich mit und vermerken sie direkt hinter den Einsatzbereichen. Bei der Einsatzplanung muss immer auch bedacht werden, dass nicht zu viele Auszubildende gleichzeitig für einen Versorgungsbereich eingesetzt werden, um auch die Praxisanleitungsqualität sicherzustellen. Gute Absprachen und Rückmeldungen können hier einer Über- und Unterforderung vorbeugen.

W ZUM WEITERDENKEN

Zwei Praxisanleitende unterhalten sich: „Unser Bereich kann sich vor Auszubildenden kaum retten, manchmal haben wir fünf gleichzeitig!" „Bei uns ist das nicht so. Wir haben leider nur sehr selten Auszubildende, obwohl unsere Station viel zu bieten hat." – Wie ist das bei Ihnen? Wie wird dort eine optimale Ausbildungsplanung sichergestellt?

Es wird empfohlen, die Praxiseinrichtungen rechtzeitig mehrere Wochen im Voraus über die geplanten Auszubildenden zu informieren, sodass auch der Dienstplan in Abstimmung mit der Praxisanleitung erstellt werden kann. Sofern möglich, sollten die meisten Dienste der Auszubildenden gemeinsam mit ihren Praxisanleitenden geplant werden. An Tagen, wo dies nicht gewährleistet werden kann, ist es ratsam, schon vor Ankunft der Auszubildenden entsprechende Bezugspersonen festzulegen.

P PRAXISTIPP

Nutzen Sie den Ausbildungsplan, um an **Erfahrungen vorheriger Einsätze** in Ihren Praxisanleitungen anzuknüpfen und Ihren Auszubildenden für die nachfolgenden Einsätze gezielte **Empfehlungen** für die Weiterentwicklung ihrer beruflichen Handlungskompetenzen zu geben.

Der Ausbildungsnachweis

Der Ausbildungsnachweis, der von der Pflegeschule erstellt wird und sich an den Empfehlungen des Musterentwurfes des Bundesinstituts für Berufsbildung (BIBB) orientieren soll, beinhaltet folgende Dokumente:

- Deckblatt mit Kontaktdaten des Auszubildenden, der Pflegeschule und des Trägers der praktischen Ausbildung
- Einsatznachweise (Zeitraum des jeweiligen Praxiseinsatzes mit geplanten/geleisteten Praxisstunden)
- Gesprächsprotokolle (Erst-, Zwischen- und Abschlussgespräche)
- Nachweise erfolgter Arbeits- und Lernaufgaben mit Kompetenzzuordnungen
- Nachweise erfolgter Praxisanleitungen mit Stundenauflistung
- Nachweise erfolgter Praxisbegleitungen (Hauptverantwortung liegt bei der Schule)
- Nachweise geleisteter Nachtdienststunden (80 Stunden Mindestumfang insgesamt)

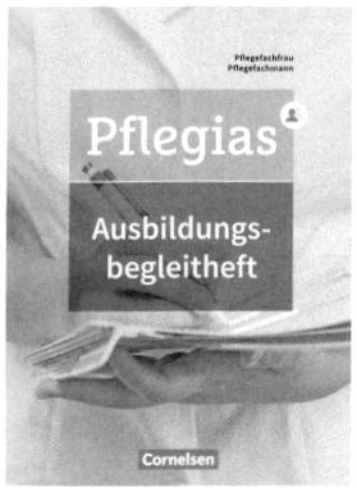

Tipp:
Das *Pflegias Ausbildungsbegleitheft* bündelt alle erforderlichen Nachweise für die praktische Pflegeausbildung.

Viele Pflegeschulen haben für den Ausbildungsnachweis eigene „Praxisordner“ erstellt und diese teilweise um zusätzliche, individuelle Materialien und Dokumente erweitert. Andere nutzen Angebote von Verlagen, die Ausbildungsnachweishefte für die Pflegeausbildung anbieten.
Die qualifizierten Leistungseinschätzungen, die Auszubildende am Ende eines jeden Praxiseinsatzes erhalten, können ebenso Bestandteil des Ausbildungsnachweises sein, müssen es aber nicht. Zum einen hätte es den Vorteil, alle Dokumente gebündelt vorliegen zu haben und Praxisanleitenden einen Einblick in den aktuellen Kompetenzentwicklungsstand der Auszubildenden zu gewähren, an den angeknüpft werden kann. Zum anderen könnten durch die Transparenz der Beurteilungen vergangener Einsätze die Praxisanleitungen in ihrer Objektivität gegenüber dem Auszubildenden beeinflusst werden. In der Regel trifft die Pflegeschule hierüber die Entscheidung.

Prüfungsprotokolle wie etwa zur Zwischenprüfung oder praktischen Abschlussprüfung sind nicht Bestandteil des Ausbildungsnachweises, sondern müssen in der Pflegeschule sicher aufbewahrt werden.

Das sorgfältige Führen des Ausbildungsnachweises ist die Pflicht des Auszubildenden. Praxisanleitende haben hier eine unterstützende Funktion, indem sie daran erinnern, selbst auch Eintragungen vornehmen und an erforderlicher Stelle die Dokumentationen mit ihrer Unterschrift bestätigen. Die Pflegeschule, in der Regel die verantwortlichen Kursleitungen, kontrollieren die Ausbildungsnachweise und weisen die Auszubildenden ggf. auf Mängel hin. Um für die staatliche Abschlussprüfung zugelassen zu werden, ist ein vollständig vorliegender Ausbildungsnachweis Bedingung.

3.1.2 Die Bereichsorganisation

Der erste Tag der Auszubildenden in Ihrem Bereich rückt immer näher. Um gut vorbereitet zu sein und den Überblick zu behalten, können **Checklisten** nützliche Arbeitshilfen sein. Hier kann festgehalten werden: Welche/r Auszubildende/r kommt wann und für wie lange in unseren Bereich? Was muss vorab organisiert werden? Wer übernimmt die Praxisanleitung und wer unterstützt dabei? Was sind die Ziele des jeweiligen Einsatzes? Bei noch fehlenden oder unvollständig vorliegenden Informationen können diese von der Schule eingeholt werden.

Auf den beiden nachfolgenden Seiten sind zwei exemplarische Checklisten abgebildet, die auch über den Webcodebereich verfügbar sind und individuell angepasst und ausgedruckt werden können.

Die **Checkliste „Neue/r Auszubildende/r kommt“** eignet sich für die Informationssammlung und Organisation von Aufgaben, die vor Praxiseinsatzbeginn eines Auszubildenden zu erfüllen sind.
(Hinweis: Aufgrund enthaltener persönlicher Informationen diese Checkliste bitte sicher am Einsatzort aufbewahren, um dem Datenschutz gerecht zu werden.)
Die **Checkliste „Was gilt für welchen Einsatz?“** gibt einen Überblick über die einzelnen Vorgaben und Ziele der Praxiseinsätze. Diese kann bei der Planung von Anleitungen helfen und/oder auch als Aushang an geeigneter Stelle für Transparenz im Team, das bei der Anleitung unterstützt, dienen.

Checkliste: Neue/r Auszubildende/r kommt

Kontaktdaten	Name: ______ Alter: ______ (JArbSchG: ja/nein) Tel.-Nr.: ______ Mail: ______ Träger: ______ Kurs: ______ Kursleitung: ______ Ausbildungsdrittel 1. ☐ 2. ☐ 3. ☐ Angestrebter Berufsabschluss: ☐ Pflegefachfrau/-mann ☐ Altenpfleger/in ☐ Gesundheits- u. Kinderkrankenpfleger/in
Infos zum Praxiseinsatz	Zeitraum von ______ bis ______ ☐ Orientierungseinsatz ☐ Pflichteinsatz Pädiatrie ☐ Pflichteinsatz stationäre Akutpflege ☐ Pflichteinsatz Psychiatrie ☐ Pflichteinsatz stationäre Langzeitpflege ☐ Vertiefungseinsatz ☐ Pflichteinsatz ambulante Akut-/Langzeitpflege ☐ Weiterer Einsatz Mit: ☐ Probezeiteinschätzung ☐ Zwischenprüfung ☐ Abschlussprüfung Die Leistungs- u. Kompetenzeinschätzungen übernimmt: ______
Dienstplangestaltung	☐ Dienstplan ist für die Einsatzzeit geschrieben und ausgedruckt ☐ Praxisanleitungszeiten sind im Dienstplan berücksichtigt ☐ Nachtdienste sind geplant ☐ Gesprächstermine sind in Diensten vermerkt: Erstgespräch am: ______ Zwischengespräch am: ______ Abschlussgespräch am: ______ Verantwortliche Praxisanleitung/en: ______ Weitere Bezugspersonen in den Diensten: ______
Praxis-begleitung	Datum/Uhrzeit (von/bis): ______ / ______ Wer kommt von der Pflegeschule? (Name Lehrende/r): ______ Was ist geplant? (Themenschwerpunkte): ______
Allgemeine Organisation	☐ Bereichswäsche vorhanden/bestellt ☐ Schlüssel/Transponder liegt bereit (Umkleide, Einsatzbereich) ☐ Team ist über Azubi-Einsatz informiert ☐ Namensschild/-magnet beschriftet für Infotafel (Team, Bewohner/Patienten) ☐ Lernangebot des Bereichs liegt vor/ist ausgedruckt ☐ PC-Zugangsdaten beantragt ☐ ggf. interdisziplinäre Hospitationen organisiert bei: ______

Checkliste: Was gilt für welchen Einsatz?

Einsatz	Wann? Wo? Wie lange?	Einsatzziele und Inhalte?	Kompetenz-schwerpunkte? (Seiten im RAP)
Orientierungs-einsatz	– Erster Praxiseinsatz – Beim Träger der prakt. Ausbildung – mind. 400 Std.	– Erste Einblicke in die Pflegepraxis – Selbstständiges Durchführen einfacher Pflegeaufgaben bei geringgradig Pflegebedürftigen – Gemeinsame Versorgung höhergradig Pflegebedürftiger mit Pflegefachkräften – Probezeiteinschätzung	I II III V (S. 202–206)
Pflichteinsatz: Erstes Ausbildungsdrittel	– Nach Orientierungseinsatz – Stationäre Akutpflege/Langzeitpflege u./o. ambulante Akut-/Langzeitpflege – mind. 400 Std. (jeweils)	– Mehr Selbstständigkeit bei der Versorgung geringgradig Pflegebedürftiger (Kompetenzausbau) – Rücksprache mit Pflegefachpersonen bei pfleg. Entscheidungen – Gemeinsame Versorgung höhergradig Pflegebedürftiger mit Pflegefachkräften	I II III V (S. 207–211)
Pflichteinsatz: Zweites Ausbildungsdrittel	– Stationäre Akutpflege/Langzeitpflege u./o. ambulante Akut-/Langzeitpflege – mind. 400 Std. (jeweils)	– Mehr Selbstständigkeit bei der Versorgung mittelgradig Pflegebedürftiger (Sicherheit in Kompetenzen I-V) – Übernahme von Teilaufgaben o. gemeinsame Versorgung bei instabilen, risikoreichen, psych. belastenden Situationen – Absolvieren der Zwischenprüfung	I II III IV V (S. 212–219)
Pflichteinsatz: Pädiatrie	– Erstes/Zweites Ausbildungsdrittel – Pädiatrische Einsatzorte (ambulant/stationär) – 120 Std. (vorläufige Regelung 60 – 120 Std. gilt nur bis 31.12.2024)	– Gesundheits- und Entwicklungsförderung von Kindern/Jugendlichen (Kompetenzausbau I, II) – Beziehungsgestaltung mit Kindern/Jugendlichen u. ihren Eltern/Bezugspersonen	I II (S. 220–223)
Pflichteinsatz: Psychiatrie	– Letztes Ausbildungsdrittel – Psychiatrische Einsatzorte – 120 Std.	– Weiterentwicklung der Kompetenzen I-V – Kennenlernen spezieller Pflegebedarfe/-interventionen d. psychiatrischen Pflege & Zusammenarbeit im therapeutischen Team – Fokus auf ausgewählte Lerninhalte	I II III IV V (S. 224–240)
Vertiefungs-einsatz	– Letztes Ausbildungsdrittel – Beim Träger d. prakt. Ausbildung (Bereich lt. Ausbildungsvertrag) – mind. 500 Std. zzgl. 20 Std. freier Einsatz	– Fachlich fundierte Versorgung v. hochgradig Pflegebedürftigen – Selbstständiges, verantwortungsvolles Agieren in komplexen u. instabilen Pflegesituationen – Erfolgreiches praktisches Examen	I II III IV V (S. 241–268)
Weitere Einsätze	– Letztes Ausbildungsdrittel – Pflegeberatung, Rehabilitation, Palliativversorgung u.a. – 80 Std.	– Einblicke in weitere Tätigkeitsfelder pflegerischer Versorgung	

Das Verständnis von Praxisanleitung im Team

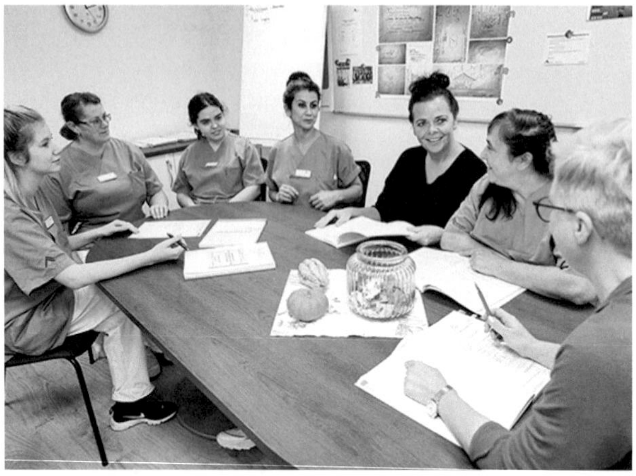

Abb. 3 Übergabe in einem Pflegeheim: Für die Auszubildenden werden Bezugspersonen benannt.

„Du hast doch den Schüler ...!" Vermutlich hat jede/jeder Praxisanleitende diese oder eine ähnliche Aussage aus dem eigenen Team bereits zu hören bekommen. Personal- und Zeitmangel beeinträchtigen den Anleitungsprozess und das Vermitteln von Fertigkeiten und Wissen. Oft werden Auszubildende als zusätzliche Arbeitskräfte gesehen, denen Handlungen delegiert werden können. Dass die Zusammenarbeit zwischen dem Praxisanleitenden und den Auszubildenden immer einen Mehraufwand darstellt, erhält leider nicht immer die notwendige Wertschätzung. Ganz im Gegenteil, dass zwei Personen die anfallende Arbeit übernehmen, wird durch einzelne Teammitglieder immer wieder als unfair angesehen.

Eine offene Kommunikation und maximale Transparenz der Praxisanleitenden darüber, was die Anleitung der Auszubildenden wirklich bedeutet, kann für mehr Verständnis sorgen. Nur wenn das gesamte Team den Bildungsauftrag für die praktische Ausbildungsgestaltung mitträgt, kann eine gute Lehr- und Lernatmosphäre entstehen.

Um über den Aufwand und die wünschenswerte Unterstützung zu sprechen, bietet es sich an, das Thema Praxisanleitung als zentralen Punkt in den Dienstbesprechungen zu etablieren. Warum ist Ausbildung wichtig? Wo läuft die Anleitung bereits gut, was lässt sich verbessern? Wer aus dem Team möchte eventuell mit unterstützen? Dies sind nur einige Fragen, welche in einer Teamsitzung geklärt werden können, um eine gute Basis für zukünftige Ausbildung zu schaffen.

> Im Pflegeteam muss jedem bewusst sein, dass er direkt oder indirekt immer an der Ausbildung beteiligt ist – Bei Erfolgen und Misserfolgen.

Um das Bewusstsein für die Ausbildung zu verbessern, können die Auszubildenden hier auch selbst zu Wort kommen: Wie erleben sie die Anleitung mit/ohne Vorbereitung und Nachbesprechung? Wie können sie damit umgehen, wenn Erklärungen in der allgemeinen Unruhe und Hektik des Tagesgeschehens untergehen? So wird allen Seiten die Möglichkeit gegeben, sich auszutauschen und individuelle Perspektiven einzubringen. Denn letztlich muss jedem im Pflegeteam bewusst sein, dass er direkt oder indirekt mit seinem Verhalten immer an der Ausbildung von Auszubildenden beteiligt ist, ob negativ oder positiv.

P PRAXISTIPP

Kommunizieren Sie in Ihrem Team offen und transparent den Mehraufwand von Praxisanleitung sowie die gesetzlich geforderten Umsetzungen.
Etablieren Sie Praxisanleitung als zentrales Thema in Ihrem Bereich, z. B. durch:
- Aufnahme als festen Besprechungspunkt in Teamsitzungen/Dienstberatungen
- Nutzen bestehender Infotafeln im Bereich für Aushänge/Infos zur Praxisanleitung
- Schaffen von Austausch-Foren mit anderen Praxisanleitenden

Auf der nachfolgenden Seite sehen Sie Beispiele von Aushängen in Praxiseinsatzorten, die das Ergebnis eines Austauschs im Rahmen einer Teamsitzung waren. Hier stellte sich heraus, dass der Wunsch nach Transparenz u. a. zu den folgenden Fragen groß war: Wann sind welche Auszubildende bei uns? Wer betreut/begleitet sie in den Diensten? So konnte beispielsweise, der von Auszubildenden häufig erlebten und als unangenehm empfundenen Frage „Wer nimmt heute die Schülerin/den Schüler mit?" vorgebeugt werden. Für den Ort der Aushänge eignet sich aus Datenschutzgründen ein nur für das Personal zugänglicher Bereich (z. B. Dienstzimmer). Ebenso muss das Einverständnis der Auszubildenden, die mit Namen und ggf. Foto dort hinterlegt sind, zuvor eingeholt werden.

Die Praxisanleitung informiert:

Am *07.02.2022* kommen:

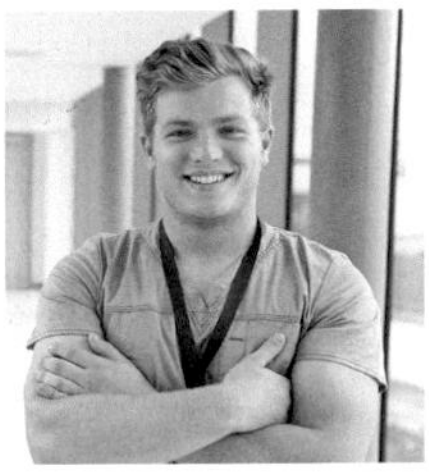

Anton K.

2. Ausbildungsdrittel,
Pflichteinsatz Pädiatrie,
Berufsabschlusswahl:
Pflegefachmann

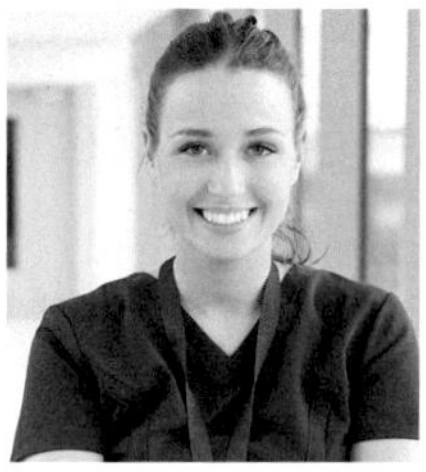

Merit S.

3. Ausbildungsdrittel,
Vertiefungseinsatz mit
Examensprüfung zur
Gesundheits-
u. Kinderkrankenpflegerin

Wer unterstützt als Bezugsperson für folgende Dienste?

Frühdienst	Spätdienst	Nachtdienst
12.02. (Anton): *Susanne*	16.02. (Merit):	24.02. (Merit): *Waltraud*
13.02. (Anton): *Susanne*	17.02. (Merit): *Tom*	
14.02. (Merit):	20.02. (Anton): *Tom*	

Herzlichen Dank sagen:
Franziska Eberle & Rita Rodriguez (Zentrale Praxisanleiterinnen der Stationen 7, 8, 9a, 9b)

INFOBRETT-PRAXISANLEITUNG

Herzlich willkommen!

Wir begrüßen unsere neuen Auszubildenden: *Ahmad Dorgan, Tina Seitz*

Teaminfo:

Ahmad **ist vom:** *01.03.* **bis:** *03.04.22* **bei uns.**

Er/~~Sie~~ absolviert bei uns folgenden Praxiseinsatz:
Pflichteinsatz ambulante Akutpflege (2. Ausbildungsdrittel)

Folgende Themen für Anleitungen /Arbeits- und Lernaufgaben sind geplant / gewünscht:
Beratungsgespräche führen (Klient, Angehörige), Biografiearbeit, Pflegeprozessgestaltung, Dienstübergabe, Wundversorgung

Tina **ist vom:** *14.03.* **bis:** *26.03.22* **bei uns.**

~~Er~~/Sie absolviert bei uns folgenden Praxiseinsatz:
Einsatz 80 h frei verfügbar (Vertiefungseinsatz)

Folgende Themen für Anleitungen/Arbeits- und Lernaufgaben sind geplant/gewünscht:
Einblicke in palliative Versorgung, Pflegeorganisation- und planung, interdisziplinäre Fallbesprechungen

Abb. 4 Aushänge von Praxisanleitungen in einem Stationszimmer einer Klinik (ob.) und im Stützpunkt eines ambulanten Pflegedienstes (un.)

Räumlichkeiten und Ausstattung überprüfen

Laut § 18 (Abs. 1, Nr. 4) des Pflegeberufegesetzes sind die Träger der praktischen Ausbildung verpflichtet, ihren Auszubildenden „kostenlos die Ausbildungsmittel einschließlich der Fachbücher, Instrumente und Apparate zur Verfügung zu stellen, die zur praktischen Ausbildung und zum Ablegen der staatlichen Abschlussprüfung erforderlich sind“. Die Kosten des Trägers für die entsprechende Raum- und Geschäftsausstattung sind in der Pflegeberufe-Ausbildungsfinanzierungsverordnung (PflAFinV) geregelt.

Vor diesem Hintergrund können Sie sich folgende Fragen stellen:

- Wie ist mein Bereich in Bezug auf die praktische Pflegeausbildung aktuell ausgestattet?
- Welche Räume stehen mir für die beispielsweise verpflichtend vorgeschriebenen Erst- und Abschlussgespräche sowie für Reflexionen mit meinen Auszubildenden zur Verfügung?
- Wo können z. B. Demonstrationen, Simulationen oder kollegiale Beratungen durchgeführt werden? Wer stellt das erforderliche Gebrauchsmaterial zur Verfügung bzw. wo kann ich es finden?
- Stehen Fachbücher oder Computer mit Zugängen zu Lernplattformen zur Verfügung, die die Auszubildenden nutzen können, um selbstständig etwas nachlesen/recherchieren zu können oder sich auf bestimmte Pflegeinterventionen vorzubereiten?

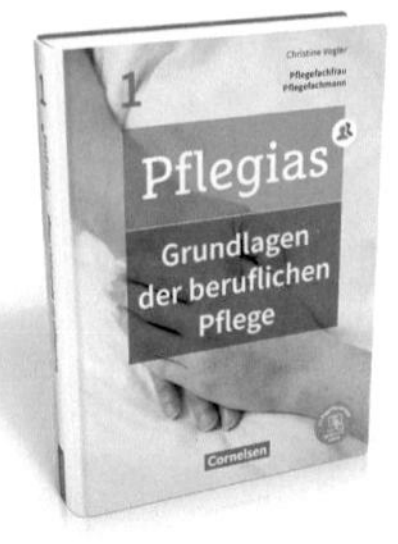

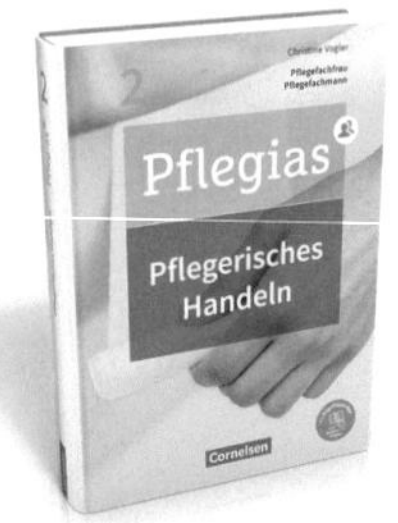

Tipp:
Die *Pflegias Bände 1 & 2* sind praxisnahe Fachbücher für die generalistische Pflegeausbildung.

B BEISPIEL

Zwei Praxisanleiterinnen unterhalten sich im Rahmen einer Fortbildung:
Sabine Kleist (45 J.): „Auch wenn die Zeit knapp ist und die Versuchung groß, führe ich Reflexionsgespräche nicht mehr im Auto auf dem Weg zum nächsten Pflegebedürftigen, sondern bei uns im ambulanten Stützpunkt durch. Es macht einen deutlichen Unterschied, wenn man sich auf eine Sache konzentrieren kann.“

Karin Holt (34 J.): „Wir, bei uns in der Klinik, haben oft das Problem, dass es im Stationszimmer sehr turbulent zugeht: Kollegen kommen rein und raus, Patienten und Angehörige klopfen und haben Fragen. Zusammen mit anderen Praxisanleitenden haben wir jetzt Räume ausfindig gemacht, die meist nicht ganztägig genutzt werden und gut geeignet sind, um sich mit Auszubildenden zu besprechen oder eine Arbeits- und Lernaufgabe bzw. Lern- und Arbeitsaufgabe vor- und nachzubereiten (z. B. kleine Besprechungsräume, Leitungsbüros, Bereitschafts- und Behandlungszimmer).

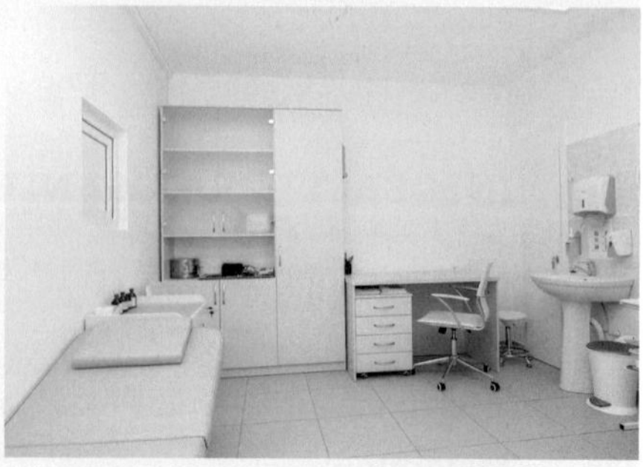

Viele Pflegepraxisthemen mit Videos, interaktiven Übungen u. v. m finden Sie auf der Pflegias Lernplattform. Kostenlose Demoversion unter: https://demo.pflegias.cornelsen.de

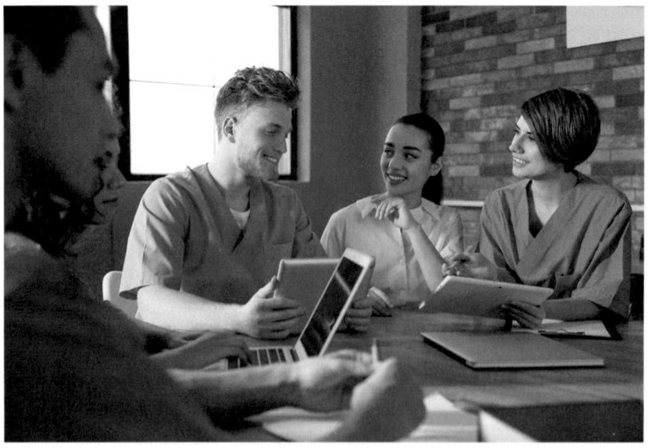

Abb. 5 Auszubildende mit ihrer Praxisanleiterin (re.) beim Nutzen digitaler Medien zur Nachbereitung einer Anleitungssituation.

Eine lernförderliche Atmosphäre und ausbildungsfreundliche Ausstattung können einen entscheidenden Beitrag für erfolgreiche Praxisanleitungssituationen leisten. Auch der Einsatz von **digitalen Lehr- und Lernmedien** gewinnt immer mehr an Bedeutung. Einige Träger und Pflegeschulen nutzen bereits Angebote von Klassenlizenzen für E-Books oder Zugänge zu E-Bibliotheken. Viele Pflegefachbücher ermöglichen über kostenlose Apps (z. B. PagePlayerApp der Pflegias Bände 1 & 2) Zugriff auf Lehrvideos, die auch im Praxiseinsatz genutzt werden können, z. B. um sich mit den Auszubildenden darüber auszutauschen, warum gezeigte Pflegeinterventionen nicht immer eins zu eins beim Pflegebedürftigen übertragen werden können.

P PRAXISTIPP

Werfen Sie einen kritischen Blick auf die Räumlichkeiten und die Ausstattung in Ihrem Bereich: Welche Orte eignen sich für: Erst-/Zwischen- und Abschlussgespräche, ein kurzes Feedback, Prüfungsvorbereitungen, Dokumentationen (Ausbildungsnachweis, Praxisanleitung), Demonstrationen, dem Bearbeiten von Arbeits- und Lernaufgaben bzw. Lern- und Arbeitsaufgaben?

Besprechen Sie erforderliche Anschaffungen mit der Stations- oder Bereichsleitung und lassen Sie diese mit in die Budgetplanung aufnehmen, z. B. Fachbücher, Tablets, Flipcharts.

Stehen Ihnen nur begrenzt Räumlichkeiten zur Verfügung bzw. werden diese vielseitig beansprucht, können laminierte Türschilder mit Hinweisen und Zeitfenstern für Ungestörtheit und Transparenz sorgen.
Je nach Bereich und Verständnis für Praxisanleitung kann es sinnvoll sein, die Intention der Türschilder im Team anzusprechen, um möglicherweise negativen Wirkungen und Äußerungen, wie „Die nehmen sich heute mal wieder wichtig!", vorzubeugen.

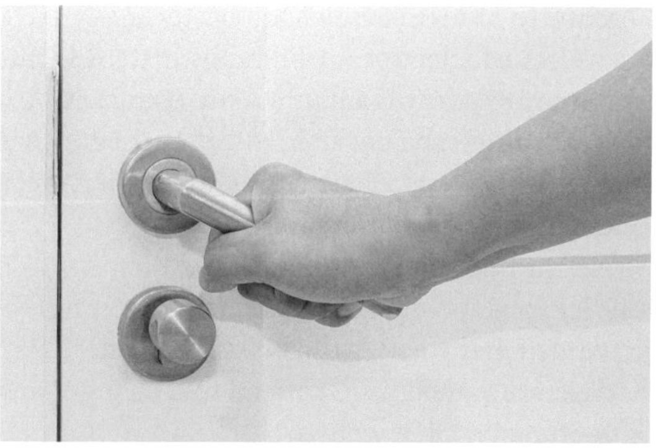

Türschilder

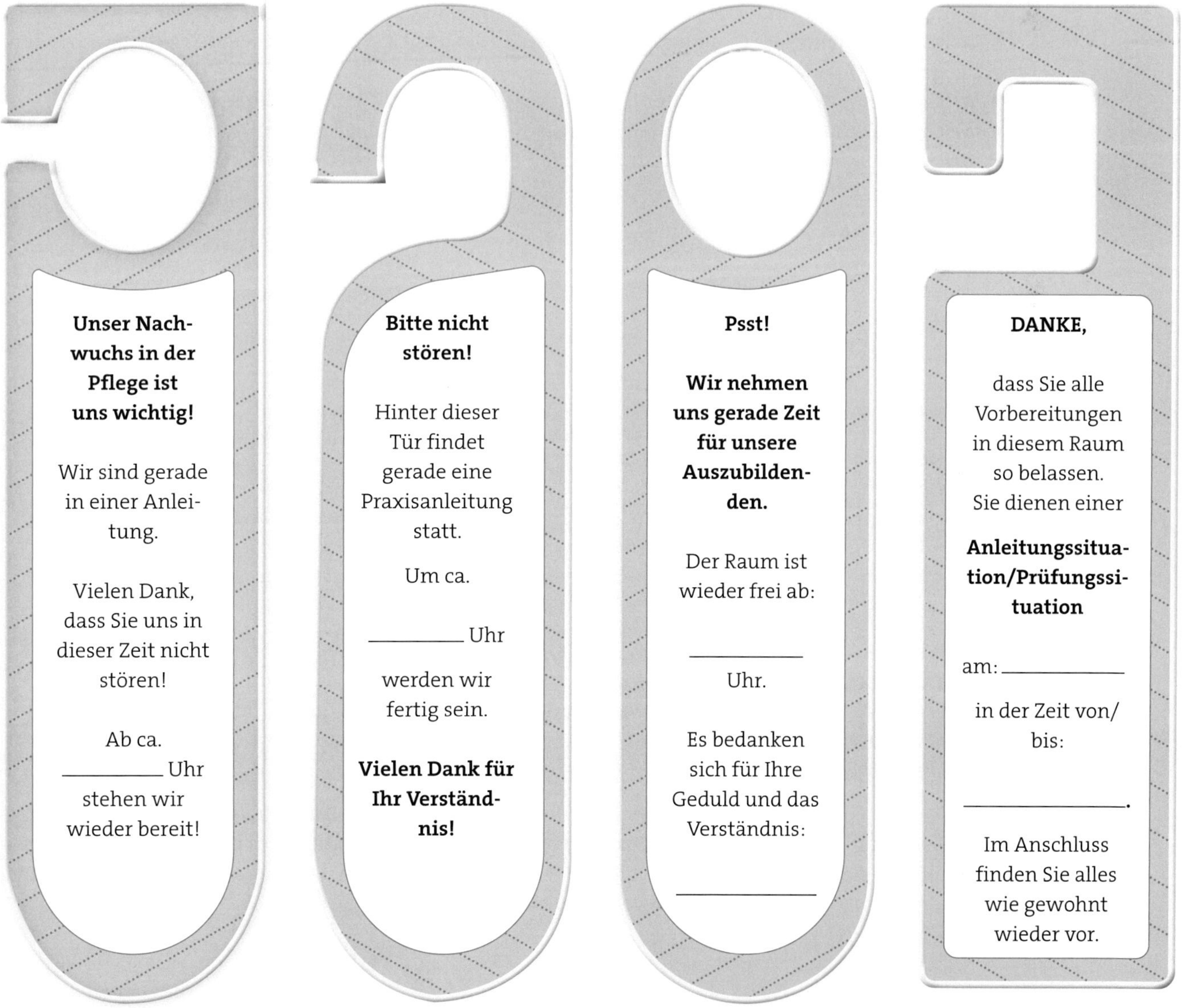

Lernangebote identifizieren und erstellen

Zu wissen, was ein bestimmter Praxiseinsatzort zu bieten hat und Auszubildende hier kennen lernen oder vertiefen können, kann in einem Lernangebot festgehalten werden. Gleichzeitig kann es auch dabei helfen, Arbeits- und Lernaufgaben daraus zu entwickeln.
Vielleicht haben Sie schon ein Lernangebot für Ihren Bereich erstellt oder möchten dies gerne tun? Dann können folgende Fragen bei der Erstellung oder Evaluation helfen:

- Für welche Praxiseinsätze und welche Ausbildungsabschnitte ist mein Bereich am besten geeignet? (z. B. erstes, zweites oder letztes Ausbildungsdrittel, Pflichteinsätze stationäre oder ambulante Akut-/Langzeitpflege)
- Worin unterscheidet sich „mein" Fachbereich von anderen? Was macht ihn aus? (Spezialwissen, Betreuungskonzept, Anleitungsorganisation)
- Welche pflegebedürftigen Menschen mit welchen Pflegephänomenen, Krankheitsbildern und Pflegebedarfen werden hier vorwiegend betreut?
- Welche Kompetenzen können hier sehr gut angebahnt und weiterentwickelt werden?
- Welches Pflegekonzept haben wir?
- Welche Pflegeinterventionen können erlernt und angewandt werden?
- Welche Instrumente der Qualitätssicherung werden genutzt? (z. B. Pflegestandards, Fallbesprechungen, Pflegevisite, Qualitätszirkel)
- Welche Hilfsmittel gibt es und wie oft kommen sie zum Einsatz? (z. B. Bett-Lifter, Duschliegen)
- Welche interdisziplinären Schnittstellen gibt es? Gibt es die Möglichkeit von Hospitationen?
- Welche administrativen Aufgaben können erlernt und/oder gefestigt werden?

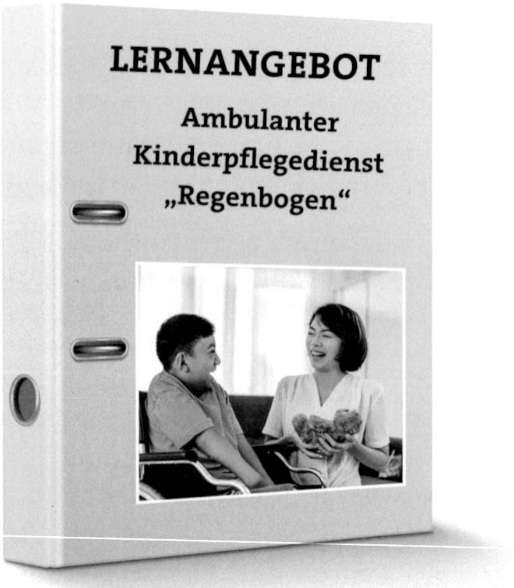

Abb. 6 Viele kooperierende Praxiseinrichtungen nutzen Lernangebote, um damit auch für ihren Bereich und für Pflegenachwuchs zu werben.

P PRAXISTIPP

Tauschen Sie sich mit der Pflegeschule und anderen Einrichtungen zur Erarbeitung eines Lernangebotes aus:

- Gibt es bestimmte Vorlagen, die genutzt werden können?
- Welche konkreten Inhalte werden in welchem Umfang gewünscht?
- Soll das Lernangebot in gedruckter und/oder digitaler Form vorliegen?

Gestalten Sie Ihre Lernangebote anschaulich und übersichtlich.
Präsentieren Sie stolz, was Ihr Bereich alles für Auszubildende zu bieten hat!
Hinterlegen Sie Ihr Lernangebot in der Pflegeschule oder im Intranet, sodass sich Auszubildende schon vor ihrem Einsatz über Ihren Bereich informieren können.
Besprechen Sie das Lernangebot im Rahmen des Erstgespräches und nutzen sie es, um gemeinsam passende Arbeits- und Lernaufgaben auszuwählen.

Ein Lernangebot sollte immer als eine Einladung bzw. unterstützendes Instrument verstanden werden und der Orientierung für Auszubildende sowie der Praxiskoordination und Einsatzplanung dienen. Sinnvoll ist, dass Auszubildende sich mit dem Lernangebot zu Beginn ihres Einsatzes – bestenfalls noch vor dem ersten jeweiligen Praxiseinsatztag – vertraut machen.

Anschließend kann gemeinsam mit der Praxisanleitung eine gezielte Auswahl gewünschter Lerninhalte getroffen und fokussiert werden. Mit Blick auf das eigene Lernangebot und mit dem Hintergrundwissen der zu erfüllenden Vorgaben des praktischen Rahmenausbildungsplans lassen sich passende Arbeits- und Lernaufgaben und geeignete Anleitungen entwickeln und planen.

3.2 Gespräche im Praxiseinsatz führen

In der Zusammenarbeit mit Auszubildenden während eines Praxiseinsatzes finden ständig **Gespräche** statt, sowohl informelle als auch formelle. Beide Gesprächsformen sind wichtig und haben ihre Berechtigung.

Prüfungs- und Beurteilungsgespräche → Kap. 4

Am häufigsten sind spontan stattfindende **informelle Gespräche.** Das kann ein kurzer Austausch über die eigene Familie, Erlebtes am Wochenende oder ein kurzes Feedback nach einer Pflegesituation sein. Je nachdem, wie kommuniziert und was thematisiert wird, werden gleichzeitig Informationen über die eigene Persönlichkeit und Stimmung preisgegeben. Informelle Gespräche haben einen großen Anteil an dem Beziehungsaufbau sowie der Beziehungsgestaltung zwischen Praxisanleitenden und Auszubildenden und dienen dem Schaffen einer lernförderlichen Atmosphäre. Mit ihnen werden Vertrauen und Nähe, aber auch professionelle Distanz aufgebaut. Inhalte informeller Gespräche sind anders einzuordnen und zu bewerten als Inhalte formeller Gespräche. Es ist wichtig, zwischen beiden Gesprächsformen zu unterscheiden und sich der damit einhergehenden verschiedenen Rollen bewusst zu sein – der als Mensch und auch Privatperson sowie der als Auszubildende/r und Praxisanleitende/r. Persönlicher Austausch ist wichtig, darf aber nicht dazu führen, dass die professionelle Lernbegleitung und objektive Bewertung der gezeigten Kompetenzen und Leistungen dadurch maßgeblich beeinflusst und verfälscht werden.

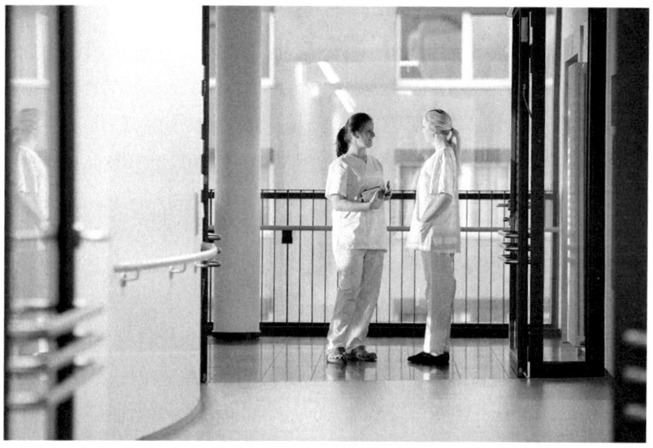

Abb. 7 Informelle Gespräche im Pflegealltag: Ein kurzer Austausch auf dem Flur. Erst-, Zwischen- und Abschlussgespräche zählen dagegen zu den formellen Gesprächen und sollten nicht zwischen „Tür und Angel" stattfinden.

B BEISPIEL

Informelle Gespräche im Berufsalltag zwischen Praxisanleitenden und Auszubildenden:

Anne Vogt (23 J.) bittet ihre Praxisanleiterin Ruth Seibel (50 J.) nach der Körperpflege einer Frau mit Brustkrebsdiagnose um eine Pause. Ruth Seibel stimmt zu. Später fragt sie nach, ob alles in Ordnung sei. Anne zögert, doch dann erzählt sie, dass sie sich große Sorgen um ihre Mutter macht. Sie erhielt vor zwei Wochen die gleiche Diagnose. Sie möchte sich nicht vorstellen, wie ihre Mutter so wie die Patientin die Haare verliert und wie es ihr nach der Chemotherapie ergehen wird. Gemeinsam besprechen sie, wie es gelingen kann, im Berufsalltag Nähe und Distanz zu wahren und auch gut für sich selbst zu sorgen. Der Austausch tat Anne gut. Die im Vertrauen geäußerten Worte bewahrt die Praxisanleiterin für sich. Anne ist erleichtert, dass sie offen sprechen konnte.

Lennard Seibert (18 J.) sitzt mit seinem Praxisanleiter Hans Schimsky (48 J.) im Auto auf dem Weg zurück zum Stützpunkt des ambulanten Kinderpflegedienstes. Der Frühdienst ist fast geschafft. Lennard erzählt, dass er am Abend auf ein Rockkonzert gehen wird, und befürchtet, morgen nicht so fit für den Frühdienst zu sein. Der Praxisanleiter kann die Freude verstehen, gemeinsam hörten sie oft auf der Tour die gleiche Lieblingsmusik. Hans Schimsky gibt Lennard jedoch deutlich zu verstehen, dass er morgen keine Ausreden hören will, sondern sie sich wie immer pünktlich um 6.00 Uhr am Stützpunkt zur Übergabe treffen werden.

Praxisanleitende sind sich ihrer verschiedenen Rollen bewusst. Sie begleiten Auszubildende persönlich und menschlich in ihrer Entwicklung und müssen zugleich im passenden Moment auch Grenzen aufzeigen und situationsgerecht reagieren.

Auszubildende betreten mit den unterschiedlichsten Vorerfahrungen und Erwartungen ihren neuen Einsatzort. Diese herauszufinden, Anleitungen danach zu planen und Kompetenzentwicklungen zu besprechen, ist eine zentrale Aufgabe der Praxisanleitenden. Hierfür bieten sich **formelle Gespräche** an, wie die vorgeschriebenen und nachweispflichtigen Erst-, Zwischen- und Abschlussgespräche. Diese Gespräche sind gekennzeichnet durch eine feste Terminierung, Transparenz über den Ablauf, die Inhalte, die Teilnehmenden sowie einer Dokumentation des Besprochenen.

Bundesinstitut für Bildung → Glossar

Die im Rahmen dieser Gespräche auszufüllenden Protokolle sollten möglichst einheitlich und nach dem gleichen Prinzip aufgebaut sein, so wie es der Musterentwurf zum Ausbildungsnachweis des ‹Bundesinstituts für Bildung (BIBB)› empfiehlt. Dies hat den Vorteil, dass sich die verschiedenen Praxiseinrichtungen und Kooperationspartner nicht auf ständig neu wechselnde Formulare einstellen müssen.

3.2.1 Das Erstgespräch

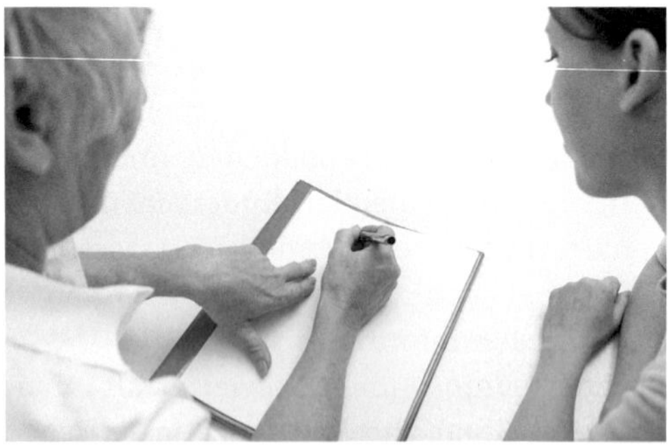

Ziel des Erstgespräches ist das gegenseitige Kennenlernen, das Reflektieren des Ausbildungsstandes sowie die Vereinbarung von Lernzielen und das Abgleichen der zu entwickelnden Kompetenzen. Nützliche Fragen in diesem Zusammenhang beispielsweise sind:

- Auf welches Vorwissen kann aufgebaut werden (z. B. Pflegepraktika, FSJ, Erste-Hilfe-Kurs)?
- Welche Theorie-Inhalte wurden bisher in der Pflegeschule vermittelt und sollen angewandt/vertieft werden? Welche Lern- und Arbeitsaufgaben sind für diesen Einsatz von der Pflegeschule vorgesehen?
- Was bietet der Einsatzbereich (Lernangebot) und was kann/soll davon fokussiert werden?
- Was muss berücksichtigt werden (Jugendarbeitsschutzgesetz, Nachtdienststunden?)

Sowohl die Auszubildenden als auch die Praxisanleitenden sollten sich auf das Gespräch vorbereiten und vorab notieren, was ihnen wichtig ist, mitzuteilen. Dies erhöht die Effektivität und spart Zeit. Thematisieren Sie im Gespräch auch Ihre Erwartungen und Wünsche zur Zusammenarbeit mit dem Auszubildenden. Welche Feedbackkultur soll gepflegt werden? Soll das Feedback möglichst zeitnah und direkt erfolgen oder lieber gebündelt in einem festen Zeitfenster am Ende des Dienstes?

Das Erstgespräch sollte möglichst auch am ersten Tag stattfinden. Es werden Ansprechpartner und Bezugspersonen benannt und, sofern noch nicht erfolgt, der Dienstplan und das Lernangebt des Bereiches ausgehändigt. Für das Erstgespräch wird empfohlen ca. 30 bis 45 Min. einzuplanen.

Wie können Erst-, Zwischen- und Abschlussgespräche effektiv umgesetzt werden?

Terminplanung:
- Tag, Uhrzeit, Dauer und Ort stehen fest
- Erstgespräch: 1.–3. Tag des Einsatzes
- Zwischengespräch: Mitte des Einsatzes (kann bei Einsatz unter 4 Wochen entfallen)
- Abschlussgespräch: in den letzten 3 Einsatztagen

Gesprächsprotokoll:
- Auszubildende/r bereitet sich durch Notizen und Eintragungen im Protokoll vor
- Praxisanleitungen ergänzen im Gespräch das Protokoll
- Alle unterschreiben

Ablauf:
- Aufwärmphase: Kurze Eröffnung des Gesprächs durch die Praxisanleitung
- Hauptteil: Gegenseitiger Austausch über Erwartungen, Lernziele, Anleitungsschwerpunkte, Arbeits- und Lernaufgaben/Lern- und Arbeitsaufgaben, Feedbackkultur, aktueller Stand Ausbildungsnachweis
- Abschluss: Zusammenfassung der Vereinbarungen

Störquellen minimieren:
- ruhigen Ort wählen, Türschilder nutzen
- Team über Gesprächstermin informieren
- Zeit beachten, pünktlich beginnen und enden
- Inhalte fokussieren, ggf. neuen Termin vereinbaren, sollte die Zeit nicht ausreichend sein

Abb. 8 Tipps zur Gesprächsgestaltung im Praxiseinsatz

Erstgespräch (geführt am: 05.10.2020)

Vom Auszubildenden im Vorfeld auszufüllen:

Erwartungen
Ich möchte in diesem Einsatz lernen ...
Ich freue mich auf ... /Das sind meine Vorstellungen ...

- *Pflege bei verschiedenen Krankheitsbildern*
- *Kennenlernen der Station u. Abläufe*
- *praktische Umsetzung der bisher vermittelten Theorie*
- *Wunsch: möglichst viel gezeigt bekommen und selbstständig machen können, feste Ansprechpartner in den Diensten*

Hintergrundwissen Theorie
Schwerpunktthemen im Unterricht vor dem Einsatz

- *CE 01 (Berufliche Rolle u.a.)*
- *CE 02A (Hygiene, Körperpflege)*
- *CE 02B (Mobilisation)*

Selbstreflexion

In diesen Bereichen/ Themen kenne ich mich schon aus ...
Ich habe Vorerfahrungen (Bsp. Praktika) ....

- *2-wöchiges Schulpraktikum im Krankenhaus, Station für Unfallchirurgie → viel mitgeholfen: Patienten zu Untersuchungen begleitet, Betten gerichtet, Essensabfragen, Materialien aufgefüllt*
- *jüngerer Bruder leidet an chron. Asthma, hat eigenes Inhaliergerät*

In diesen Bereichen/ Themen bin ich noch unsicher ...
Ich habe noch Fragen zu ...

- *Angst vor Ansteckungen*
- *Wie verhalte ich mich richtig bei der Pflege von Menschen mit Infektionskrankheiten?*
- *Was mache ich, wenn jemand plötzlich Luftnot hat?*
- *noch unsicher beim Blutdruck messen und Ganzkörperwaschung im Bett (bisher nur im Skills Lab an Mitschülern geübt)*
- *Ängste/Scham vor Tätigkeiten wie z.B. Intimpflege*
- *Wie wird die praktische Probezeitprüfung ablaufen?*

Lern- und Arbeitsaufgaben: Für diesen Einsatz bringe ich Aufgaben von der Schule mit:
☐ Nein ☒ Ja *(Meine Praxisanleitung ist informiert)*

Von der Praxisanleitung auszufüllen:

Lernangebot
Das bietet unser Einsatzbereich ...
Das kann hier kennen gelernt und geübt werden ...

- *Kennen lernen verschiedener Krankheitsbilder (Bsp. COPD, Asthma bronchiale) und spez. Pflegeinterventionen u. Therapien*
- *Interdisziplinäre Zusammenarbeit*
- *Führen v. Fallbesprechungen, Pflegevisiten*
- *Schulungsangebote für Patienten*

stationsinternen Praxisordner für Azubis gezeigt u. zum Ein-/ Nachlesen empfohlen mit Kompetenzzuordnungen

☒ Arbeits- und Lernaufgaben sind geplant und notiert.

Erwartungen
Wir erwarten von Auszubildenden ...
Das setzen wir voraus ...

- *Interesse für das Fachgebiet u. Einsatzbereitschaft*
- *Zuverlässigkeit, Pünktlichkeit, Ehrlichkeit*
- *rechtzeitiges und korrektes Melden bei Arbeitsunfähigkeit auf Station (Krankmeldung/Gesundmeldung)*

Gemeinsame Vereinbarungen/Zielsetzungen:

- *Kennen lernen der Stationsabläufe, Arbeit im Team, Räumlichkeiten*
- *Kontaktaufnahme, empathische Gesprächsführung mit Patienten*
- *Routine in der Vitalzeichenkontrolle (v.a. RR) u. Dokumentation*
- *zunächst Unterstützung v. mind. 4 Pat. bei der Teilkörperpflege an der Bettkante, am Waschbecken mit Reflexion im Anschluss*
- *Durchführen prophylaktischer Maßnahmen (Dekubitus, Pneumonie, Intertrigo, Mundsoor)*
- *gemeinsame Unterstützung bei der Mobilisation von Pat. im Bett, Sicherheit im Umgang mit isolierungspflichtigen Patienten*
- *regelmäßiges, zeitnahes Feedback im Dienst*
- *praktische Probezeitprüfung besprochen, Fokussierung erneut im Zwischengespräch*

Termin Zwischengespräch (optional): 23.11.20

Termin Abschlussgespräch: 08.01.2021

Maria Kluge
Unterschrift Auszubildende/r

S. Schilling
Unterschrift Praxisanleitung

Abb. 9 Protokoll eines Erstgespräches im Orientierungseinsatz, Versorgungsbereich stationäre Akutpflege

3.2.2 Das Zwischengespräch

Ein Zwischengespräch ist nur für Einsätze vorgeschrieben, die länger als vier Wochen andauern oder wenn ein besonderer Anlass vorliegt, wie z. B. auffälliges Arbeits- und Lernverhalten oder Disziplinprobleme. Ziel ist, eine Zwischenbilanz zu ziehen:

- Was konnte bisher erreicht und umgesetzt werden?
- Welche Ziele und/oder Arbeits- und Lernaufgaben sollen angepasst/erweitert werden?
- Wie ist der aktuelle Leistungs- und Kompetenzentwicklungsstand? Fühlt man sich wohl im Bereich?
- Wie kann die verbleibende Einsatzzeit für die noch offenen Lernprozesse genutzt werden?

In Vorbereitung auf das Zwischengespräch ist es hilfreich, dass sowohl die Auszubildenden als auch die Praxisanleitenden die für den Einsatz festgelegten und zu erreichenden Kompetenzschwerpunkte einschätzen. Im Gespräch kann dann gemeinsam geschaut werden, inwiefern Selbst- und Fremdeinschätzung voneinander abweichen. Die/Der Auszubildende weiß anschließend um ihren/seinen aktuellen Entwicklungsstand und kann mit dem eigenen zukünftigen Verhalten aktiv Einfluss auf die qualifizierte Leistungseinschätzung nehmen.
Das Zwischengespräch bietet sich ebenso für die Evaluation von Anleitungssituationen an: Welche waren besonders hilfreich? Welche waren unter- oder überfordernd? Auch das Feedback von Kollegen und Kolleginnen, die vorwiegend mit dem Auszubildenen gearbeitet haben, sollte thematisiert werden sowie das, der versorgten, pflegebedürftigen Menschen selbst, sofern dies möglich ist.
Vereinbaren Sie möglichst realistische und konkrete Ziele. Statt z. B. nur allgemein zu sagen und festzuhalten: „Verbesserung der Kompetenzen zur Kommunikation und Beziehungsgestaltung", operationalisieren Sie dieses Ziel durch fassbare und überprüfbare Handlungen. So könnte sich hierzu der/die Auszubildende beispielsweise notieren:

- Ich begrüße die Pflegebedürftigen freundlich und spreche sie mit Namen an.
- Ich höre aktiv zu und beziehe mich auf das Gesagte.
- Ich nutze verschiedene Gesprächstechniken an geeigneten Stellen, wie u. a. Spiegeln, Paraphrasieren.
- Ich achte darauf, in welchem Ton und mit welchen Worten ich etwas sage.

Nutzen Sie im Austausch mit den Auszubildenden eine möglichst **motivierende Gesprächsführung** (siehe Abb. 10) und lassen Sie am Ende des Gespräches das Gesagte mit eigenen Worten zusammenfassen. Dies hat den Vorteil, dass Sie sichergehen können, dass z. B. angebrachte Kritik auch richtig und nachvollziehbar verstanden wurde und folglich auch umgesetzt werden kann.

Ich-Botschaften senden:
Offenbaren Sie sich ein wenig und geben Sie Ihre persönlichen Eindrücke wieder. Erklären Sie, was das Verhalten Ihrer/Ihres Auszubildenden bei Ihnen ausgelöst hat.

Positives betonen:
Benennen Sie die Stärken Ihrer Auszubildenden und bauen Sie darauf auf. Verbinden Sie Kritik immer mit konstruktiven Lösungsvorschlägen.

Aktiv zuhören:
Lassen Sie Ihre Auszubildenden zu Wort kommen! Konzentrieren Sie sich auf das Gesagte und unterbrechen Sie nicht voreilig. Dies ist respektvoll, wertschätzend und lässt Sicht- und Verhaltensweisen deutlich werden, um daran anzuknüpfen.

Fragen stellen:
Mitgeteiltes sollte aktiv hinterfragt werden, um die Auszubildenden zum Nachdenken anzuregen. Fragen führen ein Gespräch und signalisieren echtes Interesse am Sachverhalt und der Person.

Nonverbale Kommunikation nutzen:
Ein freundlicher Blickkontakt, ein zustimmendes Nicken oder eine offene und zugewandte Körperhaltung unterstützen eine positive Gesprächsatmosphäre.

Kompromissbereit sein:
Gestehen Sie Auszubildenden ein gewisses Maß an Selbst- und Mitbestimmung zu. Aufdiktiertes Verhalten oder einseitig formulierte Lernziele lösen eher Frustration statt Ehrgeiz und Motivation aus.

Abb. 10 Kennzeichen einer motivierenden Gesprächsführung

3.2.3 Das Abschlussgespräch

Das Abschlussgespräch findet am Ende des Praxiseinsatzes, vorzugsweise innerhalb der letzten drei Tage, statt. Darin wird eine Gesamtbilanz über die absolvierte Einsatzzeit gezogen. Die besprochenen und protokollierten Lernziele werden reflektiert und die Auszubildenden sind aufgefordert eine Selbsteinschätzung vorzunehmen. Hierbei sollen sie insbesondere auch auf ihre persönliche Kompetenzentwicklung eingehen. Zum Abschlussgespräch zählt ebenso, sich darüber zu vergewissern, dass der Ausbildungsnachweis sorgfältig geführt wurde und alle erforderlichen Dokumente unterschrieben vorliegen bzw. ausgehändigt wurden. Dazu zählen:

- Praxiseinsatznachweis (Zeitraum des Einsatzes, Fehlzeiten, ggf. Nachtdienststunden u. a.)
- absolvierte Arbeits- und Lernaufgaben mit Kompetenzzuordnung
- Inhalte der Praxisanleitungen, inklusive der jeweiligen Anleitungszeiten
- schriftliche, ‹qualifizierte Leistungseinschätzung›.

Qualifizierte Leistungseinschätzung
→ Glossar; Kap. 4, S. 110

Die qualifizierte Leistungseinschätzung wird im Abschlussgespräch von den Praxisanleitenden gegenüber den Auszubildenden begründet. Sie muss im Anschluss an den Einsatz der Kursleitung vorgezeigt werden und ist Bestandteil der Praxisnote auf dem Jahreszeugnis. Für das Abschlussgespräch empfiehlt es sich, mind. 30 bis max. 60 Min. einzuplanen, da das Erläutern der Leistungseinschätzung nachvollziehbar und mit der Möglichkeit, auf Verständnisfragen eingehen zu können, gestaltet sein sollte. Nutzen Sie als Praxisanleitende das Gespräch, um sich auch von den Auszubildenden ein persönliches Feedback über sich und Ihr Team einzuholen. Beenden Sie das Gespräch mit einem Resümee der schon erreichten Ziele und einem positiven Ausblick auf die noch weiterzuentwickelnden Kompetenzen.

Mit Kritik und Lob nicht bis zum Zwischen- oder Abschlussgespräch warten

Geplante Gespräche bieten die Gelegenheit, fehlerhaftes Verhalten der Vergangenheit aufzugreifen oder auch positive Verhaltensweisen zu loben. Bringen Sie dies jedoch lieber situationsgerecht und zeitnah an. Dies hat einen viel größeren positiven Effekt! Auszubildende können zum einen ihr Fehlverhalten direkt korrigieren und zukünftig vermeiden. Ebenso wird durch Lob zum passenden Zeitpunkt die Leistungsmotivation und das Selbstvertrauen gestärkt. Auch Anleitungen lassen sich dadurch besser planen und flexibel anpassen.

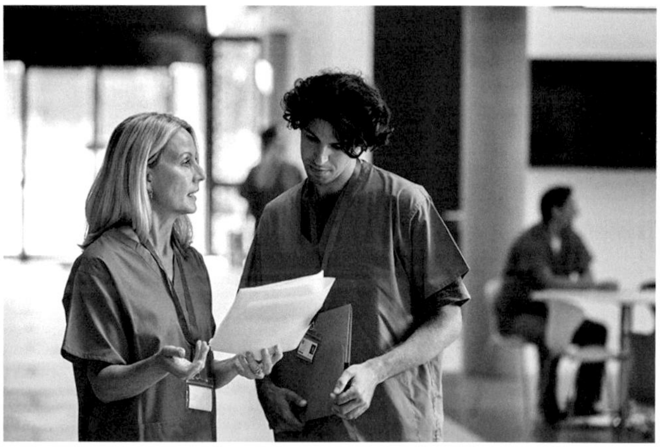

Abb. 11 Eine Praxisanleiterin macht ihren Auszubildenden zeitnah und unter vier Augen auf einen Fehler aufmerksam.

Richtig loben:
- Das Lob ist konkret und unmittelbar an eine Situation oder Leistung geknüpft.
- Das Lob ist ehrlich und wohl dosiert, inflationäres/übertriebenes Loben ist bedeutungslos.
- Wägen Sie gut ab! Lob vor anderen kann einen positiven Nachahmungseffekt haben, gleichzeitig kann es der betreffenden Person auch unangenehm sein.

Richtig kritisieren:
- Sachlich und ruhig bleiben.
- Immer unter vier Augen oder in einem geschützten Rahmen, nie öffentlich bloßstellend.
- So konkret und nachvollziehbar wie möglich, Ironie vermeiden.
- Direkt und zeitnah, zu viele gesammelte Kritikpunkte auf einmal überfordern und nehmen die Möglichkeit der Verbesserung.
- Der kritisierten Person die Möglichkeit einer Stellungnahme geben.
- Die Verhältnismäßigkeit berücksichtigen.
- Gegebenenfalls auch eigenes Fehlverhalten transparent machen und eine positive Fehlerkultur leben.

Ziel des Einsatzes von Lob und Kritik sollte immer eine Verstärkung des gewünschten und eine Vermeidung des negativen Verhaltens sein.

3.3 Lernvoraussetzungen kennen

Bevor es um die konkrete Umsetzung und Ausgestaltung von Anleitungen geht, ist es wichtig, sich der Lernvoraussetzungen eines Auszubildenden bewusst zu sein und auch über den Prozess des Lernens selbst. Wie ist Lernen definiert? Was wirkt sich lernförderlich aus und was hemmt wiederum das Lernen. Mit diesem Hintergrundwissen können Anleitungen effizienter ausgerichtet werden.

3.3.1 Lernen als nicht beobachtbaren Prozess verstehen

Lernen
→ Glossar

‹Lernen› ist definiert als ein Prozess, der auf Erfahrungen aufbaut und im Ergebnis zu relativ stabilen Verhaltensänderungen führt. Diese sind direkt beobachtbar, der Lernprozess selbst jedoch nicht. Das heißt, wir können nur anhand eines gezeigten Verhaltens Rückschlüsse darauf ziehen, ob etwas verstanden und *gelernt* wurde oder eben nicht.

Wie Lernen effektiv gestaltet werden kann

Eine der wichtigsten Bedingungen, um effektiv zu lernen, ist es, verschiedene Lernkanäle anzusprechen. Wissenschaftliche Untersuchungen haben bestätigt, dass es vier verschiedene Kanäle gibt, über die gelernt wird: hören, sehen, nacherzählen/erklären, selbst machen.
Jeder einzelne Kanal dient dem Erlernen von neuem Wissen und Verhalten. Doch die Wahrscheinlichkeit des Behaltens ist unterschiedlich. Die Abbildung zeigt, dass die Nutzung der verschiedenen Lernkanäle einen entscheidenden Anteil am Lernerfolg hat.

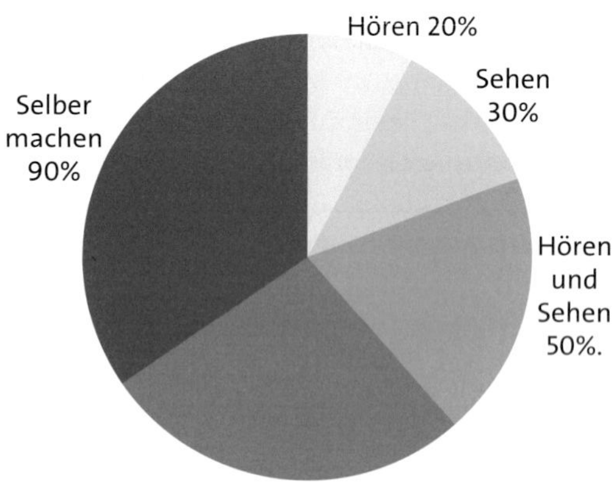

Abb. 12 Lernarten im Verhältnis zum Lernerfolg

Wurde jedoch einmal etwas gelernt, bedeutet dies nicht automatisch, dass es dauerhaft abgerufen werden kann. Das Phänomen kennen sicher viele: Eben war Lernstoff noch präsent, doch kurze Zeit später gelingt es einfach nicht mehr, ihn wiederzugeben oder zu demonstrieren. Wie schnell gelernte Informationen wieder vergessen werden, ist Bestandteil vieler Untersuchungen. Einer der ersten deutschen Psychologen, der durch Selbstversuche eine zeitliche Darstellung des Vergessens niederschrieb, war Hermann Ebbinghaus. Er definierte die nach ihm benannte „Vergessenskurve". Seinen Studien zufolge können nach 20 Minuten noch 60 % des Gelernten abgerufen werden, nach einer Stunde noch 45 %, nach einem Tag 34 % und nach sechs Tagen 23 %. Dauerhaft können nur 15 % des ursprünglich gemerkten Inhalts behalten werden.

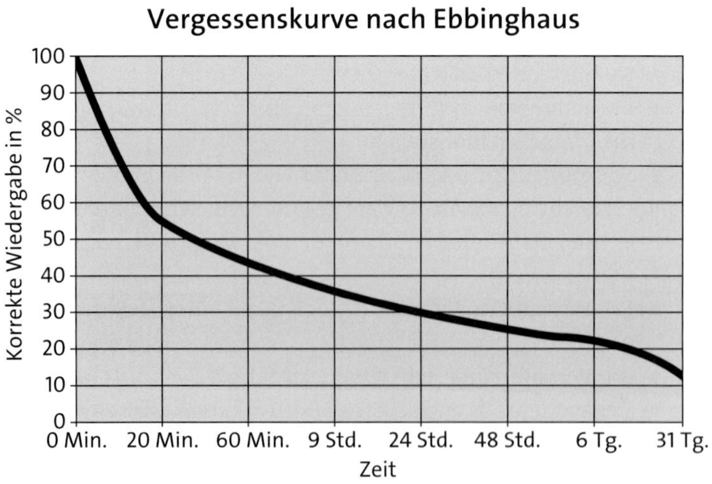

Abb. 13 Vergessenskurve nach Ebbinghaus

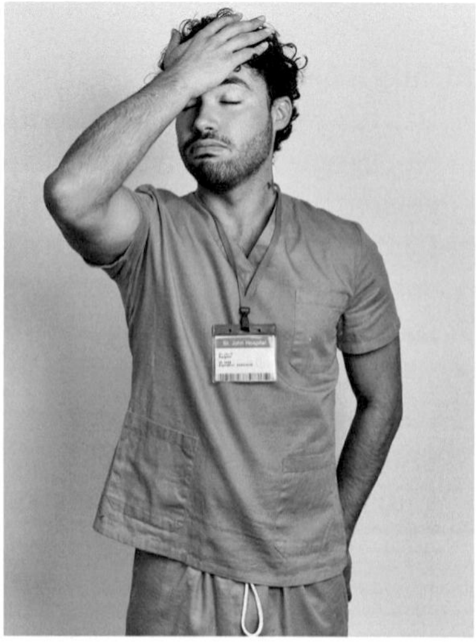

Um langfristig einmal Gelerntes sicher abrufen zu können, bedarf es daher stetiger Wiederholungen, praktischer Anwendungen und Verknüpfung mit Vorwissen. Nur dann gelingt der Transfer vom Kurzzeitgedächtnis ins Langzeitgedächtnis.

P PRAXISTIPP

Bieten Sie Ihren Auszubildenden so oft wie möglich die Gelegenheit, praktisch aktiv zu sein und Wissen abzurufen bzw. anzuwenden.
Fragen Sie Ihre Auszubildenden nicht nur, ob eine bestimmte Pflegeintervention schon einmal gezeigt oder selbstständig durchgeführt wurde, sondern auch, *wie oft dies stattfand* und *wie sicher sie sich darin fühlen.*

3.3.2 Das Lernen in der Generalistik

Wenn Lernen nicht sichtbar ist, fragt sich, was „innerpsychisch" passiert, wenn wir lernen. In der Erwachsenenbildung – und damit auch in der Pflegeausbildung – lässt sich Lernen erklären mit der Lerntheorie des Konstruktivismus. Unsere Wirklichkeit ist ein Konstrukt des Gehirns. Somit ist Lernen ein aktiver, selbstgesteuerter Prozess, der auf subjektiven Erlebnissen, Wahrnehmungen, Gefühlen und Deutungen beruht. Die Aussage „Ich habe gelernt" meint sowohl „Ich habe mir etwas Neues angeeignet" als auch „Ich habe eine neue leiblich-emotionale Erfahrung gemacht".

Wann gelernt wird, entscheiden Auszubildende selbst. Dennoch kann (und muss) Lernen begleitet werden. In den Begleitmaterialien der Rahmenpläne gibt es Hinweise darauf, dass die Ermöglichung und Begleitung von Lernen in der Pflegeausbildung gesellschaftliche Verpflichtungen sind mit dem Ziel, eine hochwertige gesundheitliche Versorgung der Bevölkerung zu gewährleisten.

„Lernen ist immer subjektiv und abhängig von der jeweiligen Lernbiografie. Manche Auszubildende haben nie über ihr eigenes Lernverhalten reflektiert. Andere dagegen kennen ihr eigenes Lernen und können auf bewährte und kreative Strategien zurückgreifen."

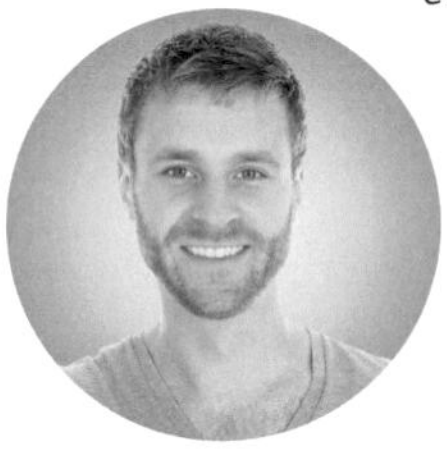

„Jeder lernt für sich und nicht für andere! Diese Aussage kann für die Versorgung pflegebedürftiger Menschen weitreichende Folgen haben. Jeder möchte doch im Fall der Fälle bestmöglich und kompetent versorgt werden."

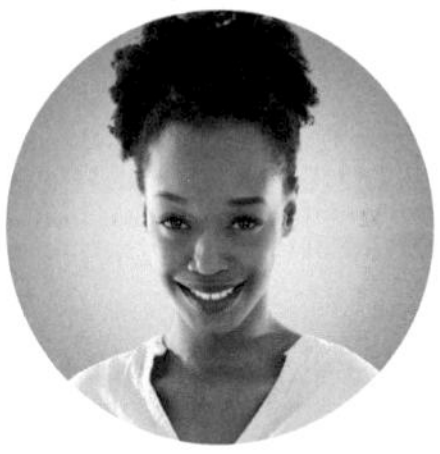

„Wir können nicht bestimmen, was jemand lernt, aber wir können Impulse und Anreize setzen und das Lernen begleiten. SIE oder ER müssen jedoch bereit dafür sein und es selbst wollen."

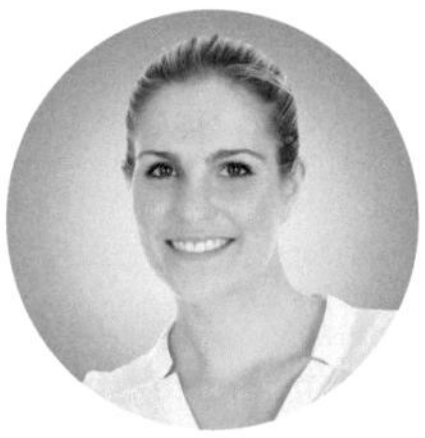

Abb. 14 Praxisanleitende und ihre Standpunkte zum Thema Lernen in der Pflegeausbildung

Das **arbeitsgebundene Lernen** in der Pflegepraxis ermöglicht aufgrund der vielen authentischen Lernmöglichkeiten den größtmöglichen Lernerfolg. Forschungsergebnisse zeigen jedoch, dass sich Auszubildende im Pflegealltag häufig den schwierigen Gegebenheiten anpassen und Lernrückschritte erleben.

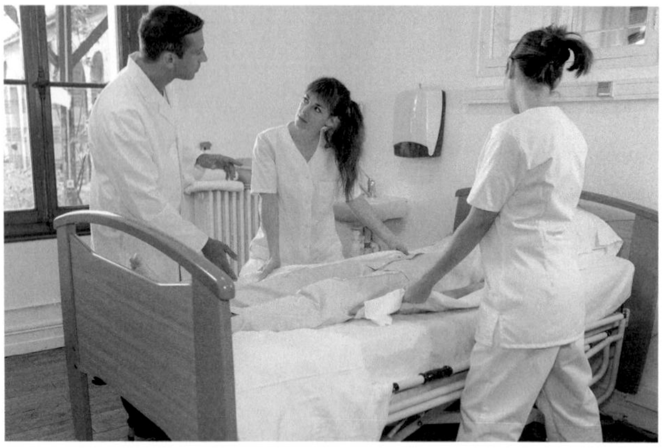

Abb. 15 Arbeitsgebundenes Lernen: Mobilisation einer bettlägerigen Bewohnerin im Pflegeheim

Damit Auszubildende gut lernen, benötigen sie
- förderliche Lernumgebungen während des gesamten Praxiseinsatzes,
- individuelle und emotionale Lernerlebnisse,
- einen regelmäßigen reflexiven Austausch, um zu neuen Erkenntnissen zu gelangen.

> Auszubildende lernen, indem sie Neues selbst entdecken, es mit Erfahrungen vergleichen und „Altbewährtes“ entweder beibehalten oder verändern.

Aus dem konstruktivistischen Lernverständnis sowie aus einschlägigen wissenschaftlichen Studien lassen sich viele Aussagen darüber ableiten, die erklären, wie Lernen *von außen*, d. h. durch Lehrende und Praxisanleitende ermöglicht und begleitet werden kann, auch wenn Auszubildende letztlich selbst verantwortlich sind für erfolgreiches Lernen.

Praxisanleitende
- werden zu Lernbegleitenden, die sich so gut wie möglich zurücknehmen und Auszubildende aktiv und selbstgesteuert lernen lassen.
- fördern Auszubildende individuell und berücksichtigen die Verschiedenheit Auszubildender in der Praxisanleitung.
- erstellen differenzierte Arbeits- und Lernaufgaben als Lernangebote.
- ermöglichen Auszubildenden ein Lernen mit allen Sinnen mit verschiedenen methodischen Ansätzen.
- gestalten Praxisanleitungen als sozialen Prozess, sodass Auszubildende mit- und voneinander lernen können.
- kombinieren die kognitive Aneignung von Fähigkeiten und Fertigkeiten mit emotionalem Lernen.
- reflektieren mit Auszubildenden über alle Lernsituationen, insbesondere über das – unbewusste – Alltagslernen.
- bieten Lernberatungsgespräche an und thematisieren dabei nicht nur das, was Auszubildende können, sondern auch das, was Auszubildende fühlen.

Das konstruktivistische Lernverständnis in den Konstruktionsmerkmalen der Rahmenpläne
- Lernprozesse orientieren sich an Kompetenzen. Diese wiederum zeigen sich im Verhalten bzw. Handeln von Auszubildenden. Kompetenzen machen also Lernen sichtbar.
- Lernprozesse fördern Kompetenzen in möglichst allen fünf Kompetenzbereichen. Dadurch gelingt es, das Lernen in der direkten Pflege (= Mikroebene) in systemische Kontexte (= Makroebene) einzuordnen und schließlich zu reflektieren und zu begründen (= Makroebene).
- Lernprozesse orientieren sich am Pflegeprozess. Dadurch lernen Auszubildende in Zusammenhängen und mit der größtmöglichen Selbstständigkeit.
- Lernprozesse finden in konkreten (Pflege-)Situationen statt. Dadurch können Auszubildende Theorie- und Fallverstehen miteinander verbinden.
- Lernprozesse sind zu hinterfragen. Gerade durch dieses Fragen entwickeln Auszubildende berufliche Identität und werden in ihrer Persönlichkeit gestärkt.
- Lernprozesse knüpfen (entwicklungslogisch) an Erfahrungen Auszubildender an. Dadurch lernen Auszubildende ausgehend von ihren individuellen Bedürfnissen.

Praxisanleitende ermöglichen und begleiten nachhaltiges Lernen. Dafür analysieren sie die individuellen Erfahrungen Auszubildender und schaffen einen lernförderlichen Rahmen. Wie dies konkret in der Praxis aussehen kann, verdeutlicht folgendes Beispiel.

Neulich im Frühdienst auf einer Wöchnerinnenstation:

Praxisanleiterin Gertrud Häberle (49 J.) gestaltet eine Anleitungssituation mit ihrer Auszubildenden Fiona Eckert (20 J.) im Pflichteinsatz Pädiatrie.

In der Vorbereitung ...

Was Fiona wohl besonders interessiert?

Gestern habe ich Fiona gezeigt, worauf sie beim Baden und Wickeln eines Säuglings achten soll. Heute halte ich mich zurück und lasse sie selbst machen.

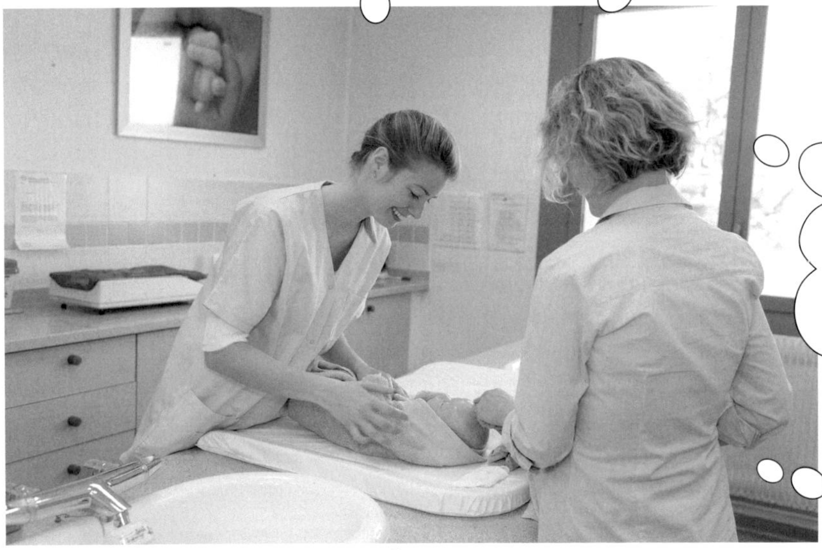

Während der Durchführung ...

Sie macht das richtig gut. Ich bemerke sofort, dass sie in den letzten Tagen gut beobachtet und zugehört hat.

Ich bin da und unterstütze Fiona, wenn Sie nicht weiß, wie sie handeln soll.

In der Reflexion danach ...

„Erklären Sie mir doch, warum Sie so gehandelt haben – und nicht anders."

„Warum haben Sie den Säugling beim Baden z. B. so gehalten (demonstriert das Handling)?"

„Aus welchen Gründen haben Sie den Säugling beim Wickeln immer wieder gedreht und nicht, wie die Mutter vorhin, die Beine an den Füßen hochgehoben, um den Intimbereich zu reinigen?"

„Fiona, was haben Sie dabei gefühlt, als Sie die Verantwortung für das Neugeborene allein übernommen haben?"

3.4 Methoden der Anleitung

Nach § 4 PflAPrV ist es die Aufgabe der Praxisanleitung, die Auszubildenden schrittweise an die Wahrnehmung der beruflichen Aufgaben als professionell Pflegende heranzuführen. Die geplante und strukturierte Anleitung von zehn Prozent eines jeden Praxiseinsatzes ist dabei sicherzustellen. Darüber hinaus findet spontane und situative Praxisanleitung statt. Doch was verbirgt sich hinter dem Begriff der „Anleitung" in der Pflegeausbildung eigentlich genau? Anleitung bedeutet hierbei: Planen, Lernziele definieren, Methoden auswählen, Begleiten, Beobachten, Üben, Reflektieren und Bewerten.

Auf den folgenden Seiten soll es nun um eine bewusste Auswahl an Methoden im Rahmen der Praxisanleitung gehen. Einige werden Ihnen sicher vertraut sein, andere sollen mithilfe vieler Anwendungsbeispiele dazu einladen, sie in passenden Situationen einmal auszuprobieren.

Eine **Methode** ist definiert als planvolles Vorgehen/Handeln zur Erreichung eines bestimmten Ziels. Sie beschreibt, *wie* etwas angeleitet wird.

3.4.1 Praxisanleitung mit Arbeits- und Lernaufgaben gestalten

11. RECOM-Jahrestagung: S1, Praxisanleitung mit Arbeits- und Lernaufgaben gestalten

https://www.eh-berlin.de fileadmin/Redaktion/2_PDF/FORSCHUNG/Projekt_CurAP/Handreichung_fuer_Praxisanleitende__barriefreies_PDF_.pdf

Lernen in der Pflegepraxis erfolgt meistens informell, das heißt: beiläufig, unvorhersehbar und eher zufällig. 90 % der praktischen Ausbildungszeit lernen Auszubildende, indem sie spontan auftretende Probleme bewältigen und erfolgreich handeln. Aber dabei lernen Auszubildende nicht bewusst und reflektiert. Deshalb kann ein rein informelles Lernen sogar gefährlich sein und muss immer durch formelle Lernangebote ergänzt werden. In der praktischen Pflegeausbildung verbinden vor allem Arbeits- und Lernaufgaben informelles und formelles Lernen. Diese Aufgaben basieren auf realen, mehr oder weniger komplexen Situationen und unterstützen Auszubildende, im Pflegealltag arbeitsgebunden zu lernen.
Arbeits- und Lernaufgaben greifen also die Berufswirklichkeit Auszubildender auf, bereiten diese didaktisch auf und ermöglichen so ein reflexives, erfahrungsbasiertes Lernen. Arbeiten und Lernen sind dabei untrennbar verbunden. Auszubildende erkunden die Pflegepraxis, wenden Pflegeinterventionen an, beobachten zu pflegende Menschen sowie andere Pflegende und reflektieren Lerngegenstände, die ihnen tagtäglich begegnen. Davon ausgehend lassen sich in den Rahmenausbildungsplänen vier Typen von Aufgabenstellungen bzw. Pflegesituationen unterscheiden, die als Arbeits- und Lernaufgaben didaktisch aufbereitet werden sollen. Alle vier Aufgaben können jederzeit miteinander kombiniert werden (vgl. Bohrer, Walter; 2020).

Beispiele aus dem Orientierungseinsatz sind:

Erkunden	Anwenden	Beobachten	Reflektieren
Den Einsatzbereich erkunden, einen Überblick über die Personen im (Pflege-) Team und ihre Aufgaben gewinnen und Kontakte zu ihnen aufnehmen (III.3).	Die zu pflegenden Menschen zu einfach strukturierten Handlungs- und Bewegungsabläufen gezielt anleiten und dabei einfache didaktische und methodische Prinzipien umsetzen (II.2).	Menschen in unterschiedlichen, im Einsatzbereich gegebenen Alters- und Lebens-/Entwicklungsphasen wahrnehmen und beobachten, wie unterschiedliche Pflegefachpersonen darauf eingehen (I.6).	Eigene Gefühle und emotionale Reaktionsmuster in der Begegnung mit zu pflegenden Menschen und ihrer aktuellen Lebenssituation wahrnehmen und im kollegialen fallbezogenen Austausch mit Pflegefachpersonen benennen und reflektieren (II.1).

Lernen in der Generalistik → Abschn. 3.3.2, S. 73

Lernen erfolgt nicht in künstlich herbeigeführten Lernsituationen, sondern in „unbeschönigten" Alltagssituationen: Auszubildende lernen sowohl kognitiv als auch emotional. Dabei übernehmen sie nach und nach eigenständig Aufgaben und damit auch Verantwortung. Die Praxisanleitung mit Arbeits- und Lernaufgaben orientiert sich an dem konstruktivistischen Lernverständnis ebenso wie an den Konstruktionskriterien der Rahmenpläne.

Arbeits- und Lernaufgaben
- fördern Kompetenzen aus möglichst verschiedenen Kompetenzbereichen,
- orientieren sich am praktischen Pflegeprozess,
- bearbeiten mehr oder weniger komplexe Situationen der direkten pflegerischen Versorgung sowie Berufssituationen,
- variieren in ihrem Anspruch und
- schließen mit einer Reflexion ab.

Arbeits- und Lernaufgaben entwickeln, verorten und anwenden

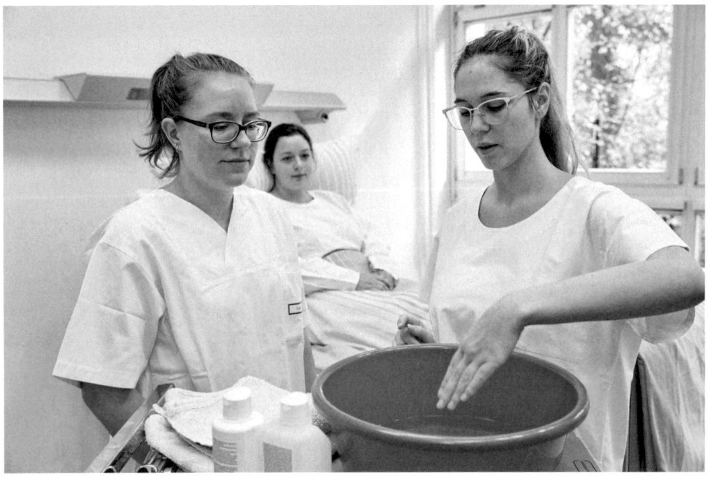
Abb. 16 Die Körperpflege: Anleitungsthema für alle Einsatzbereiche im Orientierungseinsatz

Die in den Rahmenausbildungsplänen vorgeschlagenen Aufgaben bzw. Pflegesituationen sollen für alle möglichen Einsatzverläufe Auszubildender gleichermaßen genutzt werden. Deshalb sind die Inhalte der Rahmenausbildungspläne eher grob umrissen und unabhängig von den möglichen Einsatzorten beschrieben. Der Träger der praktischen Ausbildung (bzw. die Pflegeschule, an die diese Aufgabe delegiert werden kann) erstellt in einem ersten Schritt einen betrieblichen Ausbildungsplan: Darin ist bereits vor Beginn der Ausbildung notiert, **wann** Auszubildende **wo** eingesetzt sind und **was** sie dort lernen können. Dabei orientiert sich der Träger an den Empfehlungen der Rahmenausbildungspläne.

Erst im zweiten Schritt werden die einrichtungs- oder trägerspezifischen Ausbildungspläne auf die besonderen Lernpotenziale der jeweiligen Einsatzorte zugeschnitten. Dabei entstehen aus *allgemeinen* Empfehlungen der Fachkommission *individuelle* Arbeits- und Lernaufgaben. Dies übernehmen Praxisanleitende für jene Bereiche, in denen sie tätig sind. Sie konkretisieren die vorgeschlagenen Aufgaben bzw. Pflegesituationen der Rahmenausbildungspläne, indem sie die Besonderheiten des Einsatzortes berücksichtigen und individuell angepasste Arbeits- und Lernaufgaben erstellen – und zwar für alle Zeiträume, in denen Auszubildende ihren Einsatz (z. B. Orientierungseinsatz, Pflichteinsätze, Vertiefungseinsatz) absolvieren bzw. absolvieren könnten. Durch dieses Vorgehen entsteht ein „Katalog mit Lernangeboten". Sie sind Angebote zur Kompetenzentwicklung, bauen aufeinander auf und werden zunehmend anspruchsvoller.

P PRAXISTIPP

Tauschen Sie die von Ihnen entwickelten Arbeits- und Lernaufgaben mit Praxisanleitenden anderer Bereiche aus. Bestimmt können Sie einige Aufgaben gemeinsam nutzen, diese Aufgaben auf einen anderen Lerngegenstand übertragen oder sie durch die Steigerung der Komplexität erweitern.

Im Rahmen der Planung eines konkreten Einsatzes – in der Regel im Erstgespräch und dann wiederum im Zwischengespräch – legen die Praxisanleitenden gemeinsam mit den Auszubildenden fest, welche Arbeits- und Lernaufgaben während des Einsatzes bearbeitet werden. Dazu könnten Praxisanleitende die „katalogisierten" Aufgaben als Lernangebote vorstellen.
Welche Aufgaben letztlich bearbeitet werden, ist abhängig von den aktuellen Gegebenheiten im Einsatzbereich sowie von den individuellen Lernerfahrungen und Lernbedarfen, die Auszubildende bereits mitbringen. Die ausgewählten Arbeits- und Lernaufgaben können (falls erforderlich) auch angepasst bzw. ausdifferenziert werden.

W ZUM WEITERDENKEN

Arbeits- und Lernaufgaben auswählen und anpassen – Impulse:
- Gibt es derzeit zu pflegende Menschen im Einsatzbereich, die sich für eine Aufgabe eignen würden?
- Können Sie an ähnliche vorausgegangene Aufgaben anknüpfen?
- Können Anteile einer Aufgabe aufgrund von gemachten bzw. fehlenden Erfahrungen weggelassen bzw. ergänzt werden? (Zum Beispiel entfällt ein Beobachtungspart oder ein Anwendungspart wird erweitert.)
- Gibt es Aufgaben, die nur spontan durchgeführt werden können, weil sie nicht planbar sind? (Beispiel: Begleitung Sterbender, Mitwirken bei einer Reanimation.)

Wie Sie als Praxisanleitende nun genau bei der Entwicklung von Arbeits- und Lernaufgaben vorgehen können, sollen die folgende **Schritt-für-Schritt-Anleitung** und die sich daran anschließenden **Beispiele** verdeutlichen.

Schritt-für-Schritt-Anleitung: Arbeits- und Lernaufgaben entwickeln und umsetzen

Schritt 1: Besonderheiten des Einsatzbereiches identifizieren und Aufgaben bzw. Pflegesituationen auswählen

Werfen Sie einen Blick in den Rahmenausbildungsplan und ermitteln Sie. Lernortpotenziale an Ihrem Einsatzort:
- Welche Einsätze finden am Einsatzort statt? (z. B. Orientierungseinsatz, Pflichteinsatz stationäre Akutpflege)
- Welche Aufgaben bzw. Pflegesituationen passen zum Einsatzort?
- Welche Kompetenzen können im Einsatz gefördert werden?
- Welche Pflegeinterventionen werden häufig in meinem Bereich durchgeführt?
- Unter welchen Bedingungen findet Praxisanleitung statt? (z. B. zentral oder dezentrale Praxisanleitung, Gruppen- oder Einzelanleitung)

Schritt 2: Lernpotenziale pflegedidaktisch aufbereiten und Arbeits- und Lernaufgaben erstellen

Bündeln Sie die Lernpotenziale Ihres Bereiches und übertragen Sie diese in eine Arbeits-und Lernaufgaben-Vorlage (*siehe Aufbau einer Arbeits- und Lernaufgabe S. 81*):
- Wie können Pflegeinterventionen gelernt werden?
- Welche Methoden sind sinnvoll?
- Lässt sich die Pflegeintervention eher *erkunden, anwenden, beobachten* oder *reflektieren?*
- Wie viel Zeit soll eingeplant werden?

Schritt 3: Individuelle Erfahrungen Auszubildender erfragen und Arbeits- und Lernaufgaben auswählen

Verbinden Sie die Lernvoraussetzungen der Auszubildenden mit passenden Arbeits- und Lernaufgaben:
- Über welche Erfahrungen verfügen die Auszubildenden?
- Wie selbstständig sind sie schon?
- Welche Arbeits- und Lernaufgaben eignen sich?
- Müssen die Arbeits- und Lernaufgaben individuell angepasst werden?

Beispiel: Eine Arbeits- und Lernaufgabe zum Thema „Unterstützung bei der Körperpflege" entwickeln und umsetzen

Schritt 1:

Besonderheiten des Einsatzbereiches identifizieren und Aufgaben bzw. Pflegesituationen auswählen:

Lernpotenziale am Einsatzort stationäre Akutpflege

Markus Lau (52 J.) ist Praxisanleiter auf einer unfallchirurgischen Station. Er schildert, was Auszubildende im Orientierungseinsatz über die Körperpflege lernen können:

„Häufig versorgen wir auf unserer Station ältere Menschen nach Stürzen. Meistens sind die Sturzfolgen Schenkelhals- oder Radiusfrakturen.
Nach der Operation benötigen diese Menschen, die in vielen Fällen zwar körperlich noch recht fit, aber kognitiv bereits leicht eingeschränkt sind, Unterstützung bei der Körperpflege.
Für Auszubildende, die noch nie bei der Durchführung der Körperpflege unterstützt haben, sind solche Situationen gute Lernsituationen."

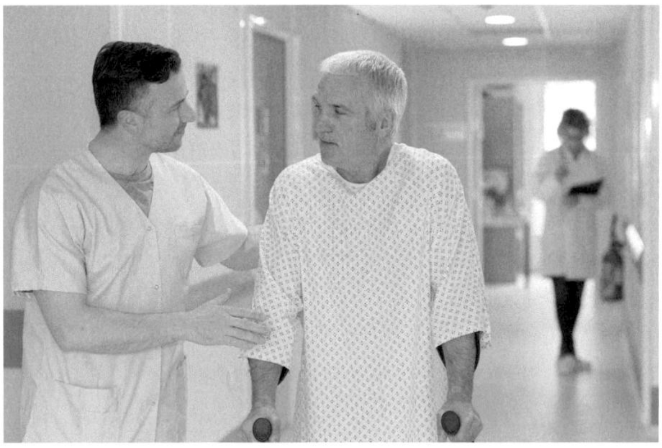

Er wählt folgende Aufgaben aus den Rahmenausbildungsplänen aus:

Kompetenzschwerpunkt	Aufgabenstellung bzw. Pflegesituation
I.1 Die Pflege von Menschen aller Altersstufen verantwortlich planen, organisieren, gestalten, durchführen, steuern und evaluieren (bewerten)	Zu pflegende Menschen mit einem **geringen Grad** an Pflegebedürftigkeit nach vorliegender Planung [...] bei der Selbstversorgung unterstützen. Hierfür eine Einschätzung des Pflegebedarfs und die Beobachtung von Veränderungen des Gesundheitszustandes vornehmen, die geplanten Pflegeinterventionen, ggf. in Abstimmung mit der Pflegefachperson, situativ anpassen. Ressourcen der zur pflegenden Person in die Durchführung der geplanten Pflege einbeziehen und die durchgeführte Pflege dokumentieren. (RAP, S. 202)
II.1 Kommunikation und Interaktion mit Menschen aller Altersstufen und ihren Bezugspersonen personen- und situationsbezogen gestalten und eine angemessene Information sicherstellen	Formen nonverbaler Interaktion, insbesondere Momente leibkörperlicher Interaktion und pflegerischer Berührung bewusst wahrnehmen, gezielt einsetzen und reflektieren. (RAP, S. 204)

Lernpotenziale am Einsatzort ambulante Akut- und Langzeitpflege

Anna Pawlak (32 J.). ist Praxisanleiterin auf einer Sozialstation. Sie schildert, was Auszubildende im Pflichteinsatz Ambulante Akut-/Langzeitpflege im zweiten Ausbildungsdrittel über die Körperpflege lernen können:

„Wir haben mit einer Klinik einen Kooperationsvertrag. Im zweiten Ausbildungsdrittel werden Auszubildende mit dem Vertiefungseinsatz Akutpflege bei uns eingesetzt. Die meisten Auszubildenden bringen vor allem Krankenhauserfahrung mit, manche haben bereits den Pflichteinsatz Langzeitpflege absolviert. Uns ist es wichtig, dass sie bei uns die Besonderheiten der ambulanten Pflege kennen lernen. Dazu gehört vor allem die Durchführung der Körperpflege im privaten Umfeld in oftmals beengten Wohnungen und ohne rückenschonende Hilfsmittel. Außerdem sind wir Gast in fremden Wohnungen, sodass wir mit den Umständen zurechtkommen müssen. Immer wieder sind es auch hygienische Defizite, mit denen wir konfrontiert werden. Unsere Klienten sind in vielen Fällen dement. Sie sind nur noch zu Hause und werden dort von ihren Angehörigen und von uns versorgt."

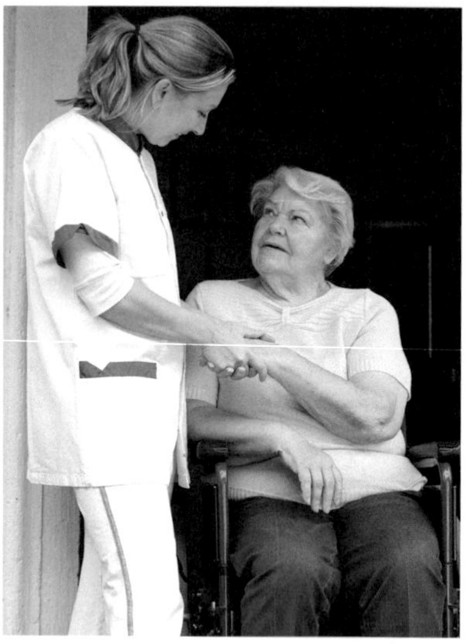

Sie wählt folgende Aufgaben aus den Rahmenausbildungsplänen aus:

Kompetenzschwerpunkt	Aufgabenstellung bzw. Pflegesituation
I.2 Pflegeprozesse und Pflegediagnostik bei Menschen aller Altersstufen mit gesundheitlichen Problemlagen planen, organisieren, gestalten, durchführen, steuern und evaluieren unter dem besonderen Fokus von Gesundheitsförderung und Prävention	In Pflegesituationen mit maximal **mittlerem Grad** an Pflegebedürftigkeit […] der Selbstversorgung sowie der Bewältigung des selbstständigen Umgangs mit krankheits- oder therapiebedingten Anforderungen und Belastungen unterstützen. Das Pflegehandeln situativ an der gesundheitlichen Situation und den Bedürfnissen der zu pflegenden Menschen ausrichten und die dabei gemachten Erfahrungen in die weitere Planung und Organisation des Pflegeprozesses einbringen. (RAP, S. 213)
II.3 Ethisch reflektiert handeln	Zentrale Wertvorstellungen der Pflege in verschiedenen Versorgungssituationen der jeweiligen Versorgungsbereiche erkennen, benennen und sich daran orientieren. (RAP, S. 216)

W ZUM WEITERDENKEN

Welche Lernortpotenziale fallen Ihnen spontan ein, die Sie aus Ihrem Bereich für eine Arbeits- und Lernaufgabe im ersten oder zweiten Ausbildungsdrittel auswählen würden?

Welche Kompetenzschwerpunkte lassen sich damit abbilden?

Schritt 2:

Aufbau einer Arbeits- und Lernaufgabe:

Arbeits- und Lernaufgabe

Nr.:

*Die **Nummerierung** macht die Planung sowie die Dokumentation der Durchführung einfach.*

Titel:

*Der **Titel** wird handlungsorientiert formuliert. Dadurch wird deutlich, was Auszubildende tun sollen.*

Praxiseinsatz

*Die **Angabe des Praxiseinsatzes** hilft bei der „Katalogisierung“.*

Schwerpunkt/e:

*Die **Schwerpunkte** zeigen die Komplexität der Arbeits- und Lernaufgabe und helfen dabei, die Anleitung abwechslungsreich zu gestalten.*

Bezug Rahmenausbildungsplan (Kompetenzschwerpunkte)

*Durch den **Bezug zu den Kompetenzschwerpunkten** wird ersichtlich, dass die ausgewählte Arbeits- und Lernaufgabe unterschiedliche Kompetenzbereiche anbahnt.*

Bearbeitungszeit:

*Die **Bearbeitungszeit** hilft bei der Planung der gesetzlich geforderten 10% Praxisanleitung.*

Welche Erfahrungen bringe ich mit?

***Kenntnisse über Erfahrungen** sind notwendig, um ggf. den Arbeitsauftrag an die Bedürfnisse Auszubildender anzupassen.*

Arbeitsauftrag

*Der **Arbeitsauftrag** beschreibt kleinschrittig, was nacheinander zu tun ist. Dabei werden gut überlegte didaktische Entscheidungen getroffen:*
- *Welche Anteile führen Auszubildende allein durch?*
- *Welche Handlungen sollten nacheinander folgen, damit daran gelernt werden kann? Sollen Auszubildende grundsätzlich erst beobachten und dann anwenden?*

Was nehme ich für mein Handeln und Lernen mit?

*Die **Reflexion der Handlungssituation** sowie des Lernprozesses ist notwendig, damit Auszubildende ihr Handeln überprüfen und an „Altbewährtem“ anknüpfen bzw. es verändern.*

Beispiel 1: Unterstützung bei der Körperpflege am Einsatzort „Akutpflege“ im Orientierungseinsatz

Arbeits- und Lernaufgabe			Nr.: 1
Titel	Zu pflegende Menschen wahrnehmen, berühren und bei der Durchführung der Körperpflege unterstützen.		
Praxiseinsatz	Erstes Ausbildungsdrittel: Orientierungseinsatz	**Schwerpunkt/e**	Beobachten Anwenden
Bezug Rahmenausbildungsplan (Kompetenzschwerpunkte)	S. 202; 204 (I.1; II.1)	**Bearbeitungszeit**	3-4 Tage (erste Einsatzwoche)

Welche Erfahrungen bringe ich mit?

- Was bedeutet für mich Körperpflege?
- Was ist mir wichtig, wenn ich mich selbst pflege?
- Habe ich bereits andere, mir nahestehende Menschen (z. B. Großeltern, Eltern, Geschwister) bei der Körperpflege unterstützt? Falls ja: Wie bin ich vorgegangen? Wie habe ich mich dabei gefühlt?
- Welche Erfahrungen habe ich mit der Körperpflege fremder Menschen bereits gemacht?
- Welche Erwartungen bzw. Befürchtungen verbinde ich mit dieser Arbeits- und Lernaufgabe?

Arbeitsauftrag

Wählen Sie gemeinsam mit Ihrer Praxisanleitung einen zu pflegenden Menschen mit leichten Einschränkungen aus, den Sie über mehrere Tage bei der Durchführung der Körperpflege unterstützen.

1. **Informieren Sie sich mithilfe der Pflegeplanung über notwendige Pflegemaßnahmen und befragen Sie den zu pflegenden Menschen nach seinen Bedürfnissen:**

- Wie viel Unterstützung ist notwendig?
- Auf welche Besonderheiten (z. B. Drainagen, Verbände, Schmerzen) ist zu achten?
- Welche Ressourcen können gefördert werden?
- Gibt es bestimmte Rituale bzw. Vorlieben bei der Durchführung der Körperpflege?

2. **Beobachten Sie Ihre Praxisanleitung bei der Unterstützung der Körperpflege:**

- Wie tritt sie mit diesem Menschen in Beziehung?
- Wie geht sie bei der Körperpflege vor? Welche Ressourcen werden von ihr gefördert?
- Wie berührt sie ihn? Wie reagiert der zu pflegende Mensch auf diese Berührungen?
- Verläuft die Körperpflege wie in der Planung vorgesehen? Wie wird auf notwendige Veränderungen reagiert?

Besprechen Sie mit Ihrer Praxisanleitung, was Sie wahrgenommen haben und wie Sie selbst bei der Durchführung vorgehen wollen.

3. **Führen Sie in den nächsten Tagen die Unterstützung bei der Körperpflege in Absprache mit Ihrer Praxisanleitung durch:**

- Achten Sie darauf, wie sich der Pflegebedarf verändert und wie Sie auf diese Änderungen reagieren.
- Dokumentieren Sie die Veränderungen und passen Sie gegebenenfalls die Pflegeplanung an.
- Führen Sie Berührungen während der Körperpflege bewusst durch. Fragen Sie den zu pflegenden Menschen, wie er die Berührungen wahrnimmt, und passen Sie die Qualität der Berührung ggf. an (z. B. sanftere, festere Berührungen).

Was nehme ich für mein Handeln und Lernen mit?

Reflektieren Sie gemeinsam mit Ihrer Praxisanleitung und beantworten Sie folgende Fragen:

- Was fiel Ihnen leicht und was war für Sie herausfordernd?
- Wie hat es sich für Sie angefühlt, für die Pflege eines Menschen Verantwortung zu übernehmen?
- Welche Pflegemaßnahmen mussten situativ angepasst werden? Wie sind Sie mit diesen Veränderungen umgegangen?
- Wie hat es sich für Sie angefühlt, fremde Menschen bewusst zu berühren?
- Wie beurteilen Sie insgesamt den Verlauf und das Ergebnis der Pflege?
- Woran wollen Sie in den nächsten Wochen arbeiten?

Beispiel 2: Unterstützung bei der Körperpflege am Einsatzort ambulante Akut-/Langzeitpflege im zweiten Ausbildungsdrittel

Arbeits- und Lernaufgabe			Nr.: 8
Titel	Besonderheiten bei der Durchführung der Körperpflege im häuslichen Bereich erkennen und reflektieren.		
Praxiseinsatz	Zweites Ausbildungsdrittel: Pflichteinsatz ambulante Akut-/ Langzeitpflege	**Schwerpunkt/e**	Beobachten Reflektieren
Bezug Rahmenausbildungsplan (Kompetenzschwerpunkte)	S. 213; 216 (I.2; II.3)	**Bearbeitungszeit**	2-3 Tage (erste Einsatztage)

Welche Erfahrungen bringe ich mit?

- Was ist mir wichtig, wenn ich zu pflegende Menschen bei der Körperpflege in der stationären Pflege unterstütze? Worauf achte ich besonders?
- Habe ich bereits mir nahestehende Menschen (z. B. Großeltern, Eltern, Geschwister) zu Hause bei der Körperpflege unterstützt? Falls ja: Was war anders als im Krankenhaus bzw. Altenheim?
- Welche Erwartungen bzw. Befürchtungen verbinde ich mit dieser Arbeits- und Lernaufgabe?

Arbeitsauftrag

Wählen Sie gemeinsam mit Ihrer Praxisanleitung einen mittelgradig pflegebedürftigen Menschen aus, den Sie über mehrere Tage in seinem Zuhause bei der Unterstützung der Körperpflege durch Ihre Praxisanleitung beobachten.

1. **Informieren Sie sich im Gespräch mit Ihrer Praxisanleitung über den Ablauf, vom „Kommen bis zum Gehen“:**

- Wie verhalten Sie sich, wenn Sie im häuslichen Bereich Gast sind?
- Was ist bei der Vor- und Nachbereitung zu beachten (z. B. Material, Raum, Dokumentation)?
- Wie gehen Sie mit der Anwesenheit Angehöriger um?
- Inwieweit lassen sich bestimmte Rituale bzw. Vorlieben bei der Körperpflege berücksichtigen?

2. **Beobachten Sie Ihre Praxisanleitung bei der Unterstützung der Körperpflege:**

- Wie geht sie vor? Welche Ressourcen fördert sie?
- Wie organisiert sie die Arbeitsabläufe unter besonderen Bedingungen?
- Wie geht sie vor, um sich selbst gesundheitsförderlich zu verhalten? (z. B. rückenschonende und hygienische Arbeitsweise)

3. **Besprechen Sie mit Ihrer Praxisanleitung, was Sie wahrgenommen und über die häusliche Pflege herausgefunden haben:**

- Welche Erkenntnisse waren für Sie neu bzw. anders als erwartet und wie bewerten Sie diese?
- Wie haben Sie sich als „Gast“ zu pflegender Menschen in deren privater Umgebung gefühlt?
- Was sind Ihrer Meinung nach die wichtigsten Grundsätze in der häuslichen Pflege?

Was nehme ich für mein Handeln und Lernen mit?

Reflektieren Sie gemeinsam mit Ihrer Praxisanleitung und beantworten Sie folgende Fragen:

- Wie gut ist es Ihnen gelungen, sich im Einsatzbereich der ambulanten Pflege zurechtzufinden?
- Was werden Sie in diesem Einsatz leicht umsetzen können, was wird Ihnen schwerfallen?
- Woran wollen Sie in den nächsten Wochen arbeiten?

Hinweis: Bei der Bearbeitung einer weiteren Arbeits- und Lernaufgabe sollten Sie den zu pflegenden Menschen selbstständig bzw. mithilfe Ihrer Praxisanleitung bei der Durchführung der Körperpflege unterstützen.

Schritt 3:

Individuelle Erfahrungen Auszubildender erfragen und Arbeits- und Lernaufgaben auswählen:

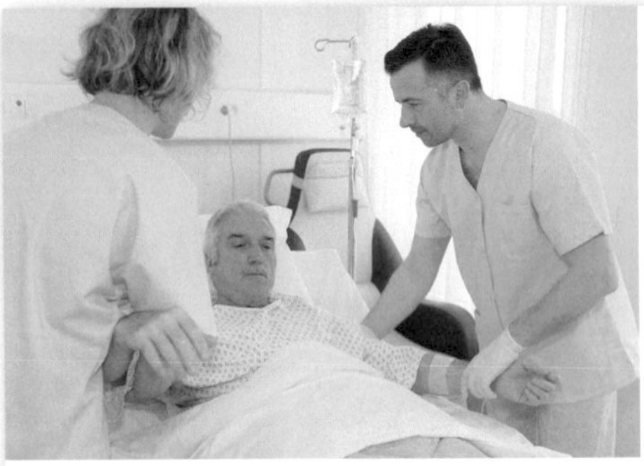

Markus Lau leitet während des Orientierungseinsatzes zwei Auszubildende aus der Pflegeschule des Krankenhauses an:

Vera Roth ist 18 Jahre alt und hat bereits ein einjähriges Praktikum im Pflegeheim absolviert.
Der 16-jährige Stefan Wozniak kommt ohne Praxiserfahrung in den Orientierungseinsatz.

Im Gespräch berichtet Vera stolz, dass sie bis zu fünf Bewohner bei der Körperpflege versorgt hat. Deshalb sei es nicht notwendig, ihr die Durchführung der Körperpflege nochmals zu zeigen. Im Gespräch mit Stefan zeigt sich, dass er sich einerseits freut, endlich in der Schule erlernte Tätigkeiten wie die Unterstützung bei der Körperpflege durchführen zu dürfen. Gleichzeitig hat er nach eigener Aussage ein mulmiges Gefühl, weil er noch nie einen anderen Menschen gewaschen hat.
Mit beiden vereinbart Markus Lau die Durchführung der Arbeits- und Lernaufgabe „Zu pflegende Menschen wahrnehmen, berühren und bei der Durchführung der Körperpflege unterstützen".

Mit Vera will er den zweiten Teil (Beobachtung der Praxisanleitung) etwas ausführlicher durchführen als geplant. Er befürchtet nämlich, dass Vera aufgrund ihrer Erfahrungen aus dem Praktikum zwar „gründlich" waschen wird, dabei aber wichtige Aspekte der Berührung und des Beziehungsaufbaus weitgehend ignoriert. Bei Stefan ist er sich nicht sicher. Sie vereinbaren zunächst die Bearbeitung der ersten beiden Schritte der Arbeits- und Lernaufgabe. Vor dem Schritt 3 (Durchführung) soll ein Reflexionsgespräch klären, ob Stefan es sich zutraut, die Durchführung in Absprache mit Markus Lau zu übernehmen. Durch dieses zweistufige Vorgehen will er Stefan die Angst vor Überforderung nehmen.

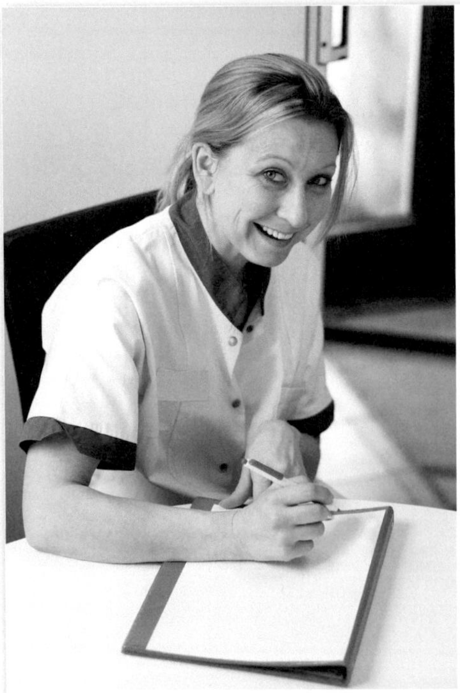

In der Sozialstation, in der Anna Pawlak als Praxisanleiterin arbeitet, leitet sie zwei Auszubildende an, die ihren Pflichteinsatz im zweiten Ausbildungsdrittel absolvieren:

Carlo Fietz ist 20 Jahre alt. Seine Mutter arbeitet als Pflegefachkraft im Krankenhaus auf der Intensivstation. Die 35-jährige Amelia Krol kommt aus Polen. Sie hat bereits viele Jahre als Helferin in der ambulanten Pflege gearbeitet.

Carlo spricht offen an, dass dieser Einsatz ganz und gar nicht seinen Vorstellungen entspricht: „Meine Mutter hat erzählt, dass es da manchmal ganz schön eklig zugeht und eine professionelle Pflege, wie im Krankenhaus, gar nicht möglich ist." Hingegen hat Amalia nach eigenen Angaben „viel erlebt". Sie ist engagiert und freut sich auf den Einsatz. Fast übereifrig will sie gleich allein losfahren und sich um die „alten Leutchen" kümmern. So kennt sie es aus ihrer langjährigen Erfahrung.

Anna Pawlak will in Absprache mit beiden die Arbeits- und Lernaufgabe „Besonderheiten bei der Durchführung der Körperpflege im häuslichen Bereich erkennen und reflektieren" durchführen.
Zunächst plant sie zusammen mit den beiden Auszubildenden den Schritt 1 („Vom Kommen bis zum Gehen"). Je nach der Reaktion beider Auszubildender will sie weiter planen. Anna P. erwartet sich aufgrund der unterschiedlichen Einstellungen der beiden Auszubildenden einen ersten Lernerfolg. Carlo könnte durch Amelias Erlebnisse einen anderen Eindruck über die ambulante Pflege gewinnen. Aber auch Amelia könnte durch Carlos „Krankenhaussozialisation" erfahren, dass es wichtig ist, mit einer „gesunden" Distanz zu überlegen, was professionelle Pflege in der Sozialstation tatsächlich bedeutet.

3.4.2 Demonstration und Simulation

Eine klassische und auch beliebte Methode in der Ausbildung, um bestimmte Fähig- und Fertigkeiten zu vermitteln, ist die **Demonstration.** Sie umfasst das direkte, korrekte Vormachen und anschauliche Zeigen der zu erlernenden Verhaltensweise durch eine erfahrene und kompetente Fachperson mithilfe von u. a. Modellen und Erläuterungen.

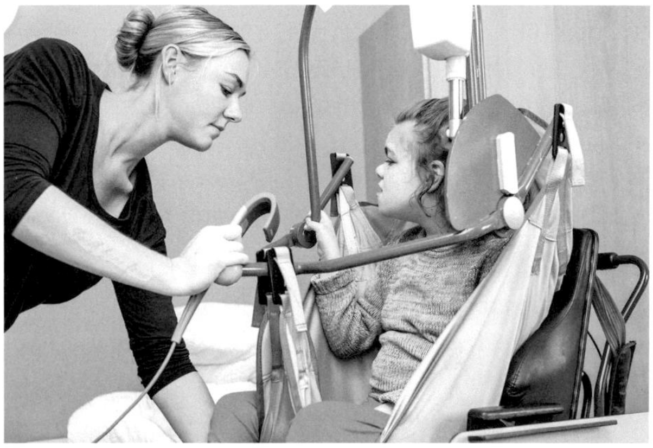

Abb. 17 Eine Praxisanleitende demonstriert den Einsatz eines Transferlifters bei der Mobilisation eines Kindes vom Bett in den Rollstuhl.

Damit eine Demonstration auch den gewünschten Lernerfolg bei den Auszubildenden erzielen kann, gilt es, folgende **Grundsätze** zu beachten:

- Auszubildende verfügen über die nötigen Lernvoraussetzungen, um den gezeigten Handlungen konzentriert folgen und diese auch später nachahmen zu können (z. B. Fachwissen, manuelles Geschick, ungestörte und freie Sicht).
- Die Handlungen werden kleinschrittig, nachvollziehbar, fehlerfrei und anschaulich gezeigt.
- Begleitende Erklärungen der Fachperson sind kurz, prägnant, verständlich und wohldosiert an passender Stelle.
- Komplexe Handlungen werden in Teilabschnitte und ggf. mit Pausen gegliedert.
- Die Möglichkeit für Nachfragen und ggf. Wiederholungen der gezeigten Handlungen ist gegeben.
- Auszubildende erhalten zeitnah die Gelegenheit, demonstrierte Handlungen zunächst zu üben und später selbstständig durchzuführen.
- Zu pflegende Personen werden stets mit Ihren individuellen Bedürfnissen berücksichtigt und nicht als „Versuchsobjekt" oder „Lerngegenstand" missbraucht.

Im Rahmen der Demonstration wird häufig auch die **Vier-Stufen-Methode** genutzt. Die **erste Stufe,** das Vorbereiten, beinhaltet die Festlegung des Themas. Es wird das Lernziel festgelegt, der zeitliche Rahmen benannt und alle notwendigen Materialien zusammengestellt. Auch theoretisches Hintergrundwissen wird besprochen, wiederholt und ggf. ergänzt. In der **zweiten Stufe,** dem Vormachen und Erklären, wird die Tätigkeit ausgeführt – demonstriert. Der Lernende ist dabei in der Beobachtungsrolle und folgt den Ausführungen. Die **dritte Stufe,** das Nachmachen und Erklären, dient dazu, Auszubildende die Tätigkeit selbstständig durchführen und die Handlungsschritte mit eigenen Worten begründen zu lassen. Praxisanleitende nutzen diese Stufe, um Wesentliches zu ergänzen, auf Fehler hinzuweisen und in der Handlung zu korrigieren. Zu betonen sei hier, bei falschen Verhaltensweisen möglichst *sofort* zu intervenieren, um ein Einprägen nicht korrekter Routinen zu vermeiden, sich ansonsten aber beobachtend im Hintergrund zu halten. In der **vierten und letzten Stufe** üben Auszubildende die neuen Fertigkeiten und wenden diese selbstständig an. Das Gelernte wird gefestigt und sollte situativ abruf- und anwendbar sein.

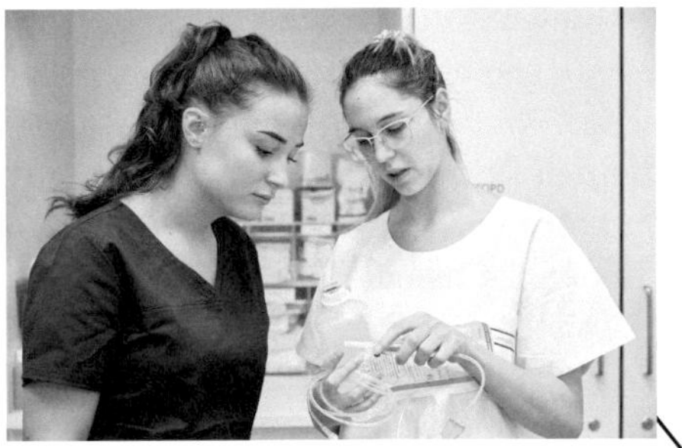

Stufe 2:
Eine Praxisanleiterin erklärt und zeigt die Besonderheiten beim Richten einer Infusion.

4. Selbstständiges Üben/Handeln

3. Nachmachen und erklären lassen

2. Vormachen und Erklären

1. Vorbereiten

Abb. 18 Vier-Stufen-Modell

Häufig wird die Methode der Demonstration bei der Vermittlung von Pflegetechniken bzw. praktischen Einzeltätigkeiten eingesetzt, Beispiele hierfür sind:

- Durchführung der Körperpflege (z. B. Ganzkörperwaschung im Bett, Säuglingsbad)
- Mobilisationen (z. B. Positionierungen, kinästhetisches Handling)
- Verbandwechsel (z. B. bei akuten und chronischen Wunden, Umgang mit Drainagen)
- Richten und Verabreichen von Infusionen, Injektionen, oralen Medikamenten
- Messen von Vitalparametern (Temperatur, Blutdruck, Puls, Sauerstoffsättigung)
- Händedesinfektion und Anziehen von sterilen Handschuhen

Die fachlich korrekte Ausführung steht dabei immer im Mittelpunkt. Auszubildende erlernen logische und aufeinander abgestimmte Handlungsabfolgen, was sehr wichtig und sinnvoll ist. Eine ausschließliche Gestaltung von Praxisanleitungen mithilfe dieser Methode gemäß „Vormachen und Nachmachen" kann auf Dauer jedoch sehr ermüdend und unterfordernd sein, da in der Regel kein Spielraum für individuelles und kreatives Agieren vorgesehen ist.

Generalistik
→ Glossar; Kap. 1

Im Sinne des Lernens in der ‹Generalistik› sollten Demonstrationen daher nicht ausschließlich den Fokus auf das Erlernen von einer Fülle von Tätigkeiten und Techniken legen, sondern diese immer in Bezug zum Pflegeprozess erfolgen und eingeordnet werden. Jede Pflegesituation ist einzigartig und erfordert unter Umständen auch ein begründetes Abweichen bestimmter Handlungsschritte bzw. die Anpassung dieser. Arbeits- und Lernaufgaben bieten sich daher hier als perfekte Ergänzung an.

W ZUM WEITERDENKEN

Wie schätzen Sie den Lernerfolg Ihrer bisherigen Demonstrationen innerhalb der Praxisanleitung ein? Was möchten Sie beibehalten, was eventuell anpassen?

Simulation

Simulationstraining
→ Glossar
Lernen
→ Kap. 1, S. 27

Können Auszubildende bereits auf ein gewisses Repertoire an Handlungskompetenzen zu einer oder mehrerer Pflegeinterventionen zurückgreifen, bietet es sich an, dieses innerhalb von komplexen, authentisch gestalteten Praxissituationen anzuwenden – der ‹Simulation›.

Das **arbeitsorientierte Lernen** in einer nachgestellten Situation innerhalb eines geschützten Rahmens ermöglicht den Auszubildenden, angepasst an ihren Entwicklungsstand und ohne Nachteile für zu pflegende Menschen wertvolle Lernerfahrungen zu sammeln. Pflegebedürftige Menschen werden in den Handlungssituationen durch schauspielende Personen, Demonstrationspuppen/-modelle oder andere Auszubildende, die als Lernpartner fungieren, simuliert.

Mithilfe der **Simulation** können Auszubildende ihre beruflichen Handlungskompetenzen in realistisch nachgestellten und komplexen Pflegesituationen unter Beweis stellen.

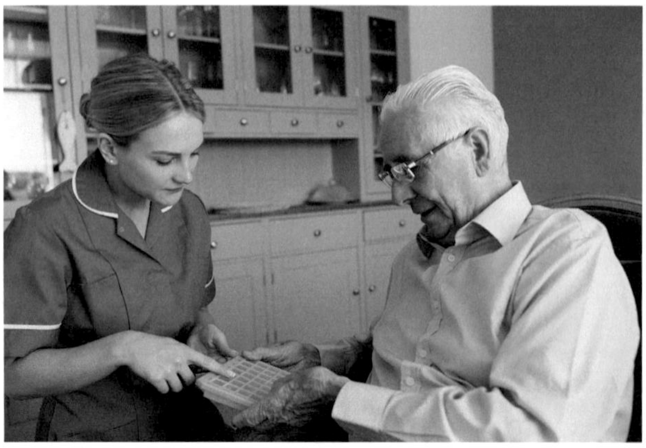

Anders als bei der Demonstration, die sowohl in der echten Pflegepraxis als auch im Rahmen des pflegepraktischen Unterrichts in der Pflegeschule Anwendung findet, ist diese Methode für den Dritten Lernort, das „Skills Lab", bestimmt. Auf den folgenden beiden Exkursseiten finden Sie hierzu praxisnahe Einblicke und in Kapitel 4 Weiteres zum Thema „Prüfen im Skills Lab".

Abb. 19 Simulation im Skills Lab: Eine Auszubildende führt ein Informations- und Beratungsgespräch mit einem schauspielenden Bewohner zur Einnahme seiner Medikamente, die zuvor von ihr gerichtet wurden.

E EXKURS

Lernen und Anleiten im Skills Lab

Der Begriff „**Skills Lab**" stammt aus dem Englischen, „Skills" meint Fähigkeiten, fachliches Können/Geschick und „Lab" steht für Labor/Versuchsraum. Im Skills Lab (auch: Dritter Lernort, Lernlabor, Sim-Lab) werden in möglichst authentisch eingerichteten Räumen (z. B. Kliniksetting mit Patientenbett und Überwachungsmonitor oder Häuslichkeit mit Pflegebett, Rollstuhl/Transfer-Lifter und Wohnzimmermobiliar) Pflegetechniken an speziellen Simulationsmodellen/-puppen oder Lernpartnern bzw. geschulten Schauspielpersonen praktisch geübt. Fehler sind erlaubt und dienen als Lernanlass.

Nach § 5 Abs. 1 PflBG sollen die Auszubildenden in der Entwicklung von personalen, methodischen, sozialen, interkulturellen und kommunikativen Kompetenzen gefördert werden. Dazu bietet sich u. a. das Skills Lab an. Im Rahmenlehrplan der Fachkommission werden mögliche Anregungen zu einer simulativen Lernumgebung für das 1./2. und 3. Ausbildungsdrittel innerhalb der curricularen Einheiten genannt. Dazu zählen z. B. Training von Beratungsgesprächen mit pflegenden Bezugspersonen oder auch das Vorgehen in möglichen Notfallsituationen.

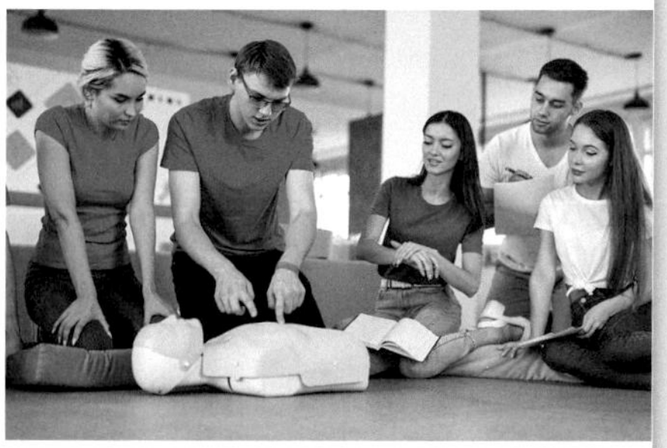

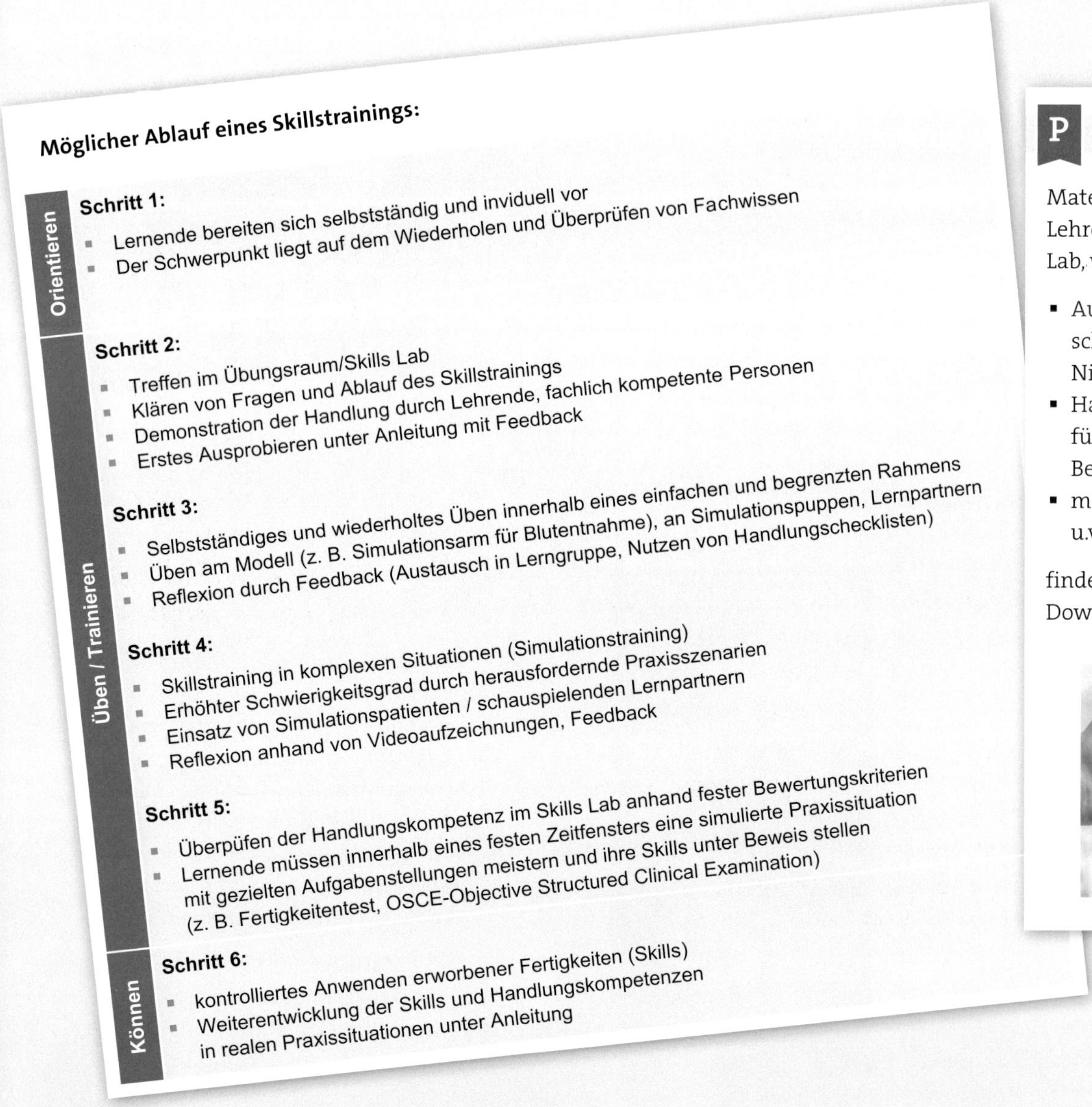

Möglicher Ablauf eines Skillstrainings:

Orientieren

Schritt 1:
- Lernende bereiten sich selbstständig und inviduell vor
- Der Schwerpunkt liegt auf dem Wiederholen und Überprüfen von Fachwissen

Üben / Trainieren

Schritt 2:
- Treffen im Übungsraum/Skills Lab
- Klären von Fragen und Ablauf des Skillstrainings
- Demonstration der Handlung durch Lehrende, fachlich kompetente Personen
- Erstes Ausprobieren unter Anleitung mit Feedback

Schritt 3:
- Selbstständiges und wiederholtes Üben innerhalb eines einfachen und begrenzten Rahmens
- Üben am Modell (z. B. Simulationsarm für Blutentnahme), an Simulationspuppen, Lernpartnern
- Reflexion durch Feedback (Austausch in Lerngruppe, Nutzen von Handlungschecklisten)

Schritt 4:
- Skillstraining in komplexen Situationen (Simulationstraining)
- Erhöhter Schwierigkeitsgrad durch herausfordernde Praxisszenarien
- Einsatz von Simulationspatienten / schauspielenden Lernpartnern
- Reflexion anhand von Videoaufzeichnungen, Feedback

Schritt 5:
- Überpüfen der Handlungskompetenz im Skills Lab anhand fester Bewertungskriterien
- Lernende müssen innerhalb eines festen Zeitfensters eine simulierte Praxissituation mit gezielten Aufgabenstellungen meistern und ihre Skills unter Beweis stellen (z. B. Fertigkeitentest, OSCE-Objective Structured Clinical Examination)

Können

Schritt 6:
- kontrolliertes Anwenden erworbener Fertigkeiten (Skills)
- Weiterentwicklung der Skills und Handlungskompetenzen in realen Praxissituationen unter Anleitung

P PRAXISTIPP

Materialien zum Anleiten, Lehren und Lernen im Skills Lab, wie

- Aufgaben mit Rollenbeschreibungen in drei Niveaustufen,
- Handlungschecklisten für Feedback und Bewertung,
- methodische Hinweise u.v.m.,

finden Sie in folgendem Download:

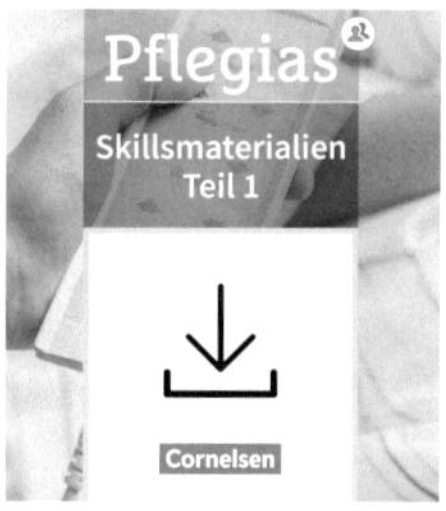

Blutdruckmessung – Checkliste

Tätigkeit	R	F	ND	NE	Kommentar
Der/die Lernende …					
richtet die Materialien: ▪ Blutdruckmanschette in geeigneter Größe ▪ Stethoskop ▪ Fieberkurve/Dokumentation ▪ Stift in entsprechender Farbe	❑	❑	❑	❑	
führt die Händedesinfektion durch	❑	❑	❑	❑	
informiert situations- und altersgerecht über Zweck und Ablauf	❑	❑	❑	❑	
führt die Handlung rückenschonend aus	❑	❑	❑	❑	
entfernt beengende Kleidung bzw. Schmuck/Uhr vom Arm	❑	❑	❑	❑	
positioniert Oberarm auf Herzhöhe	❑	❑	❑	❑	
legt die Manschette um den Oberarm ▪ luftleer ▪ straff ▪ ca. 2 Finger breit über der Ellenbeuge ▪ Schläuche mit dem Arterienverlauf	❑	❑	❑	❑	
schließt das Ventil	❑	❑	❑	❑	
tastet den Radialispuls	❑	❑	❑	❑	
pumpt die Manschette auf, bis der Puls nicht mehr fühlbar ist, und gibt danach noch 20–30 mmHg Luft in die Manschette	❑	❑	❑	❑	
steckt das Stethoskop in die Ohren	❑	❑	❑	❑	
legt das Stethoskop auf die Ellenbeuge	❑	❑	❑	❑	
öffnet die Manschette und lässt langsam die Luft aus der Manschette (2–5 mmHg/Sek.)	❑	❑	❑	❑	
liest den Wert beim ersten hörbaren Ton vom Manometer ab (systolischer Wert)	❑	❑	❑	❑	
liest beim letzten hörbaren Ton den diastolischen Wert ab	❑	❑	❑	❑	
lässt die restliche Luft schnell aus der Manschette ab	❑	❑	❑	❑	
entfernt die Manschette	❑	❑	❑	❑	
teilt das Ergebnis dem/der Pflegebedürftigen mit und gibt eine Einschätzung	❑	❑	❑	❑	
positioniert Pflegebedürftige/n bequem	❑	❑	❑	❑	
richtet die Umgebung des/der Pflegebedürftigen	❑	❑	❑	❑	
desinfiziert sich die Hände	❑	❑	❑	❑	
dokumentiert den Wert an korrekter Stelle	❑	❑	❑	❑	
leitet Auffälligkeiten weiter	❑	❑	❑	❑	
desinfiziert die Geräte korrekt	❑	❑	❑	❑	
Summe					Max. 24 Punkte

R = Richtig, **F** = Falsch, **ND** = Nicht durchgeführt, **NE** = Nicht einschätzbar/nicht erforderlich

Selbst- und Fremdreflexionen im Skills Lab mithilfe von Checklisten

Ein wichtiger Bestandteil der Skills-Lab-Methode ist das Briefing (Vorbesprechung) und Debriefing (Nachbesprechung). Zunächst wird die zu übende Pflegeintervention ausführlich besprochen und demonstriert. Danach erfolgt die selbstständige praktische Umsetzung. Im Nachgang des Trainings bzw. der Simulation reflektieren Lehrende und Praxisanleitende gemeinsam mit den Auszubildenden die Situation.
Zum Einsatz kommen hier oft Handlungschecklisten, in denen festgehalten wird, was richtig umgesetzt wurde und was noch zu verbessern ist.

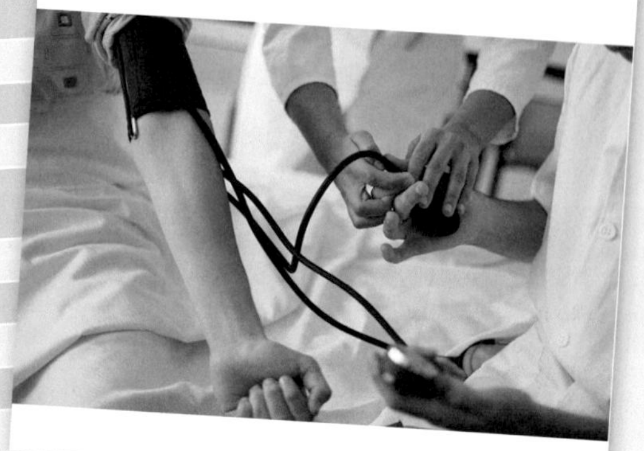

„Der einzige Vorteil, im Skills Lab zu lernen, ist die Nicht-Gefährdung von Menschen. Pflegen lernen kann man da nicht. Das geht nur in der echten Praxis!"

Max Zinke (36 J.), Praxisanleiter in einem Seniorenheim

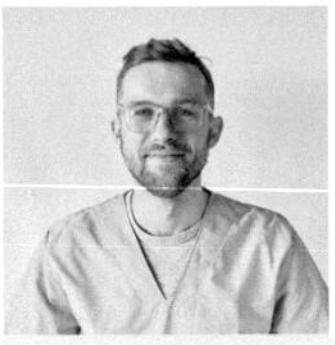

Wie ist Ihre Meinung?

Teilen Sie die Einstellungen?

Gibt es für Sie die Möglichkeit, das Skills Lab in der Pflegeschule oder im Versorgungsbereich zu nutzen?

Welche Anleitungen würden Sie hier gerne einmal durchführen?

„Das gezielte Üben und Trainieren von Pflegetechniken lässt Auszubildende selbstsicherer werden und erweitert ihre Handlungskompetenzen. Sie bauen Berührungsängste ab, indem sie sich herausfordernden Situationen in der Simulation stellen können, z. B. beim Legen einer Magensonde an einer Säuglingspuppe, bei der Katheterisierung oder dem Verhalten bei einer Reanimation."

Maria Santos (29 J.), Praxisanleiterin in einer Uniklinik

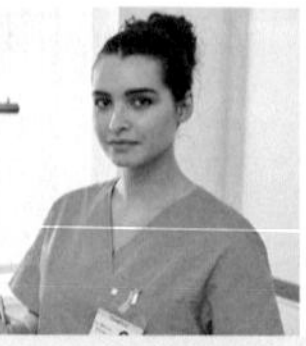

3.4.3 Gruppenanleitung

Das Lernen in und mit einer Gruppe setzt eine gute Vorbereitung voraus. Nicht selten befinden sich mehrere Auszubildende gleichzeitig an einem Einsatzort. Eine gute Betreuung und strukturierte Anleitung sicherzustellen, kann je nach Bereich und personellen Ressourcen hier eine Herausforderung sein.

Praxisanleitende können sich, vor allem bei Auszubildenden verschiedener Jahrgänge oder Hintergründe (z. B. ambulante Akut-/Langzeitpflege, stationäre Akut-/Langzeitpflege), die unterschiedlichen Lernvoraussetzungen und Ressourcen bei ihren Anleitungen jedoch positiv zunutze machen.
Ziel der Gruppenanleitung sollte nicht die Demonstration von Fertigkeiten sein, vielmehr können gemeinsam Inhalte erarbeitet, Anleitungen durchgeführt, besprochen und abschließend ‹reflektiert› werden. Vor allem der Austausch unter den Auszubildenden schafft neue Perspektiven und fördert auch sprachliche sowie kommunikative Fähigkeiten. Unterschiedliche Blickwinkel und Erfahrungen können ebenso neu eingeordnet und diskutiert werden. Praxisanleitende können hier eine Moderationsrolle einnehmen und damit sicherstellen, dass jeder sich einbringen kann und konstruktiv agiert wird. Im weiteren Vorgehen können auch Formate wie „Auszubildende leiten Auszubildende an", was bereits in vielen Pflegeschulen und Praxiseinrichtungen umgesetzt wird, angewandt werden.

Reflektieren
→ Kap. 5, S. 141 ff.

B BEISPIEL

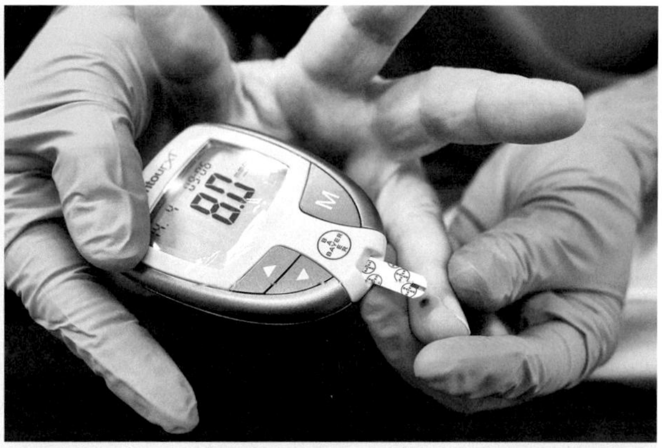

„Herr Schmidt braucht Insulin"

Frühdienst im Pflegeheim, drei Auszubildende befinden sich zur gleichen Zeit im Praxiseinsatz: Zwei absolvieren ihren Pflichteinsatz stationäre Langzeitpflege (zweites Ausbildungsdrittel), eine ihren Vertiefungseinsatz (letztes Ausbildungsdrittel).

Eine alltägliche Situation: Der Bewohner, Herr Schmidt (83 J.), Diabetiker, benötigt eine Blutzuckermessung und anschließend sein Insulin. Er leidet unter einem Tremor und hat wenig Appetit.

Stellen Sie als Praxisanleitung im Vorfeld die Frage, was alles bei der Versorgung von Herrn Schmidt bedacht werden muss. So können Sie sich von den Auszubildenden im Pflichteinsatz sicherlich die korrekte Ausführung der Blutzuckermessung erläutern und Normwerte nennen lassen. Auch die subkutane Applikation des Insulins kann sicherlich bereits erklärt werden.

Die Auszubildende in der Vertiefungsphase kann sich einbringen, indem sie mögliche Blutzuckerabweichungen begründet und Beratungsinhalte zum Ernährungsverhalten schildert. Die Insulinapplikation kann von ihr viel umfassender eingeordnet werden, z. B. aufgrund der Pflegeprozessverantwortung und des Fachwissens bezüglich der Ursachen der motorischen Einschränkungen von Herrn Schmidt. Die Auszubildenden profitieren voneinander und es können Synergien gebildet werden.

Für ‹zentrale (freigestellte) Praxisanleitungen› sind Gruppenanleitungen meist etwas einfacher zu handhaben, da hier mehr Vorbereitungszeit möglich ist. Sie haben ebenfalls den Vorteil, dass sie die Auszubildenden über den Ausbildungsverlauf hinweg begleiten und individuelle Kompetenzentwicklungen mitverfolgen und dadurch besser in der Gruppenanleitung miteinbeziehen können.
Für ‹dezentrale Praxisanleitende› ist die Herausforderung, dass sie dieses Vorwissen oft nicht haben und sich erstmal orientieren müssen. Hier sollte immer situativ und mit Fingerspitzengefühl geschaut werden, wie die Auszubildenden in der Gruppe reagieren und zusammenarbeiten.

Zentrale und dezentrale Praxisanleitung
→ Glossar

Eine sehr gute Möglichkeit, von den verschiedenen Erfahrungen zentraler und dezentraler Praxisanleitungen zu profitieren, ist die gemeinsame Gestaltung eines ganzen Praxistages oder einzelner Praxisworkshops. Lassen Sie sich auf der nächsten Exkursseite dazu gern inspirieren!

E EXKURS

Gestaltung eines Praxistages

Wie könnte ein Praxistag in Ihrem Versorgungsbereich aussehen?
Welche spontanen Ideen haben Sie?

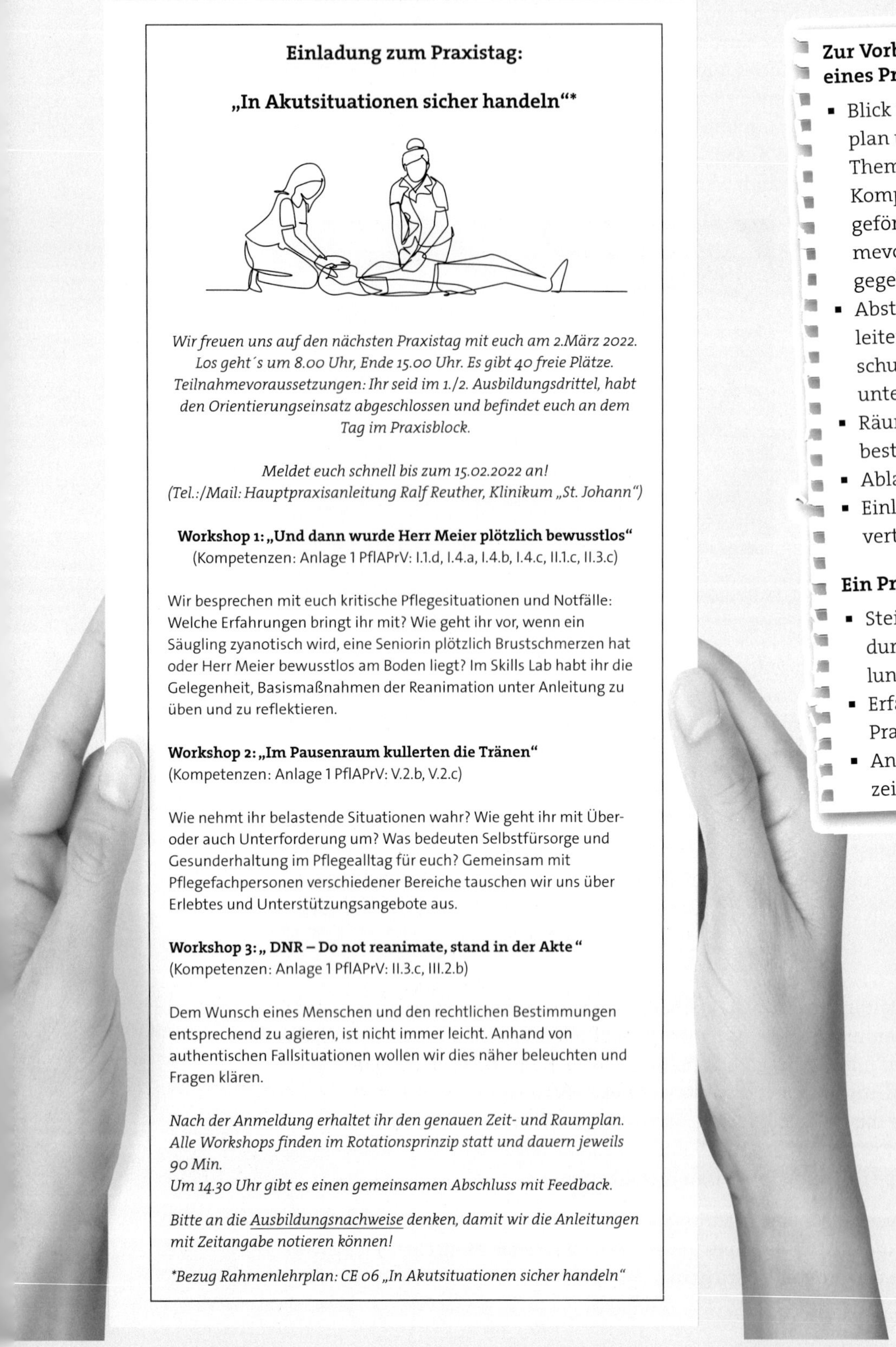

Einladung zum Praxistag:

„In Akutsituationen sicher handeln"*

Wir freuen uns auf den nächsten Praxistag mit euch am 2.März 2022. Los geht´s um 8.00 Uhr, Ende 15.00 Uhr. Es gibt 40 freie Plätze. Teilnahmevoraussetzungen: Ihr seid im 1./2. Ausbildungsdrittel, habt den Orientierungseinsatz abgeschlossen und befindet euch an dem Tag im Praxisblock.

Meldet euch schnell bis zum 15.02.2022 an!
(Tel.:/Mail: Hauptpraxisanleitung Ralf Reuther, Klinikum „St. Johann")

Workshop 1: „Und dann wurde Herr Meier plötzlich bewusstlos"
(Kompetenzen: Anlage 1 PflAPrV: I.1.d, I.4.a, I.4.b, I.4.c, II.1.c, II.3.c)

Wir besprechen mit euch kritische Pflegesituationen und Notfälle: Welche Erfahrungen bringt ihr mit? Wie geht ihr vor, wenn ein Säugling zyanotisch wird, eine Seniorin plötzlich Brustschmerzen hat oder Herr Meier bewusstlos am Boden liegt? Im Skills Lab habt ihr die Gelegenheit, Basismaßnahmen der Reanimation unter Anleitung zu üben und zu reflektieren.

Workshop 2: „Im Pausenraum kullerten die Tränen"
(Kompetenzen: Anlage 1 PflAPrV: V.2.b, V.2.c)

Wie nehmt ihr belastende Situationen wahr? Wie geht ihr mit Über- oder auch Unterforderung um? Was bedeuten Selbstfürsorge und Gesunderhaltung im Pflegealltag für euch? Gemeinsam mit Pflegefachpersonen verschiedener Bereiche tauschen wir uns über Erlebtes und Unterstützungsangebote aus.

Workshop 3: „ DNR – Do not reanimate, stand in der Akte "
(Kompetenzen: Anlage 1 PflAPrV: II.3.c, III.2.b)

Dem Wunsch eines Menschen und den rechtlichen Bestimmungen entsprechend zu agieren, ist nicht immer leicht. Anhand von authentischen Fallsituationen wollen wir dies näher beleuchten und Fragen klären.

Nach der Anmeldung erhaltet ihr den genauen Zeit- und Raumplan. Alle Workshops finden im Rotationsprinzip statt und dauern jeweils 90 Min.
Um 14.30 Uhr gibt es einen gemeinsamen Abschluss mit Feedback.

Bitte an die Ausbildungsnachweise denken, damit wir die Anleitungen mit Zeitangabe notieren können!

**Bezug Rahmenlehrplan: CE 06 „In Akutsituationen sicher handeln"*

Abb. 20 Flyer eines organisierten Praxistages für Auszubildende

Zur Vorbereitung und Organisation eines Praxistages gehören:

- Blick in den Rahmenausbildungsplan und die PflAPrV (Welche Themen bieten sich an? Welche Kompetenzen sollen entwickelt/gefördert werden? Welche Teilnahmevoraussetzungen müssen gegeben sein?)
- Abstimmen mit anderen Praxisanleitenden, Bereichen, der Pflegeschule (Wer macht mit? Wer kann unterstützen?)
- Räume reservieren, Materialien bestellen
- Ablaufplan erstellen
- Einladung (Flyer) entwerfen und verteilen

Ein Praxistag bietet viele Vorteile:

- Steigerung der Anleitungsqualität durch direktes Feedback, Wiederholung und Evaluation der Workshops
- Erfahrungsaustausch mit anderen Praxisanleitenden
- Anrechnung der Praxisanleitungszeit für mehrere Auszubildende

3.4.4 Begleitendes Arbeiten

Die vermutlich häufigste Anleitungsform, die in der Praxis stattfindet, ist die situative Praxisanleitung. Auf der einen Seite, weil sich oft die beste Praxisanleitungsvorbereitung im Berufsalltag aufgrund unvorhergesehener Ereignisse oder veränderter Versorgungsbedarfe nicht so umsetzen lässt wie angedacht. Auf der anderen Seite reichen oft trotz hoher Motivation die erforderlichen personellen und zeitlichen Ressourcen für eine Anleitungsausgestaltung nicht aus. Das so dann häufig praktizierte begleitende Arbeiten muss aber nicht gleichbedeutend mit einer minderwertigen Anleitungsqualität einhergehen, wenn dabei einige Prinzipien berücksichtigt werden:

- Die von den Auszubildenden zu übernehmenden Tätigkeiten entsprechen dem Ausbildungsstand.
- Die Auszubildenden werden jederzeit aktiv eingebunden und nicht als „stille Beobachtende" oder „Assistenzpersonen" verstanden, z. B. werden sie nicht nur für Hol- und Bringdienste, Reinigungsarbeiten eingesetzt.
- Der Pflegeprozess wird während der Zusammenarbeit transparent, die jeweiligen Handlungsschritte und Pflegesituationen werden als Lernanlass genutzt und im Nachgang reflektiert.
- Die Auszubildenden erfahren die nötige Unterstützung und Wertschätzung.

Unter „**begleitendem Arbeiten**" ist eine gemeinsame oder abwechselnde pflegerische Versorgung von Menschen mit unterschiedlichen Bedarfen durch Praxisanleitende und Auszubildende zu verstehen. Der Fokus liegt dabei auf der Förderung beruflicher Handlungskompetenzen Auszubildender, bei gleichzeitiger Sicherung der Pflegeversorgungsqualität.

Neben diesen allgemeinen Prinzipien gelten bei den integrierten Anleitungen während des begleitenden Arbeitens selbstverständlich auch die in den Rahmenplänen der Fachkommission erörterten **‹**Konstruktionsprinzipien**›**, die bereits in Kapitel 1 thematisiert wurden. Auf der nächsten Seite werden sie noch einmal überblickshaft und aus dem Verständnis einer Praxisanleiterin heraus thematisiert.

Konstruktionsprinzipien
→ Kap. 1, *S. 29*

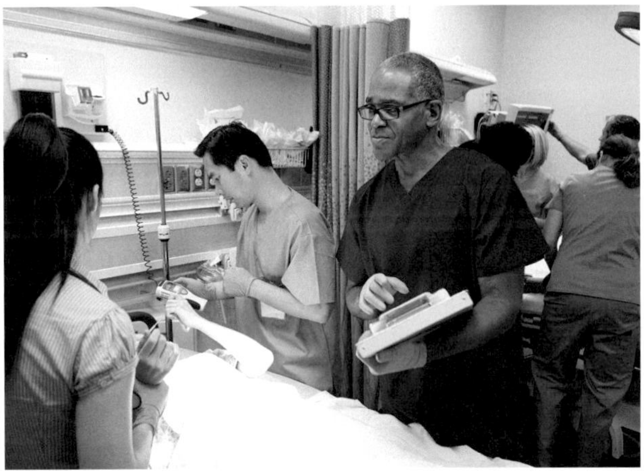

Abb. 21 Begleitendes Arbeiten in der Notfallambulanz: Ein Praxisanleitender nutzt die Aufnahme einer Patientin als Lernsituation für seine Auszubildende.

Auszubildende nehmen das begleitende Arbeiten oft als sehr lehrreich und kompetenzfördernd wahr, wenn im Anschluss an eine Handlung direkt konstruktives Feedback erfolgt. „Den Verbandwechsel hast du sehr gut gemacht, vor allem, weil du sehr einfühlsam warst und, trotz des schwierigen Handlings mit der Drainage, zu keiner Zeit unsteril oder schmerzauslösend gearbeitet hast." Ein so formuliertes Feedback und differenziertes Lob stärkt das Selbstbewusstsein der Auszubildenden und gibt ihnen das nötige Selbstvertrauen, in bestimmten Handlungssituationen bereits sehr kompetent agieren zu können. Dies motiviert dazu, weitere Erfolgserlebnisse in weiteren Kompetenzbereichen zu erfahren.

Begleitendes Arbeiten birgt jedoch, neben den vielen Lernchancen und integrierten Anleitungen, die Gefahr, dass Auszubildende mit einer Fülle an komplexen Aufgaben und Eindrücken überfordert werden. Es ist aus diesem Grund unmöglich zu verlangen, dass gerade bei einem so komplett ausgerichteten Dienst einer Praxisanleitung mit einem/einer Auszubildenden die Aufnahmefähigkeit gleichbleibend hoch ist. Es muss daher bewusst ausgewählt und entschieden werden, wann ein geeigneter Zeitpunkt und Anlass gegeben ist, selbstständiges Handeln zu fördern und als Praxisanleitung eine beobachtende oder unterstützende Rolle einzunehmen und ebenso, wann wieder selbst agiert wird oder es sinnvoll ist, eine Pause einzuräumen.

Orientierung an Kompetenzschwerpunkten

Für jeden Praxiseinsatz, angefangen vom Orientierungseinsatz bis hin zum Vertiefungseinsatz, sind spezielle Kompetenzschwerpunkte in den Rahmenausbildungsplänen für die praktische Ausbildung verpflichtend formuliert.

„Mit Blick in die Rahmenpläne weiß ich, welche Ziele in der Einsatzzeit meiner Auszubildenden erreicht werden sollen, und richte meine Anleitung danach aus."

Pflegeprozessverantwortung und vorbehaltene Tätigkeiten

- Anleitungen sind auf Basis der vollständigen Abbildung des Pflegeprozesses zu planen und durchzuführen.
- Die vorbehaltenen Tätigkeiten (§ 5 Abs. 3 PflBG) sind dabei stets zu fokussieren:
  - Erhebung und Feststellung des individuellen Pflegebedarfs
  - Organisation, Gestaltung und Steuerung des Pflegeprozesses
  - Analyse, Evaluation, Sicherung und Entwicklung der Qualität in der Pflege.

„Ich binde meine Auszubildenden aktiv in die Pflegeprozessgestaltung mit ein, z. B. lasse ich sie den Pflegebedarf eines zu pflegenden Menschen ermitteln und geeignete Pflegemaßnahmen planen und umsetzen."

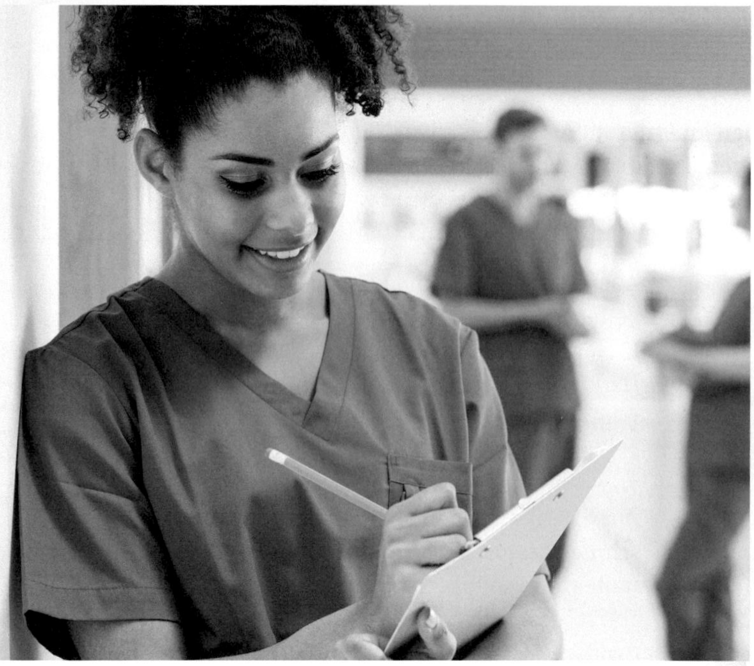

Situations-, Persönlichkeits- und Wissenschaftsorientierung

- Die Auswahl der Pflegesituationen für eine Anleitung sollte möglichst so erfolgen, dass alle fünf Kompetenzbereiche abgebildet werden und die Situation eine gewisse Exemplarität aufweist.
- Auszubildende sollen nach dem neuesten Stand der Wissenschaft pflegen und ihr Handeln begründen und reflektieren lernen.
- Durch den Austausch mit Pflegefachpersonen und Reflexionen werden die eigene Persönlichkeit und berufliche Rolle weiterentwickelt.

„Ich wähle gezielt Pflegesituationen aus, an denen meine Auszubildenden wachsen können und das Gelernte auch in anderen Versorgungsbereichen nutzen und anwenden."

Entwicklungslogik

- Die Abfolge der Praxiseinsätze und die Festlegung der Kompetenzschwerpunkte folgen einem logischen Aufbau mit einer zunehmenden Steigerung des zu bewältigenden Anspruchsniveaus.

„Ich berücksichtige bei meiner Anleitung den jeweiligen Ausbildungsstand. Im ersten und zweiten Ausbildungsdrittel wähle ich gezielt Menschen mit einem geringen bis mittleren Grad an Pflegebedürftigkeit in gesundheitlich stabilen Lagen für die Versorgung und Anleitung aus. Im letzten Ausbildungsdrittel setze ich den Schwerpunkt auf die Versorgung hochgradig pflegebedürftiger Menschen mit der Gefahr von Komplikationen."

„Ich vermeide eine Unter- und Überforderung meiner Auszubildenden."

Abb. 22 Was muss ich bei meinen Anleitungen konkret beachten und umsetzen? – Konstruktionsprinzipien im Überblick

Begleitendes Arbeiten, das vorbereitet und nachbesprochen (reflektiert) wird, zählt als **formelles Lernen.**
Entfallen dagegen Vorbereitung sowie Reflexion und das begleitende Arbeiten ist gleichzusetzen mit einem „unreflektierten Mitlaufen", entspricht dies dem spontanen, **informellen Lernen,** das viele Risiken birgt (unreflektierte Übernahme von falschem Routineverhalten u. a.).

Bieten sich während der Zusammenarbeit beim begleitenden Arbeiten andere oder weitere Lernanlässe als vorgenommen bzw. eingeplant, so können diese je nach Abwägung flexibel genutzt werden. Im Nachgang sollte hierzu jedoch immer eine Reflexion erfolgen. Die Lernsituation wird dadurch von den Auszubildenden besser in den richtigen Kontext eingeordnet und auch die Praxisanleitungsdokumentation kann angepasst werden.

B BEISPIEL

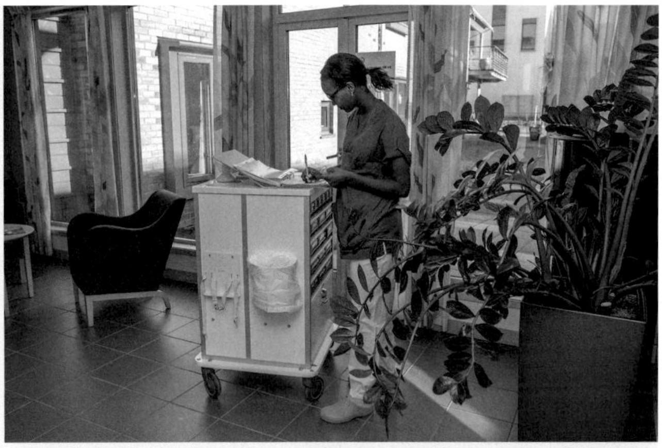

„Und dann kam alles anders" – ein Spätdienst im Pflegeheim
Mara Malaika (23 J., Auszubildende im Pflichteinsatz stationäre Langzeitpflege des zweiten Ausbildungsdrittels) hatte sich mit ihrem Praxisanleiter Thomas Berndt (45 J.) während des begleitenden Arbeitens im Spätdienst vorgenommen, den Fokus u. a. auf die Biografiearbeit zu legen. Bisher hatte sie noch nie die Gelegenheit zum Führen eines Biografiegespräches gemäß Kompetenzschwerpunkt I.5, Rahmenausbildungsplan, S. 214.
Doch dann kam alles anders. Eine Bewohnerin stürzte auf dem Weg zum Speisesaal und zog sich eine Kopfplatzwunde zu. Die Wunde wurde versorgt, ein Sturzprotokoll ausgefüllt und Rücksprache mit dem Arzt gehalten. Schließlich musste die Bewohnerin mit Verdacht auf Gehirnerschütterung und Schenkelhalsfraktur in die Klinik verlegt werden. Die Angehörigen wurden informiert. Die pflegerische Versorgung der anderen Bewohner/innen verzögerte sich durch den Vorfall sehr – alle sorgten sich und hatten großen Redebedarf.
Am Ende des Dienstes sitzen Thomas Berndt und Mara Malaika zusammen und lassen alles noch einmal im Abgleich mit den Kompetenzschwerpunkten des Praxiseinsatzes Revue passieren. Mara hat viele Fragen, auch wünscht sie sich ein Feedback zu den von ihr selbstständig übernommenen Tätigkeiten, wie z. B. der Pflegeberichtsdokumentation. Ebenso hat sie Zweifel, ob sie sich bei dem Sturz richtig verhalten hat.
Ein sehr intensiver Austausch findet statt, in dem auch Thomas Berndt für sich notiert, worauf er beim nächsten gemeinsamen Dienst mit Mara achten möchte. Sie vereinbaren, die nicht mehr geschafften und noch offen gebliebenen Punkte am darauffolgenden Tag abschließend zu besprechen und daran anknüpfende Anleitungen zu planen.

Um die Selbstständigkeit und das eigenverantwortliche Arbeiten der Pflegeauszubildenden zu fördern, bieten sich vielfältige Praxisprojekte an, in denen u. a. auch das begleitende Arbeiten sowie Lernen am Modell (Beobachtungslernen, Imitationslernen) eine große Rolle spielt.
Beispiele hierfür sind: Schulstation, Ausbildungsstation oder „Azubis leiten eine Station".
Diese Projektformen innerhalb eines Praxiseinsatzes können je nach Träger und Pflegeschule unterschiedlich organisiert und gestaltet sein. Es ist daher schwierig, eine einheitliche und allgemeingültige Definition im Einzelnen dafür zu geben.

Einen kleinen Einblick in das bereits sehr verbreitete und beliebte Praxisprojekt „Azubis leiten eine Station" gibt Ihnen die nachfolgende Exkursseite. Vielleicht haben Sie die Möglichkeit, als Praxisanleitung hier einmal zu hospitieren oder selbst aktiv mitzuwirken, falls Sie damit bisher noch keine Erfahrungen oder Berührungspunkte hatten.

E EXKURS

Praxisprojekt: „Azubis leiten eine Station“

Welches Konzept steckt dahinter?

Auszubildende eines Kurses (letztes Ausbildungsdrittel) übernehmen für einen bestimmten Zeitraum, meist 2-4 Wochen, die pflegerische Versorgung eines gesamten Bereiches (z. B. Station einer Klinik). Das dortige Pflegeteam (Stammpersonal), inkl. (zusätzlicher) Praxisanleitungen, begleitet und unterstützt die Auszubildenden in den Diensten unter dem Fokus, selbständiges und eigenverantwortliches Handeln zu fördern. Um einen reibungslosen Ablauf und die Versorgungsqualität sicherzustellen, finden im Vorfeld umfassende organisatorische und fachspezifische Vorbereitungen statt (z. B. Absprachen mit allen Beteiligten zu Aufgaben- und Rollenprofilen, Dienstplangestaltungen, Workshops).

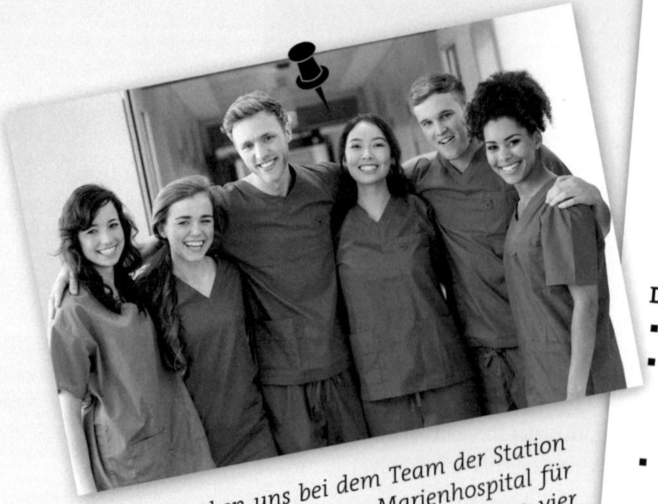

„Wir bedanken uns bei dem Team der Station für Allgemeinchirurgie im Marienhospital für die großartige Unterstützung der letzten vier Wochen! Wir haben viel gelernt – die praktische Abschlussprüfung kann kommen!“

Die Akteure – ihre Rollen und Aufgaben

Das Pflegeteam des Bereichs (Stammpersonal)

- Sicherstellen der Begleitung und Betreuung der Auszubildenden in allen Diensten, dabei nehmen sie mit zunehmender Einsatzzeit immer mehr eine Beobachtungsrolle ein und halten sich im Hintergrund.
- Sie agieren als Fachexperten und stehen für Rückfragen jederzeit bereit.
- Sie arbeiten mit den Praxisanleitenden eng zusammen und stellen die Versorgungsqualität der Pflegebedürftigen sicher.

Die Praxisanleitenden

- Sie sind die Hauptinitiatoren und Koordinatoren des Projektes.
- Sie begleiten, unterstützen und leiten die Auszubildenden an, bereiten besondere Lernsituationen (z. B. Reanimationsübung) vor und nach und führen Reflexionen durch.
- Sie sind Hauptansprechpersonen und organisieren in regelmäßigen Abständen Feedbackrunden sowie die Gesamtevaluation des Projektes.

Der Ausbildungskurs

- Vollständige „Übernahme“ des Bereichs – es werden ALLE Prozesse übernommen und selbstständig durchgeführt.
- Arbeitsgruppen finden sich im Vorfeld zusammen und übernehmen für bestimmte Aufgaben die Verantwortung (z. B. Dienstplangestaltung).

Besonderheiten der Arbeits- und Anleitungsgestaltung

- Es wird das Prinzip der Bereichspflege angewandt – Auszubildende sind für eine bestimmte Gruppe pflegebedürftiger Menschen verantwortlich.
- Auszubildende und Pflegefachpersonen arbeiten im Tandemteam zusammen – alle Auszubildenden haben feste Bezugspersonen, die jederzeit für Fragen erreichbar sind.
- Der Arbeitsalltag ist geprägt durch die vorherrschenden Ablaufprozesse und Routinen und wird durch zusätzliche situationsgerechte Lernangebote bereichert.
- Praxisanleitende begleiten die Auszubildenden in den täglichen Routinen und nehmen überwiegend eine Beobachtungsrolle ein – zum Dienstende erfolgt ein umfassendes Feedback inkl. Selbst- und Fremdreflexion.
- Die intra- und interprofesionelle Zusammenarbeit wird aktiv durch gegenseitige Unterstützung, ein respektvolles Miteinander und die Möglichkeit von Hospitationen gefördert.
- Auszubildende übernehmen abwechselnd auch die Rolle der Stations- oder Schichtleitung.
- Ziel ist, die Auszubildenden bestmöglich auf die praktische Abschlussprüfung und natürlich den zukünftigen Berufsalltag als professionelle Pflegefachpersonen vorzubereiten.

3.5 Praxisanleitungen dokumentieren

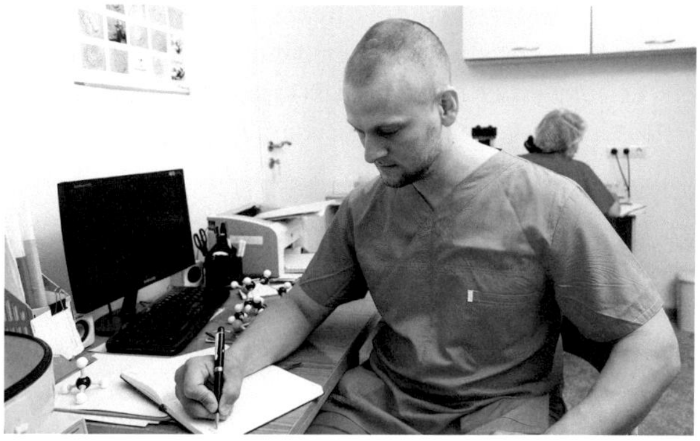

Abb. 23 Ein Praxisanleiter macht sich Notizen für die nächste Anleitungssituation mit seinen Auszubildenden.

Die Dokumentation von Praxisanleitungen ist ebenso Bestandteil der Anleitung wie die Planung. Im Pflegeberufegesetz werden in § 6 Dauer und Struktur der Ausbildung sowie unter § 18 Pflichten des Trägers der praktischen Ausbildung festgelegt, dass eine Praxisanleitung der oder des Auszubildenden im Umfang von mindestens zehn Prozent der während eines Einsatzes zu leistenden praktischen Ausbildungszeit sicherzustellen ist. Das bedeutet, dass die strukturierte Anleitung im Vorfeld zeitlich und inhaltlich geplant werden muss. Strukturell werden Sie immer wieder auf spontane und situative Anleitungssequenzen zurückgreifen. Es ist wichtig, dass diese Sequenzen gut dokumentiert und auch nachvollziehbar sind.

Anleitungen sollten möglichst tageweise, Arbeits- und Lernaufgaben wochenweise geplant werden. Somit ist sichergestellt, dass Praxisanleitende und Auszubildende sich thematisch dem Pflegeprozess im Vorgespräch annähern, ihn inhaltlich durchführen und abschließend umfassend reflektieren können. Auch bewahren sie sich damit die nötige Flexibilität, um bedarfsgerechte Anpassungen vorzunehmen.
Thematisch richtet sich die Praxisanleitung nach den mit den Auszubildenden besprochenen und gemeinsam vereinbarten Zielen und anzubahnenden Kompetenzen der Pflegeausbildung. Auf dieser Grundlage werden die im Portfolio erarbeiteten Arbeits- und Lernaufgaben der jeweiligen Einrichtung genutzt und stetig erweitert.
Arbeits- und Lernaufgaben werden im Verlauf der Ausbildung komplexer und inhaltlich anspruchsvoller. Der Pflegeprozess muss umfassender abgebildet und Bezugswissen tiefgründiger eruiert werden. Die Auszubildenden werden zunehmend in die Lage versetzt, Verantwortung zu übernehmen und im interdisziplinären Team zusammenzuarbeiten. Der Versorgungsgrad der zu Pflegenden nimmt zu und dementsprechend werden auch die Arbeits- und Lernaufgaben differenzierter und komplexer.

3.5.1 Differenzierung von informeller und formeller Dokumentation

Prüfungsdokumentation
→ Kap. 4, *S. 132*

Bei der **Dokumentation** von Praxisanleitungen müssen zwei Formen unterschieden werden. Zum einen ist es Ihre ganz persönliche, sprich **informelle Dokumentation,** die wichtige Beobachtungsnotizen und Hinweise für die nächste Anleitungsplanung, ein Feedbackgespräch oder eine Kompetenzeinschätzung umfassen kann. Zum anderen geht es um die **formelle Dokumentation,** die als Nachweis der eingehaltenen, gesetzlichen Vorgaben laut Pflegeberufegesetz Gültigkeit hat und ebenso essenziell für die Prüfungszulassung der Auszubildenden ist.
Zur formellen Dokumentation zählen die stattgefundenen Praxisanleitungen eines jeden Einsatzes, die bearbeiteten Arbeits- und Lernaufgaben sowie ein Praxiseinsatznachweis, der die geplanten und tatsächlich absolvierten Einsatzstunden inkl. Fehlzeiten und Nachtdienste ausweisen muss. All diese Nachweise müssen leserlich und dokumentenecht in entsprechenden Vorlagen der Pflegeschule fixiert sein (Ausbildungsnachweis) und sowohl von den Auszubildenden (bei Minderjährigen ggf. zusätzlich gesetzliche Vertretungspersonen) als auch von den verantwortlichen Praxisanleitenden mit Unterschrift bestätigt werden.
Die Pflegeschule hat in ihrer Gesamtverantwortungsfunktion über die Pflegeausbildung die Aufgabe, diese Nachweise zu kontrollieren und ggf. auf Mängel hinzuweisen. Die Träger der praktischen Ausbildung sind daher nicht von der Sorgfaltspflicht in der Praxisanleitungsdokumentation entbunden.

Die nachweispflichtige, formelle Dokumentation umfasst:
- **Praxisanleitungen** mit Einzelzeiten und Gesamtstundenanzahl bezogen auf den Einsatz
- **Arbeits- und Lernaufgaben** mit Thema und Zuordnung der Kompetenzschwerpunkte laut PflAPrV (Anlage 1 & 2-4)
- **Zeitnachweis des Praxiseinsatzes** der/des Auszubildenden über geplante und geleistete Praxiseinsatzstunden, inkl. Fehlzeiten, Nachtdienste

Viele Praxisanleitende fragen sich, was inhaltlich genau als Praxisanleitungszeit alles dokumentiert werden kann und darf. Genaue Vorgaben gibt es hierzu nicht und daher liegt es in Ihrem Ermessen und professionellen Selbstverständnis. In der Tabelle sind mögliche Themenschwerpunkte aufgelistet, die als Anregung und Hilfestellung dienen können, jedoch keinen Anspruch auf Vollständigkeit erheben. Abb. 24 zeigt ein Beispiel einer möglichen Praxisanleitungsdokumentation im Rahmen eines Pflichteinsatzes in der kinder- und jugendpsychiatrischen Versorgung.

Dokumentationsmöglichkeiten	Beispiele
Anleitungssituationen	– durchgeführte kompetenzorientierte Anleitungen in diversen Versorgungskontexten zu verschiedenen Themenschwerpunkten, hierbei können verschiedene Methoden zum Einsatz gekommen sein
Gespräche	– Erst-, Zwischen- und Abschlussgespräche, Feedback, Reflexionen, Konfliktgespräche – Vor- und Nachbesprechungen von gemeinsamen Diensten
Bereichsvorstellungen	– Rundgänge zu räumlichen Gegebenheiten, persönliche Vorstellung gegenüber Mitarbeitenden/Verantwortlichen im eigenen oder kooperierenden Bereich
Arbeits- und Lernaufgaben	– bearbeitete bzw. durchgeführte und ausgewertete Arbeits- und Lernaufgaben im Einsatz *Hinweis: Titel der Arbeits- und Lernaufgaben mit Kompetenzzuweisungen erfolgt in einem separaten Dokument.*
Lern- und Arbeitsaufgaben	– Unterstützung bei der Bearbeitung einer von der Pflegeschule erteilten Aufgabe (z. B. Erhebung eines Pflegebedarfes eines Bewohners, Unterbreitung eines Beschäftigungsangebotes, Führen eines Biografiegespräches, Hausarbeit schreiben zu einer ethischen Dilemmasituation)
Fallbesprechungen	– Teilnahme an Fallbesprechungen inkl. deren Vor- und Nachbereitung, auch gemeinsam gestaltete Fallbesprechungen mit der Praxisanleitung
Kollegiale Beratung/ Supervision	– Kennenlernen der Methode in einem Team und Selbsterfahrungen
Hospitationen	– Vor- und Nachbesprechungen von Hospitationen im Rahmen interdisziplinärer Zusammenarbeit (z. B. Casemanagement, Wundexpertenteam, Ernährungsberatung, Physiotherapie, Sozialdienst)
Prüfungsvorbereitungen	– Simulation von prüfungsähnlichen Situationen zur Vorbereitung auf die Zwischen- oder Abschlussprüfung
Umgang mit Hilfsmitteln	– Erklären der individuellen Handhabungen diverser Hilfsmittel (z. B. Matratzensysteme, Transferlifter, Elektrobetten, Duschliegen) *Hinweis: Eine gesonderte und verpflichtende Einweisung von Herstellerfirmen/Gerätebeauftragten ist nicht einer Praxisanleitungssituation gleichzusetzen und darf nicht als diese deklariert werden.*
Rechercheaufträge	– gezielte Aufgabe zur Vor- oder Nachbereitung einer Pflegehandlung, z. B. Nutzen von bereichsinternen Ordnern (z. B. zu Pflege- und Hygienestandards, Pflegekonzepten/-leitbildern, Qualitätsmanagement), E-Bibliothek für Studienrecherche im Rahmen von EBN, Nachschlagen von Sachinhalten (z. B. Umgang mit der Roten Liste, Fachliteratur)
Bereichsinterne Fortbildungen	– Vor- und Nachbesprechung von Teamfortbildungen inkl. Teilnahme
Besondere Lernangebote	– separate Praxistage oder Praxisworkshops von Praxisanleitenden – Skillstraining am dritten Lernort (Skills Lab, Sim Lab) mit Praxisanleitenden, Anleitung/Betreuung im *Open Skills Lab*

Tab. 1 Beispiele für die Dokumentation der Praxisanleitungszeiten

Kollegiale Beratung, Supervision → Kap. 5

Prüfungsvorbereitung → Kap. 4, *S. 135*

Prüfen im Skills Lab → Kap. 4, *S. 125*

Praxisanleitung				
Einsatzform*: PE – Psych	Einsatzort: Hubertus-Zentrum Kinder-/Jugendpsychiatrie			
Datum	Lerninhalte/Anleitungssituationen	Kürzel		Zeit (h)
		PAL	Azubi	
30.11.20	Stationsrundgang, Belehrungen, Teamvorstellung	RL	KT	1
01.12.20	Richten oraler Medikamente und Betäubungsmittel erklärt, gezeigt, inkl. Dokumentation	RL	KT	1,5
2./3.12.20	Arzneimittel mit Haupt- und Nebenwirkungen anhand von 3 Patientenkurven besprochen/abgefragt u. Einblick in Arzneimittelsortierung/-lagerung sowie Apothekenbestellung	RL	KT	1
5.12.20	Feedbackgespräch (Selbst-/Fremdreflexion) zu 3 Arbeits- u. Lernaufgaben geführt, neue Aufgaben/Anleitungen besprochen	RL	KT	1
8./9.12.20	Vorbereitung von Fallbesprechungen, Pflegevisiten und Dienstübergaben	RL	KT	1
10./11.12.20	Führen von Gesprächen mit Erziehungsberechtigten (Vorbereitung, Durchführung, Nachbesprechung)	RL	KT	1,5
14./15.12.20	Vor-/Nachbesprechung der Hospitationen (Ergotherapie, Sozialpädiatrisches Zentrum, Psychologin, Musiktherapie)	RL	KT	1
16.–18.12.20	gemeinsame Pflegeprozessplanung und -gestaltung für Jugendliche mit Suchterkrankungen	RL	KT	2
16.–18.12.20	Visitenausarbeitungen	RL	KT	1
18.12.20	Interne Fortbildung durch Oberärztin, Thema: Essstörungen im Kindes- u. Jugendalter mit Teamaustausch	RL	KT	2
20.12.20	Bearbeitungsstand Lern- und Arbeitsaufgabe „Pflegeanamnese u. Pflegeplanung" besprochen	RL	KT	1
21.12.20	Simulation Prüfungssituation	RL	KT	4
			Summe	18

Kira Trost
Unterschrift Auszubildende/r

Richard Lange
Unterschrift Praxisanleitung (PAL)

Abb. 24 Praxisanleitungsdokumentation im Rahmen des Pflichteinsatzes psychiatrische Versorgung, im Ausbildungsnachweis einer Auszubildenden mit der Berufsabschlusswahl: Gesundheits- und Kinderkrankenpflegerin

Neben der inhaltlichen und zeitlichen Dokumentation der Praxisanleitungen müssen auch die damit verbundenen geplanten und absolvierten **Arbeits- und Lernaufgaben** schriftlich fixiert werden. Dies muss in einem separaten Dokument erfolgen, in dem der Titel bzw. das Thema der einzelnen Arbeits- und Lernaufgabe notiert wird sowie die damit abgebildeten Kompetenzbereiche mit ihren jeweiligen Schwerpunkten. Sinn dieser Vorgehensweise ist, einen Überblick zu haben, welche Kompetenzbereiche bereits fokussiert und welche eher vernachlässigt wurden. Außerdem unterstützt es dabei, in nachfolgenden Praxiseinsätzen daran anzuknüpfen bzw. darauf aufzubauen.

Wie viele Arbeits- und Lernaufgaben pro Einsatz zu erfolgen sind, ist nicht festgelegt und kann individuell unterschiedlich gehandhabt werden. Für einen durchschnittlichen Einsatz von sechs Wochen empfiehlt es sich, je nach Umfang drei bis vier als Orientierung einzuplanen.
Arbeits- und Lernaufgaben sollen Praxisanleitenden grundsätzlich als Strukturierungselement und Hilfsmittel bei der Ausgestaltung von Anleitungssituationen dienen und nicht als zusätzlicher Arbeitsaufwand verstanden werden.
Ausbildungsnachweise enthalten, neben den auszufüllenden Vorlagentabellen, auch Übersichten oder Verweise auf die Anlagen der PflAPrV, um entsprechend geltende Kompetenzschwerpunkte in den Ausbildungsdritteln nachlesen und demzufolge leichter zuordnen zu können.

Die Kompetenzschwerpunkt-Zuordnung der Arbeits- und Lernaufgaben erfolgt gemäß der Anlagen 1-4 der PflAPrV:
- Für das **1./2. Ausbildungsdrittel gilt Anlage 1** (Kompetenzen für die Zwischenprüfung nach § 7)
- Für das **3. Ausbildungsdrittel gelten Anlage 2-4** (Kompetenzen für die staatliche Prüfung gemäß Berufsabschlusswahl)

Titel der Arbeits- und Lernaufgabe **Einsatzort:** *Pflegeheim „Seniorenglück", Wohnbereich 1*	**Kompetenzschwerpunkte in den Kompetenzbereichen I–V lt. PflAPrV (Anlage 1)**				
	I	II	III	IV	V
Vitalwerte (RR, Puls, Temp.) systematisch erheben, beschreiben und deuten	2				
Biografiegespräche auswerten und in den Pflegeprozess integrieren	3,5,6	1			
Ganzkörperpflege von Bewohnern mit Mobilitätseinschränkungen unter Nutzung von Hilfsmitteln planen u. durchführen (Beispiel: Lifter, Duschstuhl, mobiles Haarwaschbecken)	1, 2	1	1		

Simon Gress
Unterschrift Auszubildende/r

Anna Demir
Unterschrift Praxisanleitung

Abb. 25 Auszug einer Arbeits- und Lernaufgaben-Dokumentation im Pflichteinsatz stationäre Langzeitpflege, im zweiten Ausbildungsdrittel eines Auszubildenden

Eine sorgfältige und gewissenhafte Praxisanleitungsdokumentation ist also aus zwei Gründen sinnvoll. Zum einen aus dem pädagogischen Grund, indem aus dem Ausbildungsnachweis zu erkennen ist, was Thema der Praxiseinsätze war und welche Kompetenzen erworben wurden. Zum anderen wird damit zugleich der gesetzlich geforderten Nachweispflicht entsprochen.

Im Exkurs auf der nächsten Seite geben Praxisanleitende Einblicke und Tipps, wie die Praxisanleitungsdokumentation im Berufsalltag konkret umgesetzt werden kann.

E EXKURS

Dokumentation: Tipps und Tricks aus der Praxis

So handhaben Praxisanleitende die Dokumentation der Praxisanleitungen und Arbeits- und Lernaufgaben des Ausbildungsnachweises in ihren Bereichen.
Wie gestalten Sie in Ihrem Versorgungsbereich die Dokumentation der nachweispflichtigen Praxisanleitungszeit von mind. zehn Prozent?

1

„Um die Selbständigkeit und Eigenverantwortlichkeit meiner Auszubildenden zu fördern, räume ich am Ende eines jeden Dienstes ca. 20 Min. für Eintragungen zu unseren Praxisanleitungen im Ausbildungsnachweisheft ein und lasse mir diese regelmäßig vorzeigen. Wenn sie unsicher sind, rate ich ihnen, zunächst mit Bleistift zu schreiben. Ausreden wie: ‚Ich habe keine Zeit dafür gehabt, ich habe es vergessen' oder ‚Ich wusste nicht, wie ich was eintragen soll', beuge ich damit vor. Auch Auszubildende mit Sprachproblemen profitieren sehr von dieser Vorgehensweise!"

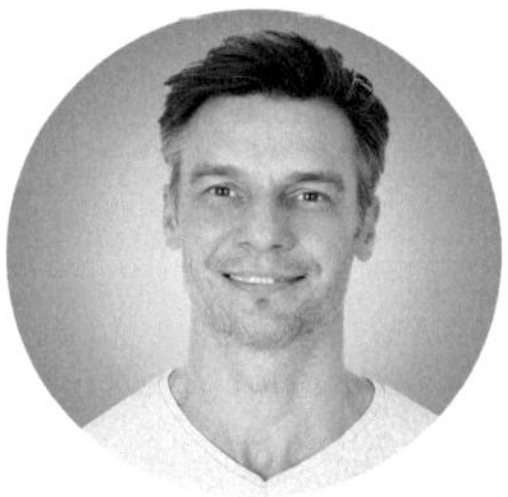

Jan Becker (49 J.),
Praxisanleiter in der
Notaufnahme

2

„Wir haben bei uns einen festen und verschließbaren Ablageort für die Ausbildungsnachweise geschaffen, damit der Datenschutz sichergestellt ist und die Auszubildenden jederzeit Eintragungen machen können. Am Anfang hieß es oft: ‚Den Ordner habe ich zuhause', oder ‚Ich habe Angst, dass er hier verloren geht'. Am Ende des Einsatzes mussten dann mühselig alle Anleitungen und Arbeits- und Lernaufgaben erinnert und eingetragen werden. So funktioniert es jetzt viel besser!"

Regina Schulz (57 J.),
Praxisanleiterin in einem
Seniorenheim

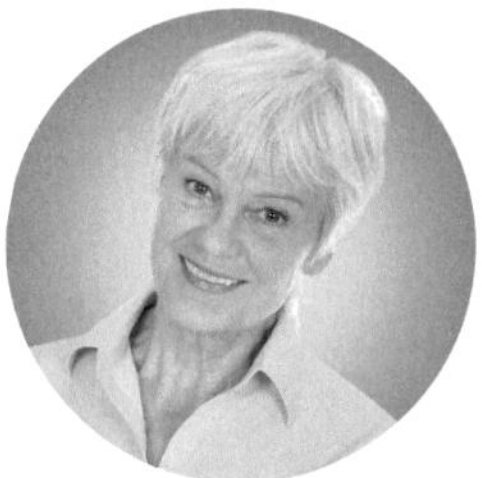

3

„Ich vereinbare mit meinen Auszubildenden immer im Erstgespräch, dass sie ein Notizheft bei sich tragen sollen.
Vor und nach den Anleitungen im Dienst besprechen wir die passenden Eintragungen für den Ausbildungsnachweis immer gleich mit. Auch die Zeit behalten wir dabei im Blick. Manchmal sind wir sehr überrascht, wie lange etwas doch dauerte. Die Auszubildenden schreiben mit und übertragen später die Aufzeichnungen. Dadurch leben wir die absolute Transparenz. Im Abschlussgespräch brauchen wir dann nur noch die Eintragungen mit unseren Unterschriften offiziell zu bestätigen."

Mira Umut (38 J.),
Praxisanleiterin bei
einem ambulanten
Pflegedienst

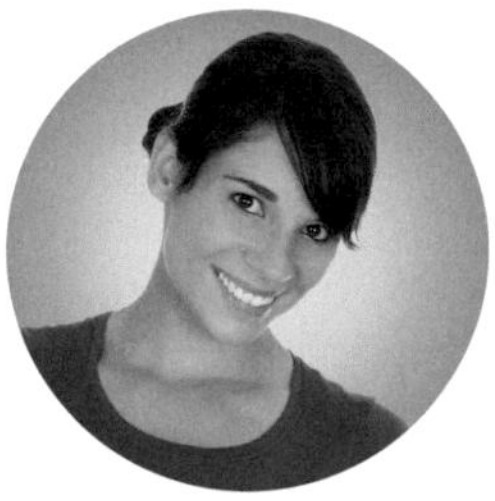

4

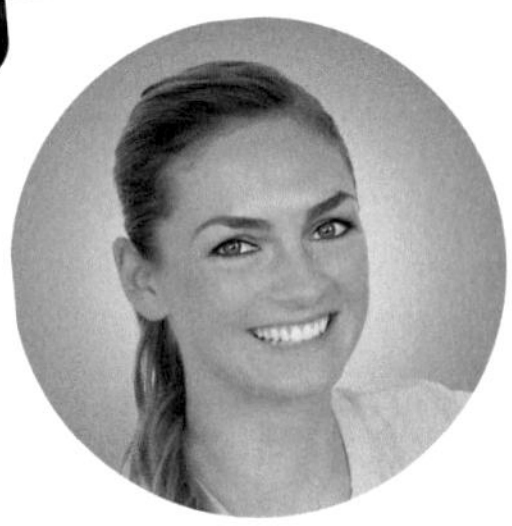

Lea König (26 J.),
Praxisanleiterin
in einer Altenpflegeeinrichtung
„Betreutes Wohnen"

„Bei der Dokumentation der Arbeits- und Lernaufgaben achte ich auf eine möglichst präzise Ausdrucksweise, damit meine nachfolgenden Praxisanleitungskollegen auch wissen, was bereits Thema war, und darauf aufbauen können.
Meist mache ich das mit den Auszubildenden gemeinsam. Als Übung lasse ich sie dann die Kompetenzschwerpunkte zuordnen. Dabei merken sie oft, wie viele Kompetenzbereiche in scheinbar doch nur einer einfachen Pflegesituation zusammenkommen.
Damit wir nicht immer online in der Pflege-Ausbildungs- und -Prüfungsverordnung die Kompetenzschwerpunkte nachschlagen müssen, haben wir uns die entsprechenden Anlagen ausgedruckt und einlaminiert. Manche Ausbildungsnachweise haben diese auch als Kurzfassung integriert, aber eben nicht alle."

Z ZUSAMMENFASSUNG

Den Überblick behalten

- Es gibt keine zweite Chance für den ersten Eindruck! Eine gute Willkommenskultur im Praxiseinsatz zeugt von Interesse, Wertschätzung und Professionalität. Auch die aktuelle Ausstattung und Bereichsorganisation darf gern einmal kritisch dazu geprüft werden.
- Um Anleitungen strukturiert zu planen und auch Auszubildenden Lernmöglichkeiten in Ihrem Bereich aufzuzeigen, benötigen Sie ein Portfolio – das Lernangebot.
- Der Ausbildungsplan und der Ausbildungsnachweis sind wichtige Strukturelemente der generalistischen Pflegeausbildung und kommen regelmäßig zum Einsatz.

Gespräche im Praxiseinsatz führen

- Das Führen von Gesprächen im Praxiseinsatz ist wichtig. Man unterscheidet zwischen informellen und formellen Gesprächen – beide haben ihre Berechtigung.
- Erst-, Zwischen- und Abschlussgespräche werden stets konstruktiv geführt und dienen u.a. dazu Lernvoraussetzungen zu ermitteln, eine Zwischenbilanz zu ziehen, Stärken hervorzuheben und die Kompetenzentwicklungen zu fokussieren. Sie werden mithilfe von Gesprächsprotokollen dokumentiert.
- Das Wissen und Praktizieren einer motivierenden Gesprächsführung hat entscheidenden Einfluss auf den Lernerfolg.

Lernvoraussetzungen kennen

- Lernen ist definiert als ein Prozess, der auf Erfahrungen aufbaut und im Ergebnis zu relativ stabilen Verhaltensänderungen führt. Diese sind direkt beobachtbar, der Lernprozess selbst jedoch nicht. Auszubildende kommen mit unterschiedlichen Lernvoraussetzungen in die Praxiseinsätze, die es herauszufinden und gezielt zu nutzen gilt.
- Lernen lässt sich besonders effektiv gestalten, wenn man Auszubildende u.a. so viel wie möglich selbst agieren und erklären lässt, Lerneinheiten wohldosiert und Wiederholungen einplant.

Methoden der Anleitung

- Es gibt eine Vielzahl an Methoden mit denen Praxisanleitungen abwechslungsreich gestaltet werden können (z. B. Demonstrationen, Gruppenanleitung, begleitendes Arbeiten). Die Entwicklung und Umsetzung von einsatzspezifischen Arbeits- und Lernaufgaben spielen dabei eine vorrangige Rolle.
- Bei der Auswahl der Pflegesituationen für eine Anleitung sollten diese immer eine gewisse Exemplarität aufweisen, möglichst alle fünf Kompetenzbereiche abbilden und dem Entwicklungsstand der Auszubildenden entsprechen.

Praxisanleitungen dokumentieren

- Sowohl die geplanten und absolvierten Arbeits- und Lernaufgaben als auch die Praxisanleitungen selbst müssen im Ausbildungsnachweis dokumentiert werden. Ebenso füllen Praxisanleitende einen Einsatznachweis aus, in dem u.a. die geplanten und tatsächlich geleisteten Praxisanleitungsstunden gemäß der Zehn-Prozent-Regel sowie Fehlzeiten und ggf. Nachtdienste auszuweisen sind.

4 Fördern und fordern – Wie beurteile und prüfe ich kompetenzorientiert?

4.1 Eine neue Prüfungskultur

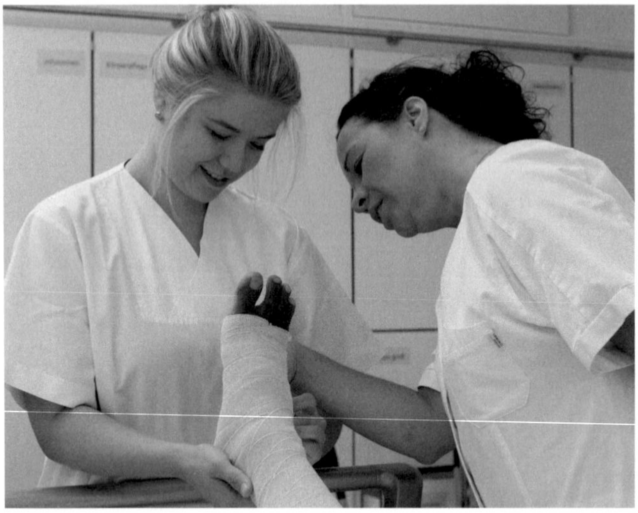

Abb. 1 Die neue Prüfungskultur orientiert sich an Kompetenzen und Fallsituationen in der Praxis.

In den vorigen Kapiteln ging es darum, wie es Praxisanleitenden gelingen kann, Auszubildende in der generalistischen Pflegeausbildung darin zu fördern, Kompetenzen zu entwickeln, die es ihnen immer mehr ermöglichen, in komplexen und individuellen Pflegesituationen gute Entscheidungen zu treffen. Im Unterricht und in der Pflegepraxis werden sie dazu angeleitet, vernetzt zu denken, zu lernen und zu handeln.

Doch wie können Auszubildende bewertet und geprüft werden, wenn die Ausbildungsziele so vielfältig und komplex und in so vielen verschiedenen Pflegesettings verortet sind? Schließlich sollen die neuen Kompetenzen, die unsere Auszubildenden in ihrer Ausbildungszeit erwerben, auch nachprüfbar, transparent und messbar werden. Dass Leistungseinschätzungen nicht mehr, wie vorher, aus dem Abfragen von Fachinhalten säuberlich getrennter Fachbereiche bestehen, leuchtet ein. Eine neue Ausbildungsform braucht eine neue Prüfungskultur, die Elemente einschließt wie lebenslanges Lernen und einen positiven Umgang mit Fehlern.

Bestandteile der staatlichen Abschlussprüfung → Tab. 6, S. 125

Welche Bewertungselemente gehören zur neuen Pflegeausbildung?

Zur generalistischen Pflegeausbildung gehört eine nachvollziehbare, transparente Bewertung, die in regelmäßigen Abschnitten ermittelt, welche Fortschritte während der Ausbildungszeit erworben wurden. Nur so kann es gelingen, gezielt zu fördern und sichtbar zu machen, an welchen Punkten Verbesserungsbedarf besteht und in welchen Punkten bereits Kompetenzen vorhanden sind. Dazu wurden **Jahreszeugnisse und eine Zwischenprüfung** neu eingeführt, aber auch regelmäßige **Leistungseinschätzungen,** die nach jedem Praxiseinsatz von den Praxisanleitenden vorgenommen werden. Nicht zuletzt sorgt eine geeignete **Abschlussprüfung** für die Qualität der neuen Ausbildung. Im Webcode-Bereich finden Sie eine Übersicht über sämtliche Beurteilungsanlässe im Laufe der Pflegeausbildung.

Beurteilungsanlässe in der Pflegeausbildung

PflAPrV www.gesetzeim-internet.de/pflaprv/BJNR157200018.html

Zentral für das Lernen und Prüfen der Pflegeausbildung sind spezifische Fallsituationen, in denen Menschen jeglichen Alters und mit unterschiedlichen Pflegephänomenen und Versorgungsschwerpunkten im Mittelpunkt stehen. In der Pflegeberufe-Ausbildungs- und -Prüfungsverordnung (PflAPrV) vom 2. Oktober 2018 sind die Rahmenbedingungen aller Prüfungen und Leistungseinschätzungen innerhalb der beruflichen sowie hochschulischen Pflegeausbildung geregelt.

Leistungseinschätzungen und Prüfungen orientieren sich an den Kompetenzbereichen der Rahmenpläne. Pflegewissenschaftliches Wissen ist jedoch immer noch wichtiger Teil der Leistungseinschätzungen und Prüfungen, da es die Grundlage dafür ist, Entscheidungen für Pflegemaßnahmen zu treffen und das eigene Handeln zu begründen, wie in dem folgenden Beispiel zu sehen ist.

Die verschiedenen Leistungsüberprüfungen orientieren sich an den Zielen des **neuen kompetenzorientierten Unterrichts mit Fallsituationen** (§ 2 PflAPrV):
- Sachgerechte, zielorientierte und methodengeleitete Durchführung beruflicher Aufgaben auf Grundlage pflegewissenschaftlicher, medizinischer und weiterer bezugswissenschaftlicher Erkenntnisse
- Förderung der Selbständigkeit sowie der personalen und sozialen Kompetenzen der Auszubildenden
- Sicherstellen einer angemessenen Berücksichtigung der verschiedenen Versorgungsbereiche und Altersstufen

B BEISPIEL

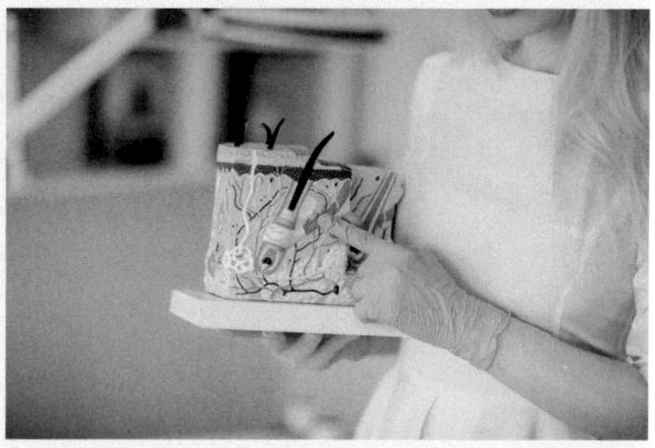

Wenn Auszubildende wissen, aus welchen **Schichten** die **Epidermis** besteht, welche Funktionen sie hat und welche verschiedenen Hauterkrankungen und Behandlungsmöglichkeiten es gibt, können sie einem Menschen in der Pflegesituation kompetent helfen, der aufgrund mehrwöchigen Liegens bereits unter einem beginnenden Dekubitus leidet.

Mit dem Wissen über die Anatomie und Physiologie der Haut können sie die Wundheilung beurteilen, Komplikationen rechtzeitig erkennen und einschätzen, ob eine andere Maßnahme ggf. geeigneter erscheint.

Dieses Kapitel gibt Ihnen eine Orientierung über die Leistungsbewertungen und Prüfungen in der neuen Pflegeausbildung. So erfahren Sie, wie Kompetenzen beurteilt werden können, auf welchen Grundlagen die ›qualifizierte Leistungseinschätzung‹ erstellt wird und wie Sie sie angehen können. Verschiedene Prüfungsarten werden ebenso behandelt wie die Frage, wie eine erfolgreiche Vorbereitung auf Prüfungen aussehen kann. Und schließlich geht es auch darum, was bei der Dokumentation von Prüfungen und deren Bewertung zu beachten ist.

Qualifizierte Leistungseinschätzung
→ Glossar

4.1.1 Kompetenzorientiert beurteilen

Kompetenzentwicklung beginnt im vielseitigen Pflegeunterricht und wird in den jeweiligen Praxiseinsätzen weiterentwickelt, gefördert und gefestigt. Unterricht und Praxis verschmelzen auf diese Weise miteinander, damit für ähnliche Pflegesituationen ein mögliches Problemlösungskonstrukt entsteht und Auszubildende auf die individuelle Situation adäquat reagieren können.

Kompetenzbegriff
→ Kap. 1, S. 15

Im Pflegeberufegesetz § 5 werden als Ziel der neuen Pflegeausbildung fünf große Kompetenzbereiche genannt. Die Kompetenzen sind den **Curricularen Einheiten** CE 01 bis CE 11 zugeordnet und finden sich konkretisiert in der Anlage 1-4 der Pflegeberufe-Ausbildungs- und-Prüfungsverordnung wieder. Die Anlage 1 bezieht sich dabei auf das erste und zweite Ausbildungsdrittel bis zur Zwischenprüfung. Die Anlagen 2 bis 4 bilden die jeweils zu erreichenden Kompetenzen in den drei möglichen Ausbildungsabschlüssen ab: Pflegefachfrau/-mann, Gesundheits- und Kinderkrankenpfleger/-in, Altenpfleger/-in. Die Kompetenzentwicklung wird im Rahmenlehrplan deutlich, indem übereinstimmende Kompetenzbereiche für die Zwischen- und die Abschlussprüfung durch eine Steigerung des Niveaus angehoben werden. Man kann sagen, dass durch Kompetenzentwicklung Auszubildende befähigt werden, Probleme und Herausforderungen, die der Beruf in allen Versorgungsbereichen bietet, zu lösen.

Curriculare Einheiten
→ Kap. 1, S. 34

Die Entwicklung der Kompetenzen in der praktischen Pflegeausbildung ist durch die Abfolge der Praxiseinsätze gekennzeichnet: Zunächst der Orientierungseinsatz, der mit einem **Probezeitentscheid** endet, gefolgt von den weiteren Pflichteinsätzen in der Pädiatrie und den ambulanten und stationären Versorgungsbereichen der Akut- und Langzeitpflege.

Entwicklungslogik:
Im Rahmenausbildungsplan für die praktische Ausbildung werden für die Praxiseinsätze konkrete Ziele und Kompetenzschwerpunkte beschrieben. Die Kompetenzen steigern sich in ihrem Anspruchsniveau gemäß dem Ausbildungsstand.

Zum Zeitpunkt der **Zwischenprüfung** haben Auszubildende bereits ihre Praxiszeit in stationären und ambulanten Settings absolviert, sodass im letzten Ausbildungsdrittel lediglich der psychiatrische Versorgungsbereich und weitere Einsätze z.B. in der Pflegeberatung oder Rehabilitation noch offen sind. Im letzten Einsatz, dem Vertiefungseinsatz, am Ende des dritten Ausbildungsdrittels, der die meisten Praxiseinsatzstunden beinhaltet und in einem Setting der Pflichteinsätze des zweiten Ausbildungsdrittels stattfindet, geht es dann um den Ausbau und die Festigung der bis dahin erworbenen Kompetenzen mit dem Ziel, die praktische Prüfung erfolgreich zu absolvieren.

B BEISPIEL

Beispiele für die Berücksichtigung von Entwicklungslogik in der Beurteilung

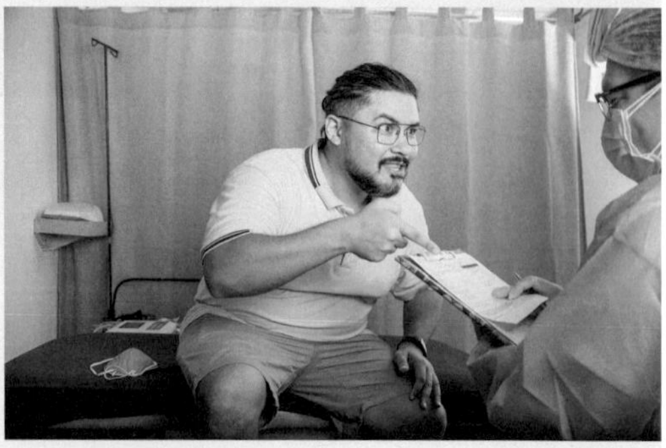

Für die Kompetenzbereiche II und V heißt Entwicklungslogik beispielsweise, dass zum Ausbildungsbeginn im Orientierungseinsatz Auszubildende zunächst **Konflikte erkennen** und darüber sprechen. In den Pflichteinsätzen des zweiten Ausbildungsdrittels geht es dann darum, Handlungsoptionen in Problemsituationen aufzuzeigen. Im letzten Ausbildungsdrittel wird von Auszubildenden schließlich erwartet, verschiedene Strategien anzuwenden und die richtige für die jeweilige Situation auszuwählen.

Auszubildende sollen die Fähigkeit entwickeln, Beziehungen mit Menschen unterschiedlichen Alters aufzubauen, und dabei die Grundannahmen von Carl Rogers anwenden. Für das letzte Ausbildungsdrittel heißt das dann konkret, dass sie gelernt haben, auch voneinander abweichende Ansichten von pflegenden Menschen und ihren Bezugspersonen anzunehmen und eine professionelle, durch Wertschätzung geprägte Beziehung aufzubauen.

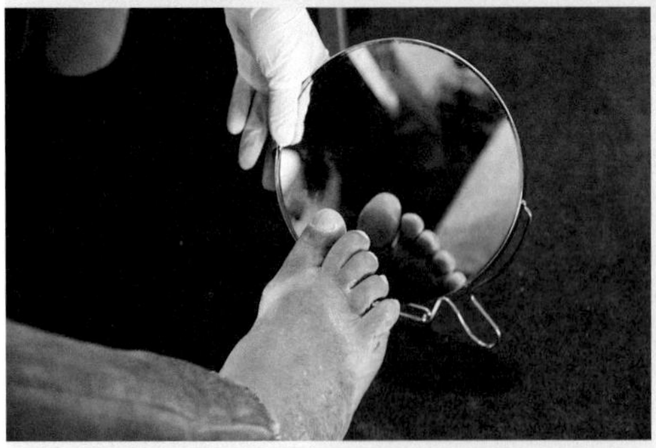

Auszubildende lernen, einem zu pflegenden Menschen und dessen Bezugspersonen **Information, Schulung und Beratung zum Thema Diabetes mellitus Typ II** anzubieten. Im letzten Ausbildungsdrittel sollten dann Auszubildende in ähnlichen Beratungssituationen weitergehende Informationen zur Gestaltung von langfristigen Pflegebedarfen (z.B. Fußgesundheit) bei dieser Erkrankung erläutern können.

Auszubildende erkennen, dass die **Beziehungsgestaltung zwischen Eltern und den Kindern** schwierig verläuft. Im weiteren Verlauf der Ausbildung lernen Auszubildende, wie in diesen besonderen Situationen das Familiensystem unterstützt werden kann (SPZ, pädagogische Familienhilfe etc.).

4.1.2 Kompetenzorientiert Aufgaben formulieren

Skills Lab → S. 125
OSCE → S. 126 f.
Theorienote → Glossar

Innerhalb des theoretischen und praktischen Unterrichts finden schriftliche, mündliche und praktische Leistungsüberprüfungen statt, die je nach schulinternem Curriculum und Einsatzort unterschiedlich gestaltet sein können und den verschiedenen curricularen Einheiten zugeordnet werden. Beispiele für Überprüfungsformate sind: Einzel-, Partner- oder Gruppenarbeiten, Projekte, Präsentationen, fallorientierte Klausuren, Skills Lab- und Simulationsprüfungen oder sogenannte „objective structured clinical examinations" (OSCE). Die bei diesen Prüfungsarten erworbenen Noten werden zu einer ›Theorienote‹ auf dem Jahreszeugnis zusammengefasst. Dabei können Noten aus sehr umfangreichen curricularen Einheiten im Vergleich zu anderen unterschiedlich gewichtet werden. Für die Formulierung von Aufgaben legt die neue Prüfungsordnung Wert auf die Verwendung von sogenannten **Operatoren.** Je nach Anforderungsbereich können sie ein unterschiedliches Maß an Komplexität abfragen. Dadurch werden unterschiedliche Niveaustufen abgedeckt.

Operatoren sind in der Pädagogik Tätigkeitsworte (Verben) im Aufforderungsmodus (Imperativ), die in Aufgabenstellungen eingesetzt werden. Als Operatoren eignen sich nur Tätigkeitsworte, die zu sichtbaren und damit bewertbaren Ergebnissen führen, z. B. nennen, beschreiben, formulieren, erklären, bewerten, erläutern, vergleichen, diskutieren.

Für einfache Aufgaben, in denen es nur um die Wiedergabe von Wissen oder Situationen geht, können die Operatoren „nennen" und „beschreiben" verwendet werden. Wenn vernetztes Denken gefordert ist, können Auszubildende dazu aufgefordert werden, ein Vorgehen oder einen Sachverhalt zu „begründen" oder zu „diskutieren". So formulierte Aufgaben fragen nach dem deskriptiven, analytischen und reflexiven Umgang mit konkreten Pflegesituationen und zeigen den Stand der bereits erworbenen Kompetenzen. Auch wenn Sie als Praxisanleitende nicht unmittelbar an der Erstellung und

Bewertung der schriftlichen und mündlichen Prüfungen beteiligt sind, können Sie mithilfe des Einsatzes von Operatoren Ihre Auszubildenden im Einsatz gezielt fordern und fördern.

B BEISPIEL

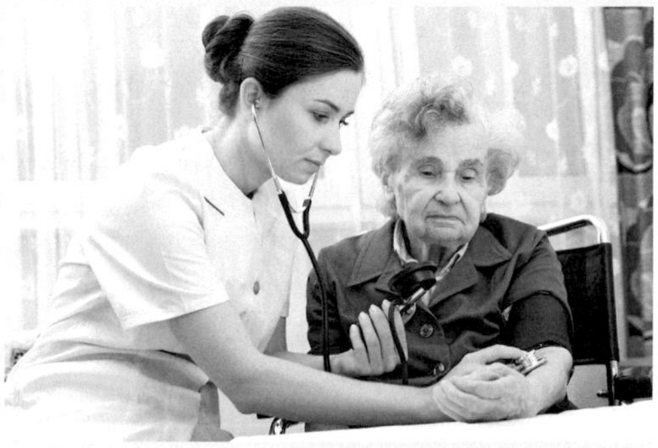

Im Praxiseinsatz bekommt Ana Becherova (19 J.), Auszubildende im Orientierungseinsatz, von ihrer Praxisanleiterin Gabi Hermann (37 J.) die Aufgabe: **„Nenne mir die Normwerte des Blutdrucks in Abhängigkeit vom Alter.“** Ana kann alle nennen. Anschließend fordert Gabi Hermann sie auf, eine Blutdruckmessung bei einer Bewohnerin des Pflegeheims durchzuführen. Auch das gelingt ihr.
Als Gabi Hermann sie fragt, wie sie den gemessenen Wert einschätzt, weiß Ana keine passende Antwort. Gabi erkennt: Ana kennt zwar Blutdrucknormwerte, weiß aber noch zu wenig über die Auswirkungen auf den Körper. Sie macht sich eine Notiz für ihre Leistungseinschätzung und nimmt sich vor, das Thema mit Ana in den nächsten Tagen zu vertiefen.

Auch die Abschlussprüfungen werden mithilfe der Operatoren erstellt. Dadurch, dass die Auszubildenden schon im Vorfeld in den Leistungsüberprüfungen ähnliche Aufgaben gestellt bekommen haben, sind sie mit der Art der Prüfungsaufgaben zu diesem Zeitpunkt bereits vertraut. Eine einheitliche Gestaltung der Leistungsüberprüfungen, z. B. bei Klausuren, sorgt darüber hinaus für Klarheit und Sicherheit sowohl für die Vorbereitung als auch für die Prüfungssituation selbst. Der Exkurs „Kompetenzschwerpunkte im Pflegealltag“ stellt anhand von Praxisbeispielen dar, wie Kompetenzschwerpunkte im Pflegealltag gesetzt werden können.

Exkurs „Kompetenzschwerpunkte im Pflegealltag“ → *S. 108*

4.1.3 Kompetenzen im Gespräch transparent machen

Um Kompetenzen sichtbar zu machen und die Selbstreflexion zu fördern, eignen sich Gespräche besonders gut. Vorauszusetzen ist jedoch, dass sie motivierend, fair, transparent und regelmäßig erfolgen. Alle Gespräche, die dem Feedback oder der Leistungseinschätzung dienen, sollten auf der Basis einer wertschätzenden Grundhaltung erfolgen. Auszubildende lernen im ersten Ausbildungsabschnitt, wie wichtig eine werteorientierte Haltung ist, und kennen die drei Grundhaltungen von Carl Rogers für eine für alle Seiten fruchtbare Kommunikation: Kongruenz, bedingungslose positive Wertschätzung, Empathie. Auch das Vier-Ohren-Kommunikationsmodell nach Schulz von Thun ist eine gute Grundlage für Gespräche, in denen es um Einschätzungen von Kompetenzen, Feedback und Beurteilungen geht.

Gespräche → Kap. 3, *S. 67 f.*

Feedback-Gespräch

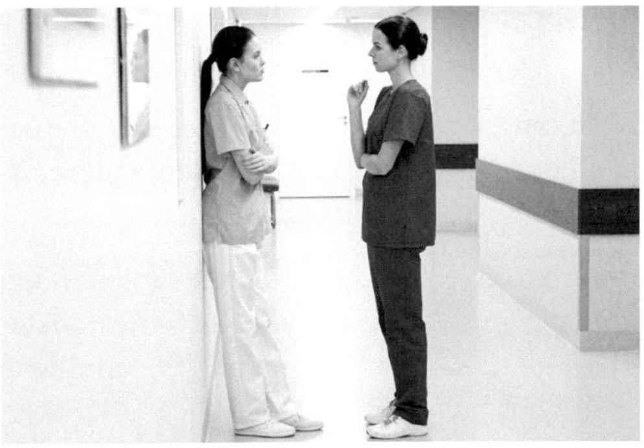

Abb. 2 Feedback-Gespräch zum Hygieneverhalten nach einer Pflegesituation

Bei Feedback-Gesprächen erhält die/der Auszubildende zeitnah (am besten direkt nach der entsprechenden Pflegesituation) eine Rückmeldung zu einem spezifischen Verhalten/einer konkreten Pflegesituation. Die spezielle Situation soll dabei nicht gewertet oder interpretiert werden. Empfehlenswert ist, dass sich der Feedback-Geber vorher Notizen macht, um strukturiert in das Gespräch zu gehen. Die Rückmeldung sollte dabei als „Ich-Botschaft“ formuliert werden, um zu vermeiden, dass die/der Auszubildende die Aussagen als kollektive Wahrnehmung des gesamten Teams versteht, und Hilfestellung und Hinweise zur Verbesserung beinhalten. Kontraproduktiv sind beispielsweise Aussagen wie: „Die Händedesinfektion war schlecht.“ Eine bessere mögliche Formulierung wäre hier: „Ich habe beobachtet, wie du die Händedesinfektion durchführst. Achte bitte darauf, die Einwirkzeit einzuhalten.“

Erstgespräch

Ein wichtiger Bestandteil im Erstgespräch eines jeden Einsatzes ist eine Selbsteinschätzung der Auszubildenden. Fragen Sie die Auszubildenden danach, welche Kompetenzen sie bereits erworben haben und welche Ziele sie entsprechend ihres Ausbildungsstandes bereits erreicht haben. In welchen Bereichen besteht Unsicherheit, in welchen fühlen sie sich schon gut vorbereitet? Im Verlauf des Einsatzes können Praxisanleitende dann gezielt beobachten, wie sich einzelne Kompetenzen weiterentwickeln oder stagnieren. Überlegen Sie vor dem Gesprächstermin, welche Niveaustufe Sie von dem/der Auszubildenden erwarten. Fragen Sie dann nach der Aufwärmphase im Gespräch: „Wie schätzt du deine Kompetenzen zu Beginn dieses Einsatzes ein?" Anschließend gleichen Sie gemeinsam Ihre Erwartungen und die Selbsteinschätzung miteinander ab.

Gespräche sind auch eine gute Gelegenheit, die Auszubildenden an das Führen des **Ausbildungsnachweises** zu erinnern.

Handreichung für die Pflegeausbildung am Lernort Praxis, www.bibb.de/dienst/veroeffentlichungen/de/publication/show/17175

Als Gesprächsleitfaden bieten sich die vom Bundesinstitut für Berufsbildung (BIBB) erstellten Gesprächsbögen an. Die Bögen bieten so viel Spielraum, dass sie vom Orientierungseinsatz bis zum Vertiefungseinsatz genutzt werden können.

Zwischengespräch

Das Zwischengespräch ist eine gute Gelegenheit, ein Fazit in der Mitte des Einsatzes zu ziehen. Dieses Gespräch dient der beiderseitigen Reflexion über alles, was im praktischen Einsatz erlebt wurde, inklusive der Emotionen, die damit verbunden waren.

Zum Ausbildungsbeginn ist die Fähigkeit zur Selbsteinschätzung von Auszubildenden häufig noch wenig entwickelt. Im Verlauf der Ausbildung sollen sie üben, sich selbst einzuschätzen. Dadurch können sie immer besser damit umgehen, sodass im dritten Ausbildungsdrittel meist eine adäquate Selbsteinschätzung möglich ist.

Die im Erstgespräch gemeinsam festgelegten Lernziele können im Zwischengespräch zusammen überprüft werden. Welche Stärken und welche Defizite liegen vor? Welche neuen Ziele und Schritte fokussieren wir? Mithilfe von individuellen Arbeits- und Lernaufgaben sowie Praxisanleitungen können Praxisanleitende die Kompetenzentwicklung gezielt unterstützen.

Zwischengespräch:
- Reflexion über den Praxiseinsatz: Selbst- und Fremdeinschätzung
- Abgleich mit Zielen aus dem Erstgespräch
- Gesprächsergebnis und Vereinbarungen neuer Lernschritte und individueller Arbeits-und Lernaufgaben

P PRAXISTIPP

Nehmen Sie sich für jede/n Auszubildende/n genügend Zeit und betrachten Sie sie/ihn individuell, also unabhängig von anderen. Achten Sie darauf, selbst weder gestresst noch verärgert oder frustriert zu sein, und schaffen Sie eine freundliche Atmosphäre, vor allem zu Beginn eines Gesprächs.

Auf der folgenden Seite ist ein Auszug eines Kompetenzeinschätzungsbogens abgebildet, der in Vorbereitung auf ein Zwischengespräch im Orientierungseinsatz von einem Auszubildenden und seinem Praxisanleitenden ausgefüllt wurde.

Im direkten Vergleich der Selbstreflexion des Auszubildenden mit der Reflexion des Praxisanleitenden wird deutlich, wo Verbesserungsbedarfe hinsichtlich der Kompetenzentwicklung und Selbstreflexionsfähigkeit bestehen. Dies kann als Gesprächsgrundlage genutzt werden. Für alle Gespräche gilt: Sämtliche Vereinbarungen und getroffenen Absprachen sind zu dokumentieren.

Kompetenzbereiche *(lt. Rahmenausbildungsplan der Fachkommission nach § 53 PflBG)*		**Selbstreflexion***				**Praxisanleitung***			
	II.3 Ethisch reflektiert handeln. *Die/der Auszubildende ...*								
Ethik	... erkennt u. benennt zentrale Wertvorstellungen der Pflege in alltäglichen Versorgungssituationen.		X					X	
Ethik	... überdenkt eigene Haltung in diversen Anforderungssituationen.			X				X	
	III.1 Verantwortung in der Organisation des qualifikationsheterogenen Pflegeteams übernehmen. *Die/der Auszubildende ...*								
Arbeitsorganisation Übergabe	... orientiert sich im Einsatzbereich u. sammelt Informationen zur Organisationsstruktur (Bsp. Leitbilder, Aufgaben-/Rollenverteilungen im Team, Hygiene, Dienst-/Tourenplanung).			X				X	
Arbeitsorganisation Übergabe	... vollzieht Arbeitsabläufe in unterschiedlichen Schichten nach.				X				X
Arbeitsorganisation Übergabe	... vollzieht Prinzipien der Übergaben zwischen den Schichten nach.				X				X
Arbeitsorganisation Übergabe	... berichtet sachgerecht von erlebten Situationen u. stellt persönliche Eindrücke/Gedanken nachvollziehbar dar.			X				X	
	III.2 Ärztliche Anordnungen im Pflegekontext eigenständig durchführen. *Die/der Auszubildende ...*								
Ärztliche Anordnungen	... beachtet Grundlagen der Hygiene u. Kleiderordnung.				X				X
Ärztliche Anordnungen	... nimmt an der Umsetzung ärztl. veranlasster Maßnahmen zur Diagnostik/Therapie teil.				X				X
Ärztliche Anordnungen	... reflektiert mit Pflegefachpersonen Zusammenhänge zwischen ärztlich angeordneten Maßnahmen u. der Pflegeprozessgestaltung.				X				X
	III.3 In interdisziplinären Teams an der Versorgung und Behandlung von Menschen aller Altersstufen mitwirken und Kontinuität an Schnittstellen sichern. *Die/der Auszubildende ...*								
Team-arbeit	... hat einen Überblick v. Bereich/Pflegeteam (inkl. Aufgaben).				X		X		
Team-arbeit	... nimmt Kontakt zu Personen im (Pflege-)Team auf.				X			X	
	V.2 Verantwortung für die Entwicklung (lebenslangen Lernens) der eigenen Persönlichkeit sowie das berufliche Selbstverständnis übernehmen. *Die/der Auszubildende ...*								
Selbstmanagement	... integriert Maßnahmen eig. Gesundheitsförderung i. den Dienst.			X			X		
Selbstmanagement	... reflektiert Maßnahmen eig. Gesundheitsförderung an Beispielen.		X				X		
Selbstmanagement	... setzt Strategien persönlicher Gesunderhaltung ein (Bsp. rückengerechtes Arbeiten).		X				X		
Selbstmanagement	... stellt Gefühle/Gedanken zu Praxiserlebnissen nachvollziehbar dar.				X		X		
Selbstmanagement	... spricht betroffen gemachte Situationen an u. sucht im Austausch mit anleit. Pflegefachpersonen nach Lösungen (Bsp. Unter-/Überforderung).			X				X	

* Kompetenz ist nicht ausgeprägt, keine Grundkenntnisse vorhanden
Kompetenz gering ausgeprägt, Grundkenntnisse vorhanden
Kompetenz ausgeprägt, Fachkenntnisse sichtbar
Kompetenz deutlich ausgeprägt, sichere Anwendung, fachlich begründetes Handeln

Abb. 3 Auszug eines Kompetenzeinschätzungsbogens im Orientierungseinsatz: Wo weichen die Einschätzungen voneinander ab?.

E EXKURS

Kompetenzschwerpunkte im Pflegealltag

Wie zeigen sich die in der Pflegeberufe-Ausbildungs- und -Prüfungsverordnung (PflAPrV, Anlage 2) geforderten beruflichen Kompetenzen bei den Auszubildenden im Pflegealltag? Hier sind einige Kompetenzschwerpunkte anhand von praxisnahen Beispielen konkretisiert.

Diese und weitere Kompetenzschwerpunkte mit Beispielen finden Sie u. a. wieder in den *Pflegias Kompetenzkarten* (Burba, S.; Herzberg, H.; Walter, A.; Westphal, A. [2021]: Pflegias Kompetenzkarten. Berlin: Cornelsen).

I.1 Die Pflege von Menschen aller Altersstufen verantwortlich planen, organisieren, gestalten, durchführen, steuern und evaluieren.

I.1 h Die Absolventinnen/Absolventen stimmen die Pflegeprozessgestaltung auf die unterschiedlichen ambulanten und stationären Versorgungsbereiche ab.

„In der ambulanten Pflege betrete ich die Wohnung eines zu pflegenden Menschen als Gast und verhalte mich auch so."

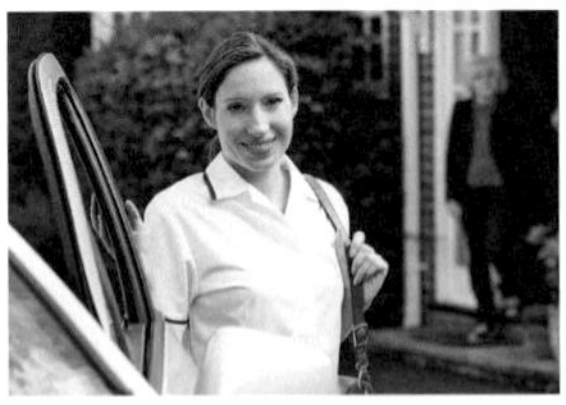

II.2 Information, Schulung und Beratung bei Menschen aller Altersstufen verantwortlich organisieren, gestalten, steuern und evaluieren.

II.2 b Die Absolventinnen/Absolventen setzen Schulungen mit Einzelpersonen und kleineren Gruppen zu pflegender Menschen aller Altersstufen um.

„Ich erkläre einem Kind, das unter Asthma leidet, den Inhalator anzuwenden."

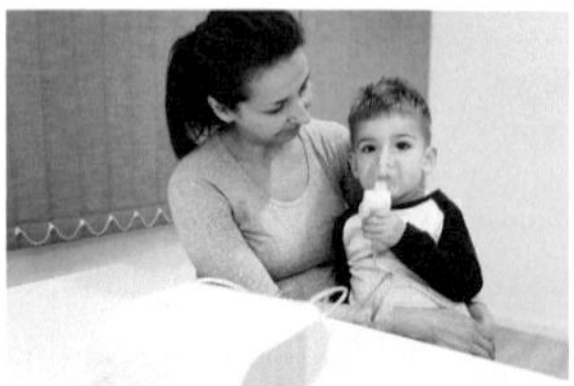

III.2 Ärztliche Anordnungen im Pflegekontext eigenständig durchführen, steuern und evaluieren.

III.2 c Die Absolventinnen/Absolventen beobachten und interpretieren die mit einem medizinischen Eingriff bei Menschen aller Altersstufen verbundenen Pflegephänomene und Komplikationen auch in stabilen oder krisenhaften gesundheitlichen Situationen.

„Nach einer Operation achte ich darauf, ob Blutungen, Schmerzen oder Verwirrtheitszustände auftreten."

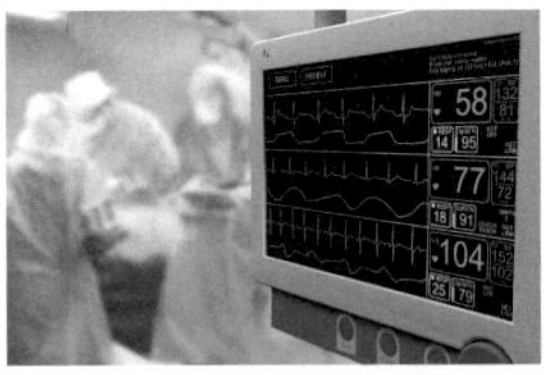

IV.1 Versorgungskontexte und Systemzusammenhänge im Pflegehandeln berücksichtigen und dabei ökonomische und ökologische Prinzipien beachten.

IV.2 e Die Absolventinnen/Absolventen wirken an der Umsetzung von Konzepten und Leitlinien zur ökonomischen und ökologischen Gestaltung der Einrichtung mit.

„Ich gehe sparsam mit Materialien um und entsorge Abfälle korrekt."

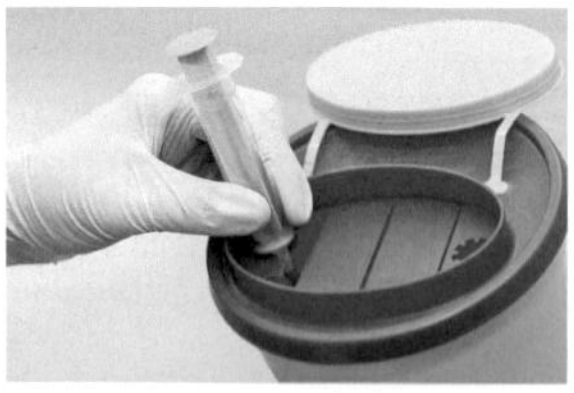

V.2 Verantwortung für die Entwicklung (lebenslanges Lernen) der eigenen Persönlichkeit sowie das berufliche Selbstverständnis übernehmen.

V.2 c Die Absolventinnen/Absolventen setzen Strategien zur Kompensation und Bewältigung unvermeidbarer beruflicher Belastungen gezielt um und nehmen Unterstützungsangebote frühzeitig wahr oder fordern diese aktiv ein.

„Ich weiß, an wen ich mich wenden kann, um über das zu reden, was mich beschäftigt."

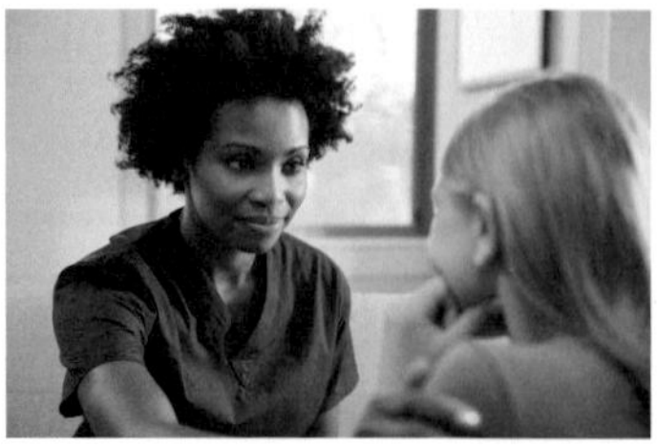

4.1.4 Selbstreflexion mithilfe des Kompetenznetzes

Handreichung für die Pflegeausbildung am Lernort Praxis, www. bibb. de/dienst/veroeffentlichungen/de/publication/show/17175

In der „Handreichung für die Pflegeausbildung am Lernort Praxis", die vom BIBB veröffentlicht wurde, findet sich zur Förderung der Selbsteinschätzung die Empfehlung, sogenannte „**Kompetenznetze**" zu nutzen. Sie beinhalten zehn verschiedene Kategorien, die in ihrer Summe der Bewertungen den aktuellen Kompetenzstand widerspiegeln. Der äußere Rand bedeutet dabei, dass diese Kompetenz sehr gut entwickelt ist (**P**rofi). Dies sollte der Kompetenzstand am Ende der Ausbildung sein. Der Punkt in der Mitte steht für den/die **A**nfänger/in.

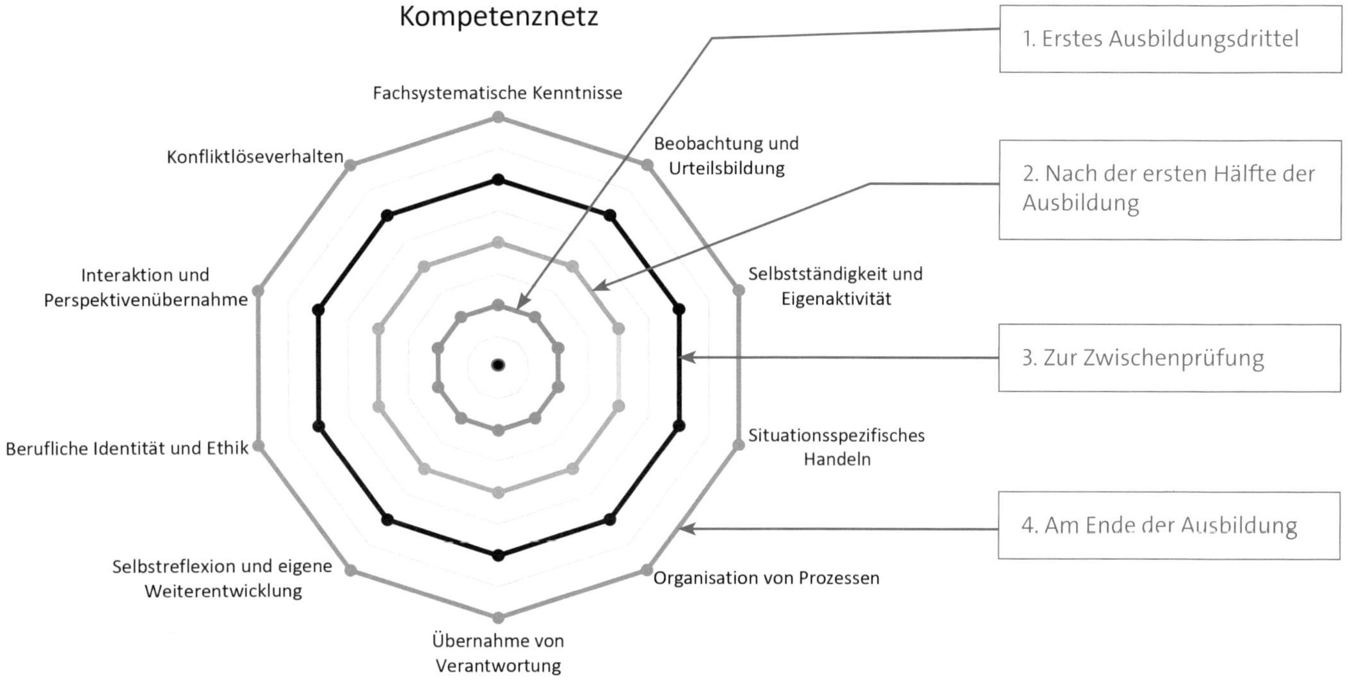

Abb. 4 Kompetenznetz [Quelle: Jürgensen, A.; Dauer, B. (2021): Handreichung für die Pflegeausbildung am Lernort Praxis, Bonn]

Fachsystematische Kenntnisse A: Sie haben elementares Wissen P: Sie haben vertieftes und vernetztes fachtheoretisches Wissen	**Übernahme von Verantwortung** A: Sie sind beteiligt, wirken mit und assistieren P: Sie handeln und entscheiden eigenverantwortlich
Beobachtung und Urteilsbildung A: Sie erkennen pflegerelevante Phänomene und Anlässe zum pflegerischen Handeln P: Sie können pflegerelevante Phänomene theoretisch einordnen und fachlich gesicherte Interventionen ableiten	**Selbstreflexion und eigene Weiterentwicklung** A: Sie nehmen die Grenzen Ihres Wissens wahr P: Sie entwickeln sich eigenverantwortlich weiter und eignen sich aktiv Wissen an
Selbstständigkeit und Eigenaktivität A: Sie setzen standardisierte grundlegende (Pflege-)Maßnahmen um P: Sie wirken selbst an der Entwicklung von Konzepten für die Versorgung mit	**Berufliche Identität und Ethik** A: Sie haben Kenntnisse zum Beruf und seinen ethischen Grundsätzen P: Sie identifizieren sich mit dem Beruf und agieren selbstständig mit anderen an der Versorgung Beteiligten auf Augenhöhe
Situationsspezifisches Handeln A: Sie handeln sicher in überschaubaren Situationen P: Sie handeln sicher in komplexen Situationen	**Interaktion und Perspektivenübernahme** A: Sie erkennen und respektieren voneinander abweichende oder widersprüchliche Meinungen P: Sie können bei voneinander abweichenden Meinungen Konsens herstellen
Organisation von Prozessen A: Sie kennen Handlungsabläufe P: Sie steuern Prozesse in größeren Zusammenhängen	**Konfliktlöseverhalten** A: Sie erkennen konfliktbehaftete und problematische Situationen P: Sie entwickeln aktiv Strategien zur Problemlösung

Tab. 1 Erläuterungen zur Kompetenzeinschätzung von Anfängern (A) und Profis (P), Quelle: Jürgensen, A.; Dauer, B. (2021): Handreichung für die Pflegeausbildung am Lernort Praxis, Bonn.

4.2 Qualifiziert Leistungen einschätzen

Alle Auszubildenden erhalten am Ende eines jeden Praxiseinsatzes eine schriftliche Beurteilung über die gezeigten und erbrachten Leistungen: die **qualifizierte Leistungseinschätzung.** Grundlage dieser Einschätzung sind die für den jeweiligen Praxiseinsatz im Rahmenausbildungsplan hinterlegten Kompetenzschwerpunkte. Diese werden sowohl von den Auszubildenden selbst als auch von den Praxisanleitenden reflektiert und eingeschätzt. In der Pflegeberufe-Ausbildungs- und -Prüfungsverordnung (PflAPrV § 6) heißt es dazu:

» *Jede an der Ausbildung beteiligte Einrichtung erstellt eine qualifizierte Leistungseinschätzung über den bei ihr durchgeführten praktischen Einsatz unter Ausweisung von Fehlzeiten nach § 1 Abs. 4. Ist ein Praxiseinsatz am Ende eines Ausbildungsjahres nicht beendet, erfolgt die Berücksichtigung im nächsten Ausbildungsjahr. Die Leistungseinschätzung ist der Auszubildenden oder dem Auszubildenden bei Beendigung des Einsatzes bekannt zu machen und zu erläutern.* «

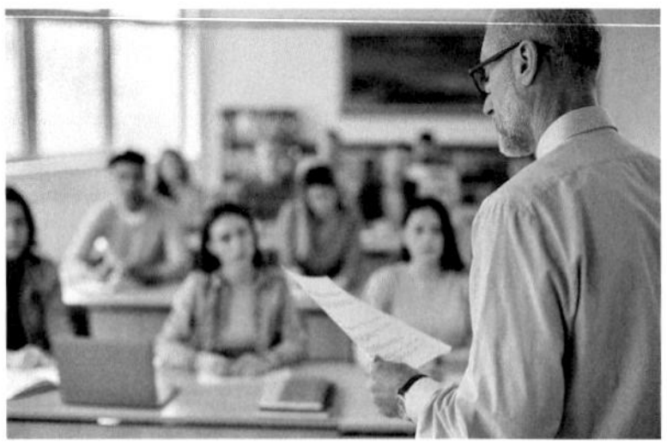

Abb. 5 Auszubildende müssen der Pflegeschule die Leistungseinschätzungen nach dem Praxiseinsatz vorlegen.

Sinn und Zweck der qualifizierten Leistungseinschätzung ist es, dass darin deutlich gemacht wird, wie der individuelle und aktuelle Ausbildungs- und Kompetenzentwicklungsstand sich in dem Praxiseinsatz gezeigt hat. Was wurde bereits gelernt und was konnte umgesetzt werden? Welche Kompetenzen gilt es weiterzuentwickeln und zu fördern? Die Auszubildenden legen die Leistungseinschätzungen ihrer jeweiligen zuständigen Lehrkraft in der Pflegeschule vor.

Die Summe der qualifizierten Leistungseinschätzungen spiegelt sich in der Praxisnote auf dem Jahreszeugnis wider.

Wie diese Leistungseinschätzung gestaltet ist, kann je nach Bundesland und Bildungseinrichtung unterschiedlich sein. In einigen Bundesländern werden auch Noten vergeben, da es oft im Praxisalltag praktikabler erscheint, vor allem in größeren Einrichtungen. Eine Praxisnote wird dann aus der Summe der Leistungseinschätzungen erstellt. In der Pflegeberufe-Ausbildungs- und -Prüfungsverordnung ist nicht explizit aufgeführt, dass diese mit einer Note von 1 („sehr gut") bis 6 („ungenügend") wie in einem Zeugnis benannt sein muss. Je nach den Vorgaben in den einzelnen Bundesländern ziehen es einige Bildungseinrichtungen vor, dass eine Note gemäß der Bewertung im Examen in der Leistungseinschätzung ausgewiesen wird, um bei den vielen zu betreuenden Auszubildenden leichter eine Praxisnote generieren zu können. Andere Bildungseinrichtungen bevorzugen ausschließlich verbale Leistungseinschätzungen und lassen in die Praxisnote auch bewertete Lern- und Arbeitsaufgaben und Praxisbegleitungen in unterschiedlicher Gewichtung mit einfließen. Auch eine Kombination beider Varianten ist möglich. Beide Varianten haben Licht- und Schattenseiten. Der Vorteil von Noten ist sicherlich, dass dadurch die Leistung schnell zu erkennen ist, ohne dass ein Text gelesen und interpretiert werden muss. Andererseits besteht die Gefahr, dass eine Note zu schnell vergeben und nicht sorgfältig begründet wird. Auch kommt es vor, dass Noten mit bestimmten Vorstellungen verknüpft werden, wie in der folgenden Aussage deutlich wird: „Meine Auszubildende hat alles ganz toll gemacht, aber eine Eins kann ich ihr nicht geben, sie ist ja erst am Anfang der Ausbildung." Eine Note wird in diesem Fall mit einem Kompetenzstand verknüpft, der erst am Ende der Ausbildung erreichbar ist. Ein „sehr gut" kann es jedoch schon im Orientierungseinsatz geben, wenn der oder die Auszubildende entsprechend dem Lehrplan alles umsetzen konnte, was für den jeweiligen Ausbildungsstand erwartet wird.

„Qualifiziert" bedeutet: Jede Bewertung muss ausführlich und nachvollziehbar begründet werden.

P PRAXISTIPP

Die Handhabung der qualifizierten Leistungseinschätzung kann je nach Bundesland, Träger und Bildungseinrichtung variieren. Erfragen Sie hier das jeweils geltende Prozedere oder entnehmen Sie dies dem Ausbildungsnachweis.

4.2.1 Beobachtungen vornehmen und beurteilen

Grundlage für das Erstellen einer Leistungseinschätzung sind Ihre Beobachtungen der/des Auszubildenden im Praxiseinsatz. Doch was ist mit „Beobachtung“ in diesem Zusammenhang gemeint? Und wie können Beobachtungen effektiv für die Leistungseinschätzung genutzt werden?

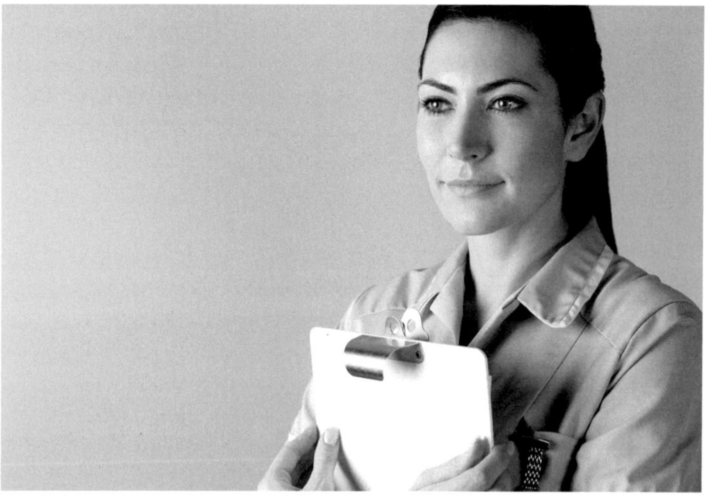

Abb. 6 Eine objektive Beobachtung nach klaren Kriterien ist die Grundlage jeder Leistungseinschätzung.

Unter Beobachtung versteht man in der neuen Prüfungsordnung das zielgerichtete und **bewusste Wahrnehmen** mit der Absicht, neue Erkenntnisse über einen Sachverhalt oder eine Person zu ermitteln. Dabei spielen sowohl unsere Sinneseindrücke (z. B. hören, sehen) als auch persönliche Einstellungen und die aktuelle Verfassung eine Rolle.

In drei Schritten zur objektiven Leistungseinschätzung:
- genau beobachten
- objektiv beschreiben
- sachlich begründet bewerten.

Eine optimale Beobachtung setzt **im Vorfeld festgelegte, objektive Kriterien** voraus, auf die Sie gezielt achten können. Mehr als zehn sollten es nicht sein, um eine gute Praktikabilität zu gewährleisten.

Die Beobachtungskriterien sollten sich am jeweiligen Ausbildungsstand und an den zu erreichenden Kompetenzschwerpunkten orientieren. Eine Gewichtung der Kriterien ist sinnvoll. So kann z. B: „Sicherheit eines Pflegebedürftigen“ eine höhere Priorisierung haben als „Zeitmanagement“.

Beobachtungen können spontan und situativ sein oder ganz bewusst in Absprache mit der oder dem Auszubildenden erfolgen. Wichtig dabei ist, dass die Beobachtungskriterien und die Situation genau erklärt werden.

Die folgende Tabelle stellt mögliche Beobachtungskriterien mit passenden Beispielen dar, die aufzeigen, auf was sich dabei im Einzelnen fokussiert werden kann. Beobachtet wird dabei immer eine komplette Pflegesituation, d. h., die Kriterien sollten sich auf alle fünf Kompetenzbereiche beziehen.

Auch die Entwicklungslogik spielt eine Rolle: Alle Beobachtungen sind stets in den Kontext vergangener Beobachtungen zu setzen, um die Beobachtungen später auch bewerten und im Feedback-Gespräch rückmelden zu können.

Was kennzeichnet eine gute Beobachtung?

- **Objektivität**
  Keine subjektiven Interpretationen und Bewertungen.
- **Validität**
  Zielgerichtetes Wahrnehmen von dem, was auch beobachtet werden soll.
- **Reliabilität** (Verlässlichkeit)
  Verwenden von Instrumenten/Kriterien mithilfe derer verschiedene Nutzer zu vergleichbaren Ergebnissen kommen.

W ZUM WEITERDENKEN

Schauen Sie sich die Beobachtungskriterien in der nachfolgenden Tabelle an. Welche wenden Sie davon an? Welche weiteren nutzen Sie bei Ihren Anleitungen?

Mögliche Beobachtungskriterien	Was wird konkret beobachtet? (Beispiele)
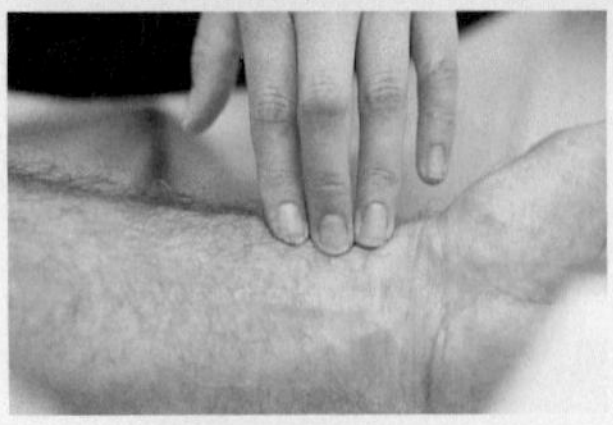 Vitalzeichen erfassen (Kompetenzbereich: I)	– Wie wird die Blutdruckmanschette angelegt? – Wie hoch wird das Manometer aufgepumpt? – Wo wird der Puls ertastet? Wie lange wird der Puls gefühlt/gezählt? – Wie wird die Temperatur gemessen?
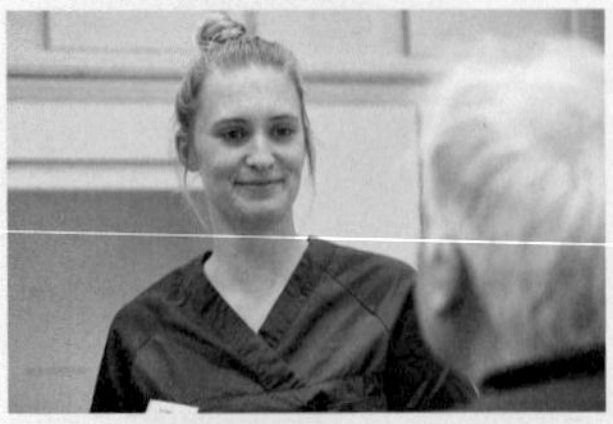 Kontaktaufnahme und Interaktion (Kompetenzbereich: II)	– Mit welchen Worten wird die/der Pflegebedürftige begrüßt, verabschiedet? – Welche Fragen werden gestellt, welche Antworten gegeben? – Wird die Pflegehandlung mit Worten begleitet?
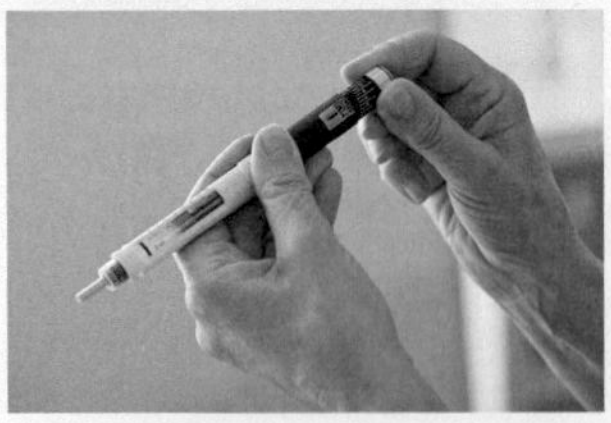 Risiko- und Fehlermanagement (Kompetenzbereich: IV)	– Werden Fehler und Gefahren wahrgenommen und ggf. kommuniziert? – Wie wird bei einem offensichtlichen Fehlverhalten agiert?
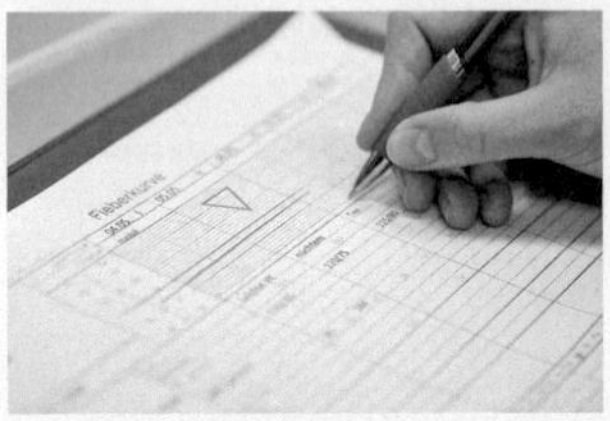 Dokumentation (Kompetenzbereich: I)	– Was wird wo dokumentiert? – Erfolgt die Dokumentation zeitnah, verzögert oder gar nicht?
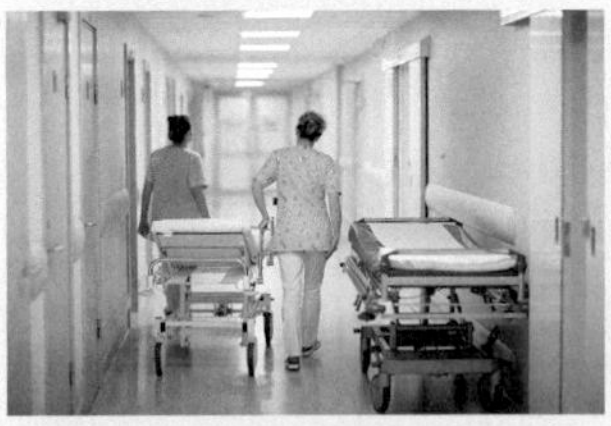 Arbeitsablauforganisation (Kompetenzbereich: I, III, V)	– Was wird wann gemacht? – Wurde nach Plan/Anweisung gehandelt oder davon abgewichen?
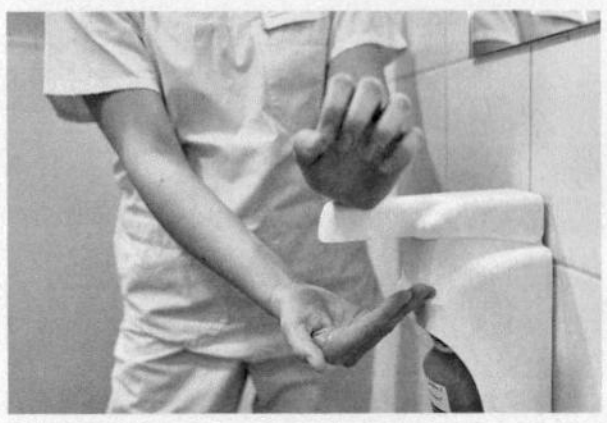 Hygieneverhalten (Kompetenzbereich: III)	– Wann und wie oft erfolgte eine Händedesinfektion? – Was wurde wie lange desinfiziert (Hände, Ablageflächen, Gegenstände)? – Welches Desinfektionsmittel wurde benutzt? – Wann wurden Handschuhe an- und ausgezogen?

Tab. 2 Mögliche Beobachtungskriterien im Rahmen einer Anleitungssituation

Die Beobachtungen werden anschließend sachlich, unvoreingenommen und schriftlich in stichpunktartiger Form festgehalten. Danach geben die Praxisanleitenden der oder dem Auszubildenden direkt im Anschluss an den Praxiseinsatz Zeit, das eigene Verhalten Revue passieren zu lassen und mögliche Fragen und Unklarheiten zu notieren, um sie im Feedback-Gespräch später gemeinsam zu klären. Im folgenden Beispiel wird eine angekündigte Beobachtung eines Auszubildenden in einer Pflegesituation im Orientierungseinsatz beschrieben. Zur besseren Nachvollziehbarkeit wurden die Beobachtungen in Sätzen und nicht in Stichworten abgebildet.

B BEISPIEL

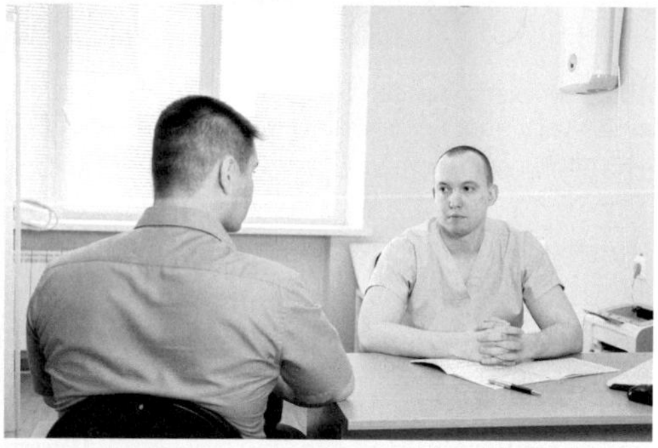

Rainer Katowitz (45 J., Praxisanleiter auf der Station für Unfallchirurgie einer städtischen Klinik) berichtet von einer Anleitungssituation:

Julius Simm (18 J., erstes Ausbildungsdrittel: Orientierungseinsatz, stationäre Akutpflege) hat mir erzählt, dass er sehr nervös vor dieser Anleitungssituation ist. Er hat sich vorgenommen, alles perfekt zu machen. Im 12-wöchigen Einführungsblock in der Schule hat er, wie er mir erzählt hat, schon allerhand gelernt. Die erste Klausur lief anscheinend auch gut. Die Arbeits- und Lernaufgabe „Geringgradig Pflegebedürftige bei der Körperpflege unterstützen mit Integration prophylaktischer Maßnahmen" haben wir bearbeitet und gemeinsam ausgewertet. Heute soll Julius selbst die Pflegesituation meistern, bei der er sonst nur zugesehen oder unterstützt hat. Er hat sich alle Informationen eingeholt und beginnt mit der Pflegeanamnese.

Rainer Katowitz hält seine situativen Beobachtungen fest:

Im Stationszimmer berichtet Julius: *In Zimmer 1 liegt Mario Dräger (24 J.). Vor zwei Tagen wurde er beim Bundesligaspiel vom Gegner gefoult und ist dabei gestürzt. Sein rechtes Wadenbein ist gebrochen, die rechte Hand verstaucht. Der Rettungsdienst brachte ihn ins Krankenhaus. Er wurde operiert und ist seitdem in der Bewegung durch den Gips und die Schmerzen eingeschränkt.*
Julius identifiziert als mögliche Pflegeprobleme: Thrombosegefahr, erhöhtes Dekubitusrisiko am Bein aufgrund des Gipsverbandes, eingeschränkte Selbstständigkeit bei der Grundpflege, beim Ankleiden und der Mobilisation aufgrund der Fraktur – der Gang ins Badezimmer sei mit Gehstützen aber möglich.

Vor dem Zimmer desinfiziert sich Julius die Hände. (Zeit: 30 Sek.)

Im Zimmer stellt Julius uns Herrn Dräger vor. Er misst zunächst im Liegen die Vitalparameter: Blutdruck (RR: 120/75), Puls (HF: 64), Temperatur (36,8 °C). Der Blutdruck wird am rechten Arm mit der verstauchten Hand ermittelt. Die ermittelten Parameter trägt Julius richtig an der dafür vorgesehenen Stelle in die Patientenkurve ein, die Frage nach dem Stuhlgang scheint ihm peinlich zu sein. Liegt es daran, wie er fragt? Nach aktuellen Schmerzen erkundigt er sich nicht.

Julius mobilisiert Herrn Dräger mit meiner Unterstützung ins Badezimmer. Herr Dräger setzt sich auf den Badhocker, Julius bietet Hilfestellung. Herr Dräger gibt an, sonst täglich duschen zu gehen. Er fragt, ab wann das wieder möglich sei. Julius kann die Frage nicht beantworten, verspricht aber, zeitnah den Arzt zu fragen. Herr Dräger nickt. Beide beginnen eine Unterhaltung über das Fußballspiel. Mir fällt ein Hämatom an der rechten Flanke auf. Hat Julius diese Stelle auch entdeckt? Es ist ihm nicht anzumerken. Die weitere Versorgung verläuft sach- und fachgerecht. Julius erklärt zwei Übungen (ohne Wiederholungsrate) zur Thromboseprophylaxe, er beschreibt Sinn und Zweck der Maßnahme. Nach der pflegerischen Versorgung verlassen wir das Zimmer für die anstehende Dokumentation der Pflegetätigkeiten und zur Reflexion der Handlung.

Julius desinfiziert sich die Hände (Zeit: 45 Sek).

Im Stationszimmer verfasst Julius den Pflegebericht chronologisch. Er dokumentiert die Pflegemaßnahmen sach- und fachgerecht. Das Hämatom erwähnt er nicht.

Rückmelden

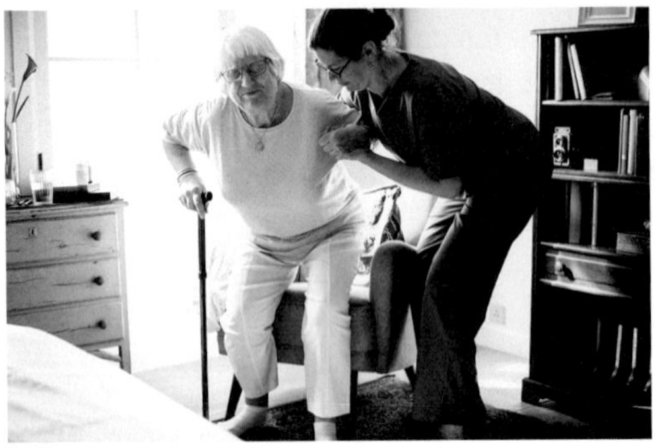

Abb. 7 Rückenschondende Arbeitsweise als ein auszuwertender Beobachtungspunkt im Feedback-Gespräch

Motivierende Gesprächsführung
→ Kap. 3, *S. 70*

Bei der Auswertung während des Feedback-Gesprächs werden die Beobachtungen geschildert und der/dem Auszubildenden die Gelegenheit gegeben, ihr/sein Handeln zu begründen, in der Selbstreflexion zu korrigieren und/oder Alternativen aufzuzeigen. Es ist wichtig, dabei auf eine **motivierende Gesprächsführung** zu achten, um die oder den Auszubildende/n für weitere Lernanlässe positiv zu stärken. Eine zeitnahe Rückmeldung ist wichtig, da Erinnerungen schnell verblassen oder durch neue Ereignisse überlagert werden können. Die sicher aufzubewahrenden Notizen zur Beobachtung und Auswertung erleichtern es später, eine gut begründbare Einsatzbewertung vorzunehmen.

Leistungseinschätzungen sollen sowohl von den Auszubildenden selbst als auch von den Praxisanleitenden reflektiert und eingeschätzt werden.

Beurteilen

Im Anschluss an das Feedback-Gespräch nach einer Anleitungssituation werden alle Beobachtungen so sachlich wie möglich notiert und beschrieben, wie in dem Beispiel gezeigt wurde. Eine solche Niederschrift, die jedoch meist aus Zeitgründen in Stichpunkten erfolgt, ist die Basis für eine objektive Bewertung des Praxiseinsatzes. Erst im nächsten Schritt geht es an die Einschätzung der Leistungen.

Was hat die oder der Auszubildende entsprechend den vorher klar definierten Kriterien gut oder sehr gut gemacht, was wurde vergessen, nicht sorgfältig ausgeführt oder übersehen? Die Summe der Beobachtungen ergibt die Bewertung. Dazu kommt immer auch der entwicklungslogische Vergleich mit Anleitungen, die vorher schon stattgefunden haben. Die beispielhaften Beurteilungen sollten zur besseren Veranschaulichung mit konkreten Beispielen aus der pflegerischen Praxis aufgewertet werden, damit die Beurteilung nicht abstrakt bleibt und aus dem Versorgungsbereich heraus verstanden werden kann.

Checklisten
→ Kap. 3, *S. 88*

Beurteilungen sind immer subjektiv und hängen von der persönlichen Verfassung der/des Praxisanleitenden ab. Zur Objektivierung bieten sich **Checklisten** für tätigkeitsbezogene Pflegemaßnahmen an, um z. B. einzelne Handlungsschritte abzubilden. Hierbei ist es wichtig, eine offene Haltung zu bewahren und sich darüber klar zu sein, dass viele Vorgehensweisen zum Ziel führen können.

Auch im **Vertiefungseinsatz** muss eine qualifizierte Leistungseinschätzung erstellt werden. Diese fließt in die Praxisnote auf dem dritten Jahreszeugnis mit ein.

Eine Objektivität im naturwissenschaftlichen Sinne kann in der Pflege nicht erreicht werden. Jedoch helfen die eigene berufliche Sozialisation und die Berufserfahrung, gedankliche Umwege zuzulassen und den Blick zu weiten.

Entwicklungslogik
→ Kap. 1, *S. 31*

Die **Kompetenzentwicklung** lässt sich auf die Beurteilung von Auszubildenden übertragen, indem sich Praxisanleitende die aufeinanderfolgende **Entwicklungslogik** (Konstruktionsmerkmal) der schulinternen Curricula bewusstmachen und sie auf die praktische Ausbildung übertragen. So kann eine mögliche Unter- und Überforderung der Auszubildenden verhindert werden. Die schrittweise Erhöhung des Kompetenzniveaus hat auch eine Auswirkung auf die Beurteilung des Auszubildenden.

Die Beobachtungen und Beurteilungen im Rahmen von Leistungseinschätzungen sollen so objektiv wie möglich sein, doch das ist oft gar nicht so leicht. So sehr wir uns bemühen, gibt es doch viele Gründe, warum wir dazu neigen, in die Falle von Beurteilungs- und Wahrnehmungsfehlern zu tappen – auch „blinde Flecken" genannt. Die nächsten Seiten führen die häufigsten davon auf. Es ist wichtig, sich der möglichen Verzerrung in der Wahrnehmung bewusst zu sein, dann haben wir die besten Chancen, sie zu vermeiden.

E EXKURS

Blinde Flecken: Wahrnehmungs- und Beurteilungsfehler

In der Beurteilung von Auszubildenden können sogenannte „blinde Flecken" Auswirkungen auf den Ausbildungsverlauf haben. Häufige Beurteilungsfehler (1-4) und Wahrnehmungsfehler (5-8) zeigen diese und die folgende Seite. Entdecken Sie welche, zu denen Sie neigen oder, die Sie selbst einmal erfahren haben?

1 Projektionsfehler

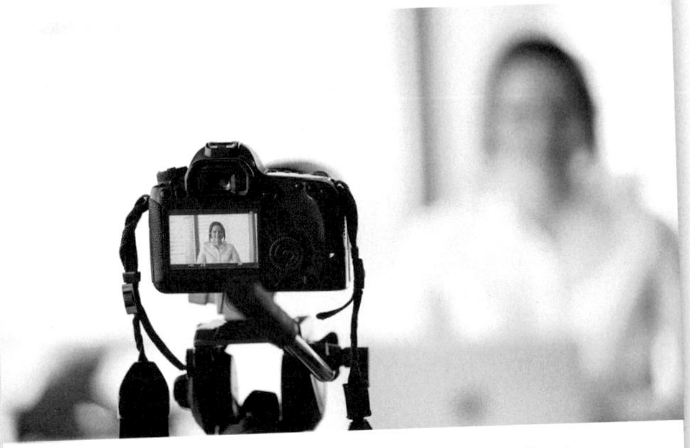

„Bist du so wie ich, bekommst du auch die bessere Beurteilung!"

Beim Projektionsfehler, oder auch „Mini-Me-Effekt", werden eigene Vorstellungen und Wünsche auf den zu Beurteilenden übertragen. Das passiert vor allem durch Identifikation, z. B. wenn wir in einer Auszubildenden eine jüngere Version von uns selbst erkennen.

2 Milde-Härte-Fehler

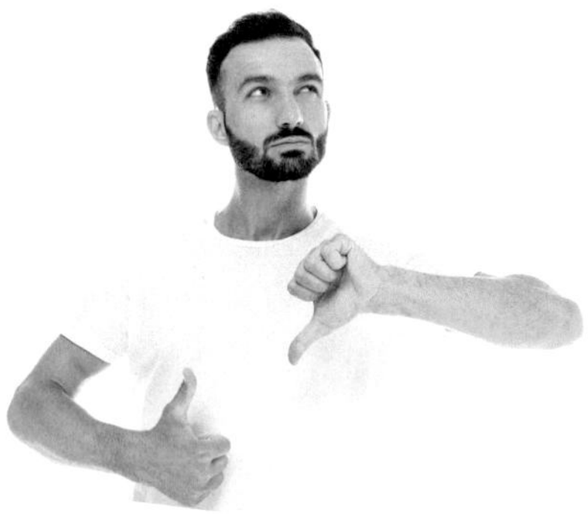

„Ich bin eher zu nett — Ich bin eher zu streng."

Dieser Beurteilungsfehler kommt zustande, wenn wir aufgrund eines einzigen Erlebnisses oder eines ersten Eindrucks derjenigen Person zu einem Urteil kommen, das alle weiteren Einschätzungen dieser Person beeinflusst, egal wie unterschiedlich die Person handelt.

3 Logischer Fehler

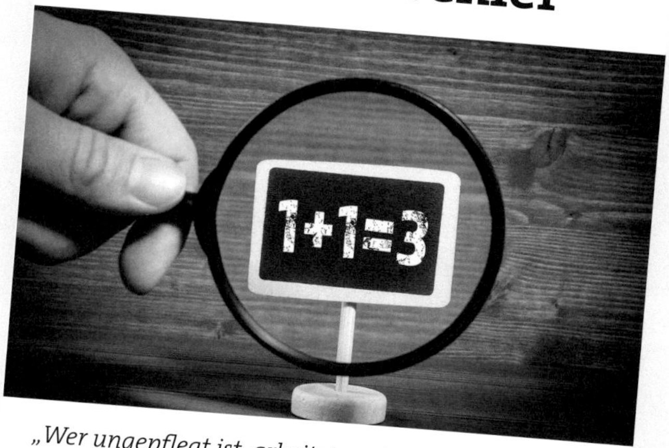

„Wer ungepflegt ist, arbeitet auch unhygienisch."

Beim logischen Fehler wird von einer Eigenschaft auf eine andere geschlossen; sie werden miteinander verknüpft, doch häufig stehen beide Eigenschaften in keiner kausalen Verbindung. Der logische Beurteilungsfehler kann gut korrigiert werden, wenn wir darüber reflektieren.

4 Vorurteile

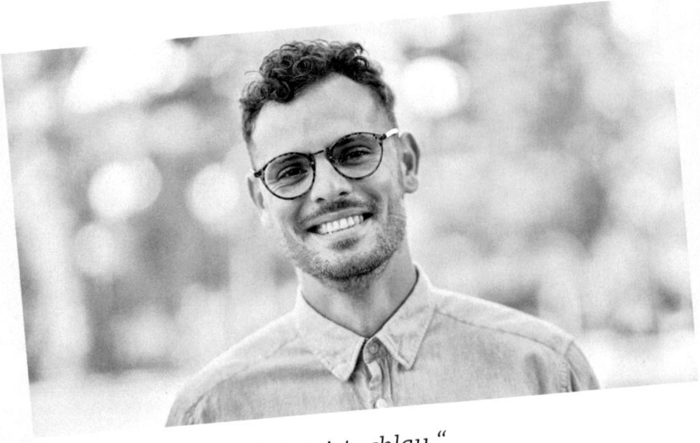

„Wer eine Brille trägt, ist schlau."

Vorurteile sind Einstellungen oder Haltungen, die einen Menschen direkt oder indirekt abwerten. Oft steht das eigene Interesse oder das einer Gruppe in unserer Einschätzung höher. Es gibt positive und negative Vorurteile. Ein positives Vorurteil ist, wenn wir einen Menschen mit Brille für schlau halten, auch wenn wir nichts Weiteres über ihn oder sie wissen. Ein negatives Vorteil wäre, wenn wir stark geschminkte Blondinen für dumm halten.

E EXKURS

5

Halo-Effekt

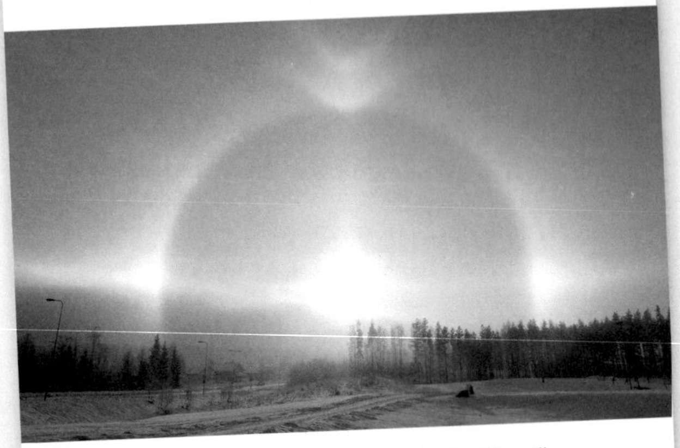

„Sie war so fleißig, daher kriegt sie die Eins!"

Beim Halo-Effekt „überstrahlen" (griech. „halo" für Lichthof, Heiligenschein) angenehme Eigenschaften oder auch Verhaltensweisen oder der soziale Hintergrund die objektiv zu beobachtenden Leistungen. Diese Überstrahlung funktioniert auch im negativen Sinne.

6

Kontrastfehler

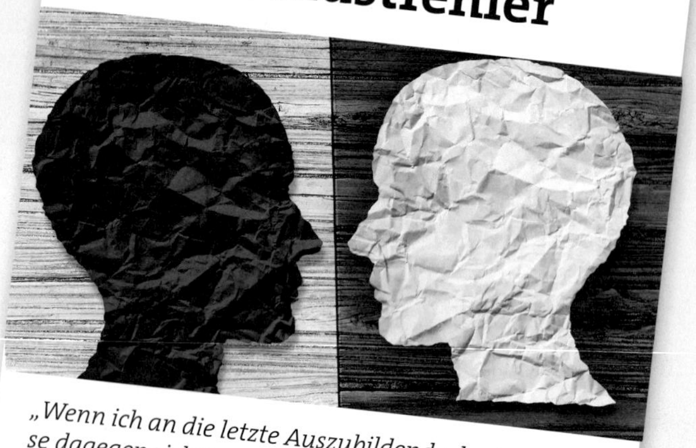

„Wenn ich an die letzte Auszubildende denke, ist diese dagegen richtig schlecht!"

Bei dem Kontrastfehler werden Beobachtungen zusammengeführt, verglichen und zu hoch bewertet. Die/der Beurteilende nimmt z. B. bestimmte Persönlichkeitsmerkmale/Charaktereigenschaften sehr deutlich wahr und vergleicht diese mit Eigenschaften anderer Auszubildenden oder mit ihren/seinen eigenen Eigenschaften oder Verhaltensweisen, wodurch die Objektivität ausbleibt.

7

Primäreffekt (Primacy Effekt)

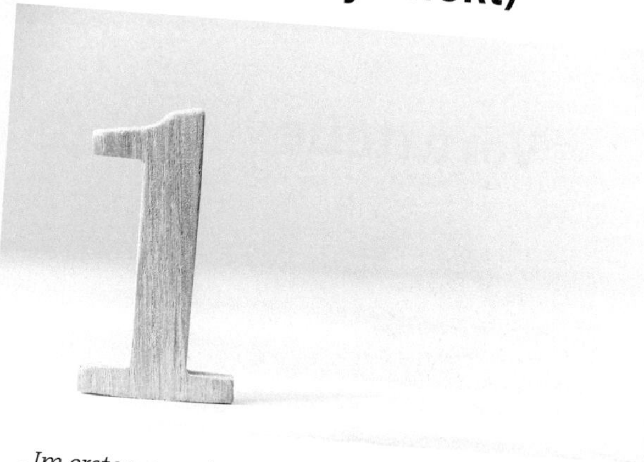

„Im ersten gemeinsamen Dienst war er so engagiert. Das hat für mich mehr Gewicht als die nachfolgenden, negativen Erfahrungen meiner Kolleginnen!"

Beim Primäreffekt werden frühe Informationen wahrgenommen, die dann einen starken Effekt auf die weitere Einschätzung der/des Auszubildenden haben können. Wir sind dann in positiver/negativer Erwartung, was anschließend passiert. Ein Primäreffekt wäre„ wenn wir jemanden für unzuverlässig halten, weil er zu seinem ersten Arbeitstag zu spät kam. Umgekehrt neigen wir dazu, zu freundlich zu beurteilen, wenn uns die Person einmal positiv beeindruckt hat.

8

Referenzeffekt (Nikolaus-Effekt)

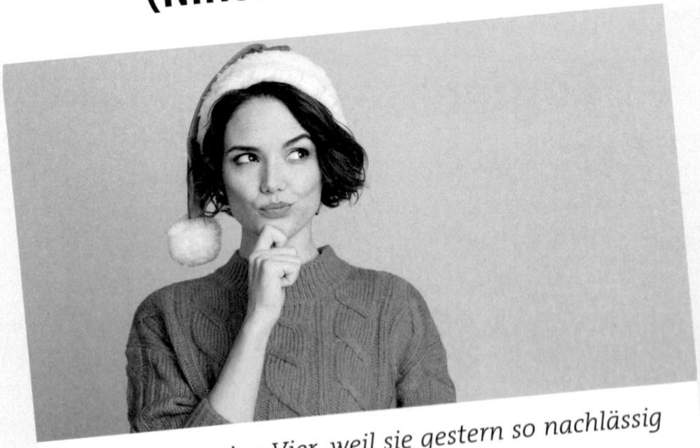

„Ich gab ihr eine Vier, weil sie gestern so nachlässig war."

Bei dem Referenzeffekt, auch Nikolaus-Effekt genannt, kommt es zu einer Beurteilungsverzerrung, indem sich die oder der beurteilende Praxisanleitende auf eine kurz zuvor beobachtete Gelegenheit bezieht, die er in den Fokus der Beurteilung stellt, anstatt sich auf seine Beobachtungen und Notizen der zurückliegenden Wochen zu beziehen.

Spontanes Feedback der zu pflegenden Menschen

Rückmeldungen von den Menschen, die während des Einsatzes gepflegt werden, fließen ebenfalls in die Leistungseinschätzung ein und werden anschließend mit den Auszubildenden besprochen. Diese Art von Feedback ist sehr wertvoll. Erstens erhalten Praxisanleitende so zusätzliche Informationen, und zweitens profitieren Auszubildende von verbalen und nonverbalen Rückmeldungen, die einen positiven Effekt auf den Lernprozess haben, weil eine direkte Reaktion auf die eigene Handlung erfolgt. Hier geht es vor allem um subjektive Beurteilungen, die in erster Linie der Motivation des Auszubildenden dienlich sind.

Kommunikation und Kontakt mit zu Pflegenden spielen in der generalistischen Ausbildung eine große Rolle und sind deshalb auch Teil der Leistungseinschätzung. Wichtig ist nur, die Entwicklungslogik dabei nicht zu vergessen. Inwieweit können Auszubildende beispielsweise im Einsatz mit hochgradig Pflegebedürftigen überhaupt einen Kontakt herstellen? Das hat immer auch mit dem jeweiligen Ausbildungsstand zu tun. Bereits im Orientierungseinsatz können Formen nonverbaler Interaktion entwickelt werden, zum Beispiel Momente leibkörperlicher Interaktion und pflegerischer Berührung in Arbeits- und Lernaufgaben.

Beobachtungen aus dem Team einbeziehen

Eine Rückmeldung erfolgt von allen Kolleginnen und Kollegen, die am Ausbildungsprozess beteiligt sind. Wichtig ist, dass keine Vorurteile übernommen werden, um die Objektivität gegenüber den Auszubildenden nicht zu verlieren. Hierzu ist es wichtig, dass ein einheitliches Anleitungskonzept angewendet wird, um möglichst vergleichbare Situationen zu schaffen. Ein entsprechendes Praxiscurriculum bietet dazu die Möglichkeit, die im Versorgungsbereich üblichen Pflegesituationen transparent abzubilden.

Außerdem ist es wichtig, den Auszubildenden auch durch die Pflegenden aus dem Team ständig eine Rückmeldung zu geben, weil bei Abwesenheit der Praxisanleitenden sonst die Gefahr besteht, dass sich niemand für die Auszubildenden verantwortlich fühlt, was schnell zu Unzufriedenheit führen kann. Um das zu vermeiden, bieten sich wieder die Schritte des Pflegeprozesses und die formulierten Kompetenzen aus dem Praxiscurriculum an. Dies setzt natürlich voraus, dass die Kolleginnen und Kollegen auch mit dem Praxiscurriculum vertraut sind, um damit arbeiten und unterstützen zu können Am besten ist es, wenn die Ausbildungsträger in enger Absprache mit der Pflegeschule zusammenarbeiten, um eventuelle aufkeimende Unstimmigkeiten gemeinsam anzugehen.

4.2.2 Eine qualifizierte Leistungseinschätzung schreiben

Der Praxiseinsatz ist absolviert, Sie haben Ihre Beobachtungen stichpunktmäßig notiert. Nun geht es darum, die Kompetenzen der Auszubildenden/des Auszubildenden zu bewerten und mit guten Argumenten schriftlich zu fixieren. Eine genaue Begründung ist wichtig, darauf wird in der Prüfungsverordnung großer Wert gelegt. Nur so ist die Nachprüfbarkeit und Transparenz der Leistungseinschätzung möglich.

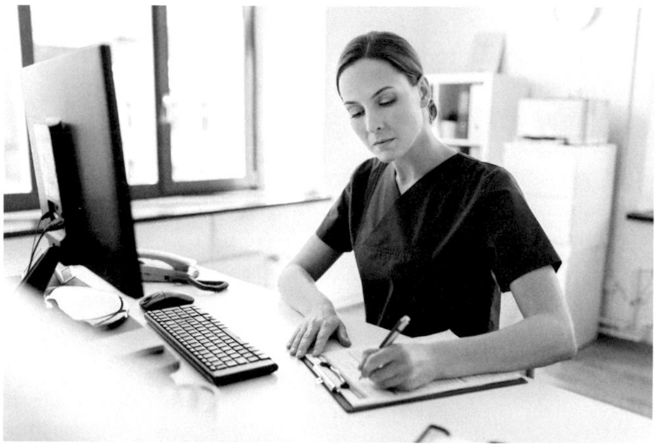

Abb. 8 Für das Schreiben einer Leistungseinschätzung sollten Sie sich ausreichend Zeit nehmen.

Es erleichtert das Erstellen von Leistungseinschätzungen, wenn Sie immer nach der gleichen Struktur vorgehen. Am aufwendigsten ist immer die erste Leistungseinschätzung, alle weiteren werden Ihnen deutlich leichter fallen.

Wer sich rechtzeitig Notizen macht, am besten schon am ersten Tag des Einsatzes, hat den großen Vorteil, dass die Leistungseinschätzung objektiver wird und besser zu begründen ist. Denken Sie auch daran, sich ausreichend Zeit dafür zu nehmen, und zwar innerhalb der Arbeitszeit, nicht zu Hause. Geben Sie sich auch genug Vorlauf. Erst kurz vor der Abgabe mit dem Schreiben anzufangen, sorgt nicht nur für unnötigen Stress, sondern beeinträchtigt auch die Objektivität. Nicht selten werden bei großer Eile die letzten Eindrücke oder ein positives oder negatives Vorurteil stärker berücksichtigt. Klassische Beurteilungsfehler treten vor allem in emotional angespannten Situationen auf.

W ZUM WEITERDENKEN

Was mache ich, wenn ein Auszubildender oder eine Auszubildende anfangs noch eher schwache Leistungen zeigte, dann aber sehr gut aufgeholt und sich zum Schluss richtig engagiert hat? Zählt der Eindruck am Ende mehr? Ist die Entwicklung wichtiger als die Schwächen am Anfang?

Im Pflegealltag fällt die schriftliche Leistungseinschätzung vielen Praxisanleitenden nicht leicht. Gut zu wissen: Es müssen keine meisterhaften Texte werden. Was zählt, sind die vorher abgesprochenen Kriterien auf der Basis der Prüfungsverordnung und vor allem Ihre genauen Beobachtungen. Eine objektive und gut begründete Einschätzung hilft den Auszubildenden, sich zu verbessern. Hilfestellungen bei der Formulierung bieten die folgenden Tabellen. Sie erheben jedoch keinen Anspruch auf Vollständigkeit.

Aufbau / Bestandteile	Beispiele
Beginn / Einstieg mit: – Name der/des Auszubildenden – Art des Praxiseinsatzes (z. B. Vertiefungseinsatz) – Dauer: von .../bis ... – Ggf. spezielle Angaben zum Versorgungsbereich der zu betreuenden Menschen	*„Lena Rasch war vom 01.03.21 bis 15.04.21 im Rahmen ihres Orientierungseinsatzes in der stationären Akutpflege am Maria-Hospital auf der Station für Unfallchirurgie eingesetzt."* *„Paul Kumrey absolvierte vom 14.02. bis 26.03.22 seinen Pflichteinsatz der stationären Langzeitpflege in unserem Pflegeheim ‚St. Georg' im Wohnbereich A."* *„Unsere Einrichtung ist spezialisiert auf die interdisziplinäre Betreuung demenzerkrankter Menschen und ihrer Angehörigen."*
Im **Anschluss** bieten sich an: – Aussagen zum Auftreten der Person und Integration ins Team und den Bereich – Wie ist die/der Auszubildende „angekommen"? – Wie wurde er/sie im Team und bei den Pflegebedürftigen wahrgenommen?	*„Aaron ist ein engagierter und stets freundlicher Auszubildender, der sich in kurzer Zeit sehr gut in unser Team und den Versorgungsbereich einfand."* *„Grit ist eine stets höfliche, aufgeschlossene und interessierte Auszubildende. Nach einer längeren Einarbeitungsphase integrierte sie sich gut in unser Team."*
Es folgt eine **exemplarische Auswahl absolvierter Tätigkeiten** entsprechend den Anforderungen des Ausbildungsstandes und der **Kompetenzschwerpunkte** mit Bewertung: – Was gelang besonders gut? – Was konnte im Verlauf des Einsatzes entwickelt / verbessert / erreicht werden? – Welche Besonderheiten im Arbeits- und Sozialverhalten sind erwähnenswert? – Was sollte im nächsten Einsatz gezielt gefördert und weiterentwickelt werden? Es ist wichtig, für die Auswahl der Tätigkeiten die **Kompetenzbereiche** (KB) **I bis V** zu beachten.	*„Gemessen am Niveau ihres Ausbildungsstands kann Lena prophylaktische Maßnahmen teilweise in den Tagesablauf der mittelgradig Pflegebedürftigen integrieren und oft richtig umsetzen." (KB I)* *„Er kann in Pflegesituationen Veränderungen gut einschätzen und den individuellen Pflegebedarf danach anpassen," (KB I)* *„Ria setzte den Pflegeprozess in Planung, Vorbereitung, Durchführung und Nachbereitung ansatzweise richtig, häufig jedoch mit Mängeln und Ungenauigkeiten um." (KB I)* *„Sie führte mit fundierter Fachkenntnis ärztliche Verordnungen unter Anleitung sorgfältig und fachgerecht durch und konnte mit einer umfassenden Transferleistung im interdisziplinären Team überzeugen." (KB III)* *„Er begegnete den zu pflegenden Menschen emphatisch, wertschätzend und authentisch. Lobenswert war hierbei sein stets angemessenes Wahren von Nähe und Distanz." (KB II)*
Abschluss: – Gesamteinschätzung der Einsatzzeit – Verhalten gegenüber Vorgesetzten, Kolleginnen und Kollegen – Wünsche/Empfehlungen – Datum, Unterschrift	*„Die ihr übertragenen Aufgaben wurden insgesamt in vielen Bereichen mit Einschränkungen erfüllt."* *„Das Verhalten gegenüber Vorgesetzten sowie anderen Auszubildenden und Praktikanten war stets vorbildlich und durch ein großes Maß an Hilfsbereitschaft geprägt."* *„Wir wünschen Paul für seine weitere berufliche Zukunft alles Gute und die Möglichkeit, seine pflegepraktischen Kenntnisse, prioritätengerechte Arbeitsweise und sein Hygieneverhalten in weiteren Einsätzen zu trainieren."*

Tab. 3 Möglicher Aufbau einer qualifizierten Leistungseinschätzung mit Beispielformulierungen

Kriterien	Mögliche Beschreibungen
Persönlichkeit / Auftreten	– freundlich, höflich, aufmerksam – schüchtern, zurückhaltend, angepasst – selbstbewusst, selbstsicher, dominant – interessiert, aufmerksam, wissbegierig, motiviert, desinteressiert, gleichgültig – optimistisch – impulsiv, provozierend, temperamentvoll, selbst überschätzend – kritikfähig, offen, zugewandt, ausgeglichen, verantwortungsbewusst – warmherzig, herzlich, liebenswürdig, besonnen – werteorientiert – taktvoll
Arbeitsverhalten	– organisiert, strukturiert, prioritätengerecht, zielgerichtet, effektiv/effizient, zeitökonomisch – sorgfältig, zuverlässig, gewissenhaft – belastbar, flexibel, ausdauernd – fleißig, strebsam, bemüht – geschickt, unsicher, abgelenkt, konzentriert, unkonzentriert, hektisch, unaufgeregt, routiniert – kreativ – schematisch – rollen- und situationsgerecht – selbstständig – progressiv – beachtet berufsethische Grundsätze
Teamfähigkeit	– zuverlässig, pünktlich, vorbildlich, geschätzt, kollegial – hilfsbereit, fleißig, engagiert, unterstützend – fragt nach, bietet Hilfe an, hat Rund-um-Blick – integrierend, konstruktiv, kooperativ – verschlossen, ablehnend, eigensinnig, unkooperativ
Kommunikation und Interaktion	– empathisch, authentisch, wertschätzend, zugewandt, einfühlsam – wahrt Nähe und Distanz im richtigen Verhältnis – kommunikativ, motivierend, aufbauend, hört aktiv zu – abwartend, distanziert, unsicher, stereotypisch, ermüdend, verlangsamt, angespannt – reflektiert – setzt Beratungsergebnisse um – adressatengerecht – diskriminierungsfrei – transparent – sprachsensibel
Theoriewissen	– dem Ausbildungsstand entsprechend, fachlich fundiert, hat begründetes Anwendungswissen – sehr ausgeprägt, hervorragend, über das Maß betreffend, umfänglich – praxisorientiert, entspricht aktuellem Stand der Wissenschaft – ausreichend, vorhandenes Grund-/Basiswissen – defizitär, unzureichend, teilweise/selten abrufbar, lückenhaft, grenzwertig, unzulänglich, ausbaufähig

Tab. 4 Eine Auswahl an Adjektiven, die nützlich für die Beschreibungen von Beobachtungen sein können

4.2.3 Probezeit beurteilen

Die ersten sechs Monate des Ausbildungsverhältnisses, sofern nicht anders vertraglich vereinbart, gelten als **›**Probezeit**‹** (§ 20 PflBG). Sie dient dazu herauszufinden, ob sich der beruflich eingeschlagene Weg für den Auszubildenden als richtig herausgestellt hat und den Anforderungen in Theorie und Praxis entsprochen werden kann. Ebenso kann der Träger der praktischen Ausbildung (Arbeitgeber) sich in dieser Zeit einen Eindruck über die Auszubildenden bezüglich ihrer fachlichen, methodischen, sozialen und personalen Kompetenzen verschaffen und sich mit der Pflegeschule dazu austauschen. Der ansonsten im Berufsausbildungsverhältnis bestehende, weitgehende Kündigungsschutz ist in dieser Zeit aufgehoben. Die Kündigung ist an keine Bedingungen gebunden und Gründe müssen nicht genannt werden.

Probezeit
→ Glossar

Wie eine Probezeiteinschätzung gestaltet ist, kann je nach Träger und Pflegeschule variieren. In der Regel findet innerhalb des ersten Praxiseinsatzes, dem Orientierungseinsatz, eine beobachtete praktische Sequenz statt, die im Anschluss mit den Praxisanleitenden vor Ort und einer Lehrkraft von der Pflegeschule gemeinsam reflektiert wird. Grundlage für die Auswahl der Pflegesituation und der Anforderungen sind die im Rahmenausbildungsplan hinterlegten Kompetenzschwerpunkte für den Orientierungseinsatz. Ebenso fließen die qualifizierte Leistungseinschätzung des Einsatzes, bisherige Fehlzeiten und Auffälligkeiten im Sozialverhalten sowie die Theorienoten der Schule in die Entscheidung über das Bestehen oder Nicht-Bestehen der Probezeit mit ein. Die Kriterien für eine erfolgreiche Probezeit werden so transparent gemacht, zusätzlich dazu finden meist Einzelgespräche zwischen den Auszubildenden und ihrer Kurs- bzw. Klassenleitung statt, in denen es um die Leistungen, aber auch um Verhaltensauffälligkeiten geht. Diese Gespräche werden dokumentiert. Auszubildende wissen dann frühzeitig, wo sie stehen, und können aktiv Einfluss auf die Probezeitentscheidung nehmen, indem sie beispielsweise an sich arbeiten und positive Verhaltensänderungen zeigen.

Die **Probezeit** hat mit den gesetzlichen Vorgaben der Ausbildung nichts zu tun, sondern beruht auf einem arbeitsrechtlichen Vertrag mit dem Träger. Deshalb enden Orientierungseinsatz und Probezeit nicht unbedingt zeitgleich.

Theorienoten	– Aktueller Notendurchschnitt schlechter als „ausreichend"?
Praxisbeurteilung	– Aktuelle Praxiseinsatzbewertung schlechter als „ausreichend"? – Verhalten in der Praxis zu folgenden Schwerpunkten: Beziehungsgestaltung mit den zu pflegenden Menschen, Pflegeprozessgestaltung, Teamfähigkeit, Arbeitsorganisation, Hygieneverhalten? – Feedback innerhalb der Praxisbegleitung?
Fehlzeiten	– Aktuelle Fehlzeiten in Theorie und Praxis?
Sozialverhalten	– Zuverlässigkeit, Verantwortungsbewusstsein, Leistungs- und Lernbereitschaft, Umgang mit Kritik
Besonderheiten	– Sprachniveau, Deutschkenntnisse aktuell ausreichend? – Wurden Lernberatung/-coaching in Anspruch genommen? – ...

Tab. 5. Mögliche Kriterien zur Probezeiteinschätzung

Einem Ausbildungsabbruch vorbeugen

Die Gründe für einen Abbruch der Ausbildung sind vielfältig. Oft sind es rein private Gründe, auf die Sie als Praxisanleitende keinen Einfluss haben. Es können Belastungen in der Familie, aber auch steigende Lebenshaltungskosten und eine weitere Erwerbstätigkeit neben dem Ausbildungsverhältnis zugrunde liegen. Es kann jedoch auch daran liegen, dass Auszubildende eine tiefgreifende Diskrepanz empfinden zwischen den hohen Erwartungen, die sie an den Pflegeberuf haben, und dem Praxisalltag.

Einige Auszubildende geben in Befragungen an, dass sie nicht genug unterstützt wurden, dass der Lernzuwachs nicht den Vorstellungen entsprach und dass sie für Hilfstätigkeiten ausgenutzt wurden. Der am häufigsten genannte Grund für einen Abbruch ist das hohe Arbeitsaufkommen im Pflegepraxisalltag. Zusätzlich tragen Schlafdefizite und eine ungesunde Ernährungsweise dazu bei, dass Anforderungen nicht erfüllt werden können. Eine fehlende Unterstützung der jeweiligen Lernorte (Theorie und Praxis) kann die Arbeitsatmosphäre negativ beeinflussen und ebenfalls zu einem Abbruch führen. Deshalb ist es sehr wichtig, dass Auszubildende sich an den Ausbildungsorten willkommen und ernstgenommen fühlen sowie gut unterstützt werden.

Über emotionale Belastungen zu sprechen, kann ein entscheidender Faktor für den Erfolg einer Ausbildung sein.

Eine Verzahnung der Arbeit von Pflegepädagogen und Praxisanleitenden in den Versorgungsbereichen ist notwendig, um während der Praxisphasen im gegenseitigen Austausch zu sein. So wissen alle Beteiligten frühzeitig über das Befinden der Auszubildenden Bescheid und können bei Veränderungen individuell reagieren. Auch kann eine interne oder externe Beratungseinrichtung hinzugezogen werden.

Das bundesweite Programm Initiative VerA (Verhinderung von Ausbildungsabbrüchen), das vom Bundesministerium für Bildung und Forschung (BMBF) gefördert wird, kümmert sich um Auszubildende, die über einen Abbruch nachdenken. Hier werden sie kostenlos nach dem Tandemprinzip unterstützt, hier bekommen sie Hilfe bei privaten und fachlichen Fragestellungen. Ehrenamtliche Fachleute, sogenannte Senior Expertinnen und Experten, stehen mit Rat und Tat zur Seite.

Initiative VerA – stark durch die Ausbildung: www.bmbf.de

4.2.4 Fördergespräche und Fördermaßnahmen

Es kommt vor, dass aus verschiedenen Gründen Auszubildende phasenweise oder von Anfang an nicht ihr volles Potenzial ausschöpfen oder punktuell Schwierigkeiten haben, bestimmte Kompetenzen aufzubauen. Ein aufmerksames Beobachten und frühzeitiges Eingreifen ist wichtig.

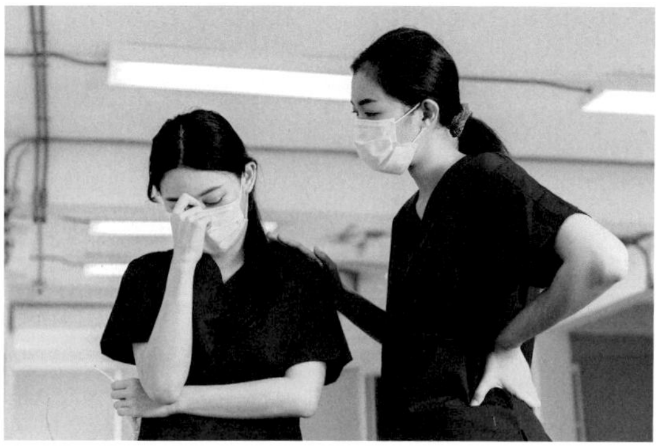

Abb. 9 Eine Auszubildende ist mit einer Pflegesituation überfordert, ihre Praxisanleiterin steht ihr zur Seite.

Die Entwicklung von Auszubildenden über die gesamte Ausbildungszeit aufmerksam zu verfolgen und gegebenenfalls rechtzeitig gezielt zu fördern, war einer der Beweggründe für die Einführung der Jahreszeugnisse und der Zwischenprüfung. Im **Jahreszeugnis** werden beispielsweise auch die in der Theorie und Praxis vorhandenen Fehlzeiten (entschuldigt, unentschuldigt) ausgewiesen. Sollte der praktische Einsatz ebenfalls davon betroffen sein, können Praxisanleitende in einem Gespräch die Gründe erfragen und als Ergebnis Maßnahmen entwickeln, die die Auszubildende oder den Auszubildenden dabei unterstützten können, zuverlässiger zu sein.

Jahreszeugnis → Kap. 1, *S. 22 f.*

Es empfiehlt sich, frühzeitig das Gespräch zu suchen, um die Gründe für Defizite oder emotionale Probleme zu erkennen und Wege zu finden, wie Auszubildende gezielt gefördert werden können. Praxisanleitende identifizieren im Erst- und Zwischengespräch den Förderbedarf und setzen ihn im Rahmen einer situativen oder geplanten Anleitungssequenz um. Im Anschluss an das Feedback-Gespräch werden mit den Auszubildenden individuelle Strategien besprochen und es wird ein möglicher Zeitrahmen gesetzt.

Für eine wirksame Förderung braucht es jedoch gemeinsame Anstrengungen aller an der Ausbildung Beteiligten. Sollte die Zwischenprüfung etwa schlechter als ausreichend (Note > 4,5) bewertet worden sein, ist eine besonders enge Zusammenarbeit zwischen der Pflegeschule und dem Träger der praktischen Ausbildung wünschenswert. Ein individueller und mit dem oder der Auszubildenden gemeinsam erstellter Förderungsplan (Kompetenzerweiterungsplan) kann dabei helfen, einem Abbruch der Ausbildung oder einem Nichtbestehen der Examensprüfungen vorzubeugen. Lernberatungsgespräche dienen darüber hinaus der gesamten Ausbildungsklasse zur Vorbereitung auf die Zwischenprüfungen.

Fördergespräch

Erfahrungsgemäß werden 30 Minuten pro Gespräch benötigt. Zuerst wird analysiert, welche besondere Förderung der/des Auszubildenden notwendig ist: Auf welcher Ebene liegt das Defizit? Kommt die/der Auszubildende trotz großen Lerneifers und Engagements an seine kognitiven Grenzen? Kann die/der Auszubildende filtern, welches Wissen benötigt wird? Bereitet es ihr/ihm Probleme, theoretisches Wissen praktisch umzusetzen und anzuwenden? Fingerfertigkeiten und Handgriffe lassen sich mit Auszubildenden im **Skills Lab** trainieren. Sehr komplexe und anspruchsvolle Pflegeinterventionen können in kleinere, gut bewältigbare Aufgaben unterteilt werden, um Erfolgserlebnisse zu schaffen und nicht zu überfordern. Auch können ausgewählte Pflegesituationen mit einem kurzen theoretischen Wissensupdate beginnen, bevor es in die konkrete Handlung geht. Beispiele: Beratung eines zu pflegenden Menschen, Umgang mit dem Inkubator, Versorgung einer chronischen Wunde.

Reflexive Fragen für das Feedback-/Fördergespräch

- Was ist mir wichtig, was will ich erreichen?
- Welche Motivationsprobleme habe ich?
- Was will ich für mich selbst, für meine Motivation tun?
- Mit wem könnte ich darüber sprechen?
- Welche Hinweise waren für mich nützlich?

Skills Lab → Kap. 3, *S. 87 f.*

Förderungsplan

Für einen **Förderungsplan** wird zunächst der Ist-Zustand genau erfasst: Was sind die aktuellen Defizite? Was sind Auslöser, die das Lernen erschweren (z. B. Motivationsprobleme, Lernangebote zu umfangreich, Pflegealltag zu stressig, Regenerationszeit fehlt, sprachliche Defizite, Prüfungsangst, Depressionen). Aus dieser Auflistung werden dann einige Schwerpunkte herausgesucht, für die Fördermaßnahmen besprochen werden. Mit den passenden Arbeits- und Lernaufgaben ergibt der Förderplan dann einen kleinen Maßnahmenkatalog. Wichtig ist dabei, dass der oder die Auszubildende weder über- noch unterfordert wird!

Lernberatung

Bogen zur Vorbereitung des Lernberatungsgespräches

Auch eine **Lernberatung** in der Pflegeschule kann eine Maßnahme aus einem Fördergespräch sein. Lernberatungsgespräche dienen nicht nur einzelnen Auszubildenden, sondern auch der gesamten Ausbildungsklasse zur Vorbereitung auf die Zwischenprüfungen. Dabei steht die Analyse des Lernprozesses im Fokus. Zum Beispiel werden folgende Fragen geklärt: Gibt es Probleme im Lernprozess? Welche sind diese? Welches Ziel soll verfolgt werden? Die Ziele sollten in jedem Fall realistisch, konkret und überprüfbar formuliert werden. Schließlich werden konkrete Lernmaßnahmen beschlossen, mit denen das Ziel erreicht werden kann. Auszubildende verfassen ein Ergebnisprotokoll zum Lernberatungsgespräch.

Fördernde Maßnahmen können aus den folgenden Elementen bestehen:
- Lernberatung,
- Intensivierung von Praxisanleitung/ -begleitung
- individueller Förderungsplan

Ein **Förderungsplan** sollte stets gemeinsam mit den Auszubildenden entstehen. Wichtige Voraussetzung: Selbstreflexion.

B BEISPIEL

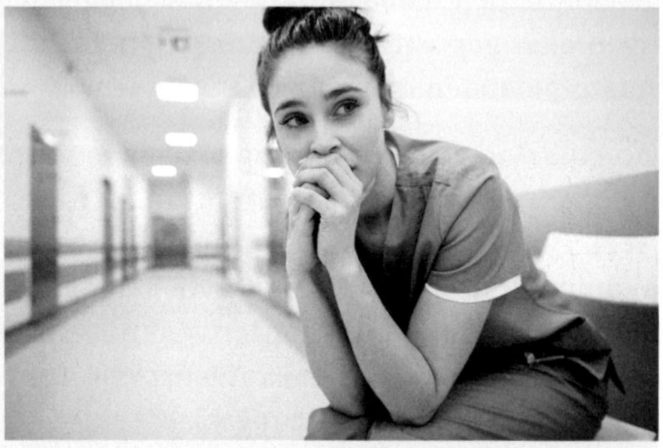

Yusra Yildiz (19 J.) ist Auszubildende zur Pflegefachfrau im zweiten Ausbildungsdrittel. In der Pflegeschule war sie von Anfang an durch ihre fröhliche Art und ihr Engagement aufgefallen. Auf die Pflichteinsätze nach ihrem Orientierungseinsatz hatte sich Yusra sehr gefreut.

Die ersten Wochen verliefen sehr positiv, es war zu erkennen, dass sie ihre Kompetenzen mit jedem Einsatz erweitern konnte. Doch dann fällt der Praxisanleitenden Malin Andersson (38 J.) auf, dass Yusras Lernmotivation im Laufe weniger Wochen stark gesunken ist. Parallel dazu haben sich vermehrt Krankheitstage angehäuft. Die anfängliche Euphorie, die Malin im Erstgespräch mit Yusra erkennen konnte, war verschwunden. Sie bittet Yusra zu einem **individuellen Beratungsgespräch**, um mögliche Gründe der Motivationsabnahme zu analysieren.

Am Anfang des Gesprächs weiß Yusra nicht, was sie sagen soll. Auf freundliche Nachfragen Malins hin erzählt sie ihr dann, sie habe das Gefühl, für ihre Anstrengungen und Leistungen wenig Anerkennung und Lob im Kollegenkreis und von zu Pflegenden zu bekommen. Außerdem verstehe sie viele Entscheidungen nicht, die im Pflegealltag getroffen wurden. Sie sei mittlerweile so demotiviert, dass sie gar nicht wisse, wie sie aus diesem Abwärtssog wieder herauskommen solle.

Malin hört mit Empathie zu, was Yusra sichtlich guttut. Gemeinsam analysieren sie, was zu dem Leistungsabfall geführt hat. Dann besprechen die beiden gemeinsam geeignete Maßnahmen. Ein wöchentliches Feedback-Gespräch im Kollegenkreis gehört genauso dazu wie die Beteiligung an Teambesprechungen und Mitarbeiterevents. Malin erklärt Yusra, dass sie jederzeit Fragen stellen kann und dass auch Vorschläge und Ideen willkommen sind. Malin erinnert auch an ihre wöchentliche Sprechstunde. Im Anschluss halten sie alle Maßnahmen genau fest und vereinbaren gleich den Termin für ein Zwischengespräch.

Yusra geht nach diesem Gespräch sichtlich beschwingt aus dem Zimmer. Malin bleibt noch etwas sitzen, macht sich einige zusätzliche Notizen und überlegt sich, wann sie ihrem Team die Fördermaßnahmen für Yusra mitteilt.

4.3 Prüfungen begleiten, durchführen, vorbereiten

4.3.1 Zwischenprüfung

Die ›Zwischenprüfung‹ findet am Ende des zweiten Ausbildungsdrittels statt und bezieht sich auf die Kompetenzen, die in Anlage 1 der PflAPrV § 7 aufgeführt sind. Ziel dieser Prüfung ist es, den aktuellen Entwicklungsstand des Auszubildenden zu ermitteln und Gelegenheit für wertvolle Prüfungserfahrungen mit Blick auf die Examensvorbereitung zu geben. Die Ergebnisse der Zwischenprüfung fließen in die praktische Note des zweiten Jahrgangszeugnisses ein und bestimmen daher auch die Vornote der praktischen Abschlussprüfung mit.

Zwischenprüfung → Kap. 1, *S. 22 f.*

Details zu den Zwischenprüfungen werden durch die Bundesländer geregelt. Als Gestaltungsmöglichkeiten bieten sich an: Die praktische Prüfung orientiert am Examensablauf an zwei aufeinander folgenden Tagen, verbunden mit einer Aufsichtsarbeit in der Pflegeschule von 90-120 Minuten. In manchen Bundesländern sind zusätzlich auch mündliche Prüfungen vorgesehen. Auch Prüfungskombinationen sind denkbar, z. B. eine Klausur und ein anschließender Prüfungsparcours nach der ›OSCE-Methode‹.

OSCE → *S. 126 f.*

W ZUM WEITERDENKEN

Finden in Ihrem Versorgungsbereich praktische Zwischenprüfungen statt? Wie werden diese organisiert und gestaltet?

4.3.2 Staatliche Abschlussprüfung

Drei Monate vor Ausbildungsende beginnt der Prüfungszeitraum für die Abschlussprüfung. Diese besteht aus einem mündlichen, schriftlichen und praktischen Teil (§ 9 PflAPrV), die alle jeweils mit mindestens „ausreichend“ bestanden werden müssen (Note bis unter 4,5). Die ›staatliche Abschlussprüfung‹ ist im Versorgungsbereich des Vertiefungseinsatzes nach § 6 Absatz 3 Satz 2 des Pflegeberufegesetzes zu absolvieren. Jede Prüfung darf bei Nicht-Bestehen nur einmal wiederholt werden (§ 19 PflAPrV).

Staatliche Abschlussprüfung → Glossar

Prüfungsvoraussetzungen
- Vollständig und korrekt geführter Ausbildungsnachweis
- Kein Überschreiten zulässiger Fehlzeiten in Theorie und Praxis
- Drei Jahreszeugnisse mit einer jeweiligen Durchschnittsnote in Theorie und Praxis von mind. „ausreichend“
- Gültiger Identitätsausweis in beglaubigter Abschrift (z. B. Personalausweis)

Die praktische Abschlussprüfung ist in § 16 PflAPrV geregelt und erstreckt sich auf die Kompetenzbereiche I bis V der Anlage 2. Sie findet im vorher gewählten Vertiefungseinsatz des dritten Ausbildungsjahres statt und soll diesen Versorgungsbereich im Speziellen abbilden. Dafür wählen die Fachprüfenden mindestens zwei zu pflegende Menschen aus, wovon mindestens einer erhöht pflegebedürftig sein sollte. Die **Prüfungsaufgabe** wird mit der Pflegeschule, den verantwortlichen Fachprüfenden und im Wesentlichen mit den zu pflegenden Menschen abgestimmt. Die praktische Prüfung wird von mindestens zwei Fachprüfenden abgenommen und benotet (§ 10 Absatz 1 Satz 2 Nummer 4 PflBG).

Zu den wesentlichen **Prüfungsbestandteilen** der praktischen Prüfung zählt die Umsetzung der im § 4 PflBG beschriebenen vorbehaltenen Tätigkeiten:
- den individuellen Pflegebedarf zu ermitteln,
- die Pflegehandlung zu planen,
- die Pflegemaßnahmen umzusetzen und
- die Wirksamkeit zu beurteilen.

Die praktische Prüfung kann auf zwei aufeinanderfolgende Tage geteilt werden und soll die maximale Prüfungszeit von 240 Minuten, ohne den vorbereitenden Teil, nicht überschreiten. Der oder die zu prüfende Auszubildende bekommt in der Vorbereitung Gelegenheit, um eine schriftliche Informationssammlung und eine Pflegeplanung für eine konkrete Person zu erstellen. Der individuelle Pflegebedarf wird ermittelt, woraus konkrete Pflegehandlungen abgeleitet werden. Anschließend geht es an die praktische Umsetzung der Maßnahmen. Die Prüfenden halten während der gesamten Prüfungszeit ihre fachbezogenen

Beobachtungen und den Prüfungsverlauf schriftlich fest, ohne zu kommentieren oder zu werten. Praxisanleitende tragen selbstverständlich auch während der Prüfung aus hygienischen Gründen ihre Dienstkleidung, um im Bedarfsfall den Prüfling in einer Pflegesituation zu unterstützen. Ist der zu pflegende Mensch während der Prüfung erheblich gefährdet, wird professionell eingegriffen. Die Prüfung wird jedoch nicht abgebrochen, sondern weitergeführt.

Am Schluss der Prüfung gibt es ein Gespräch mit den Fachprüfenden, in dem der oder die Auszubildende die eigenen Pflegehandlungen reflektiert. Die Fachprüfenden unterstützen die Selbstreflexion mit gezielten Fragen, geben aber keine Kommentare zur Prüfungsbeurteilung ab.

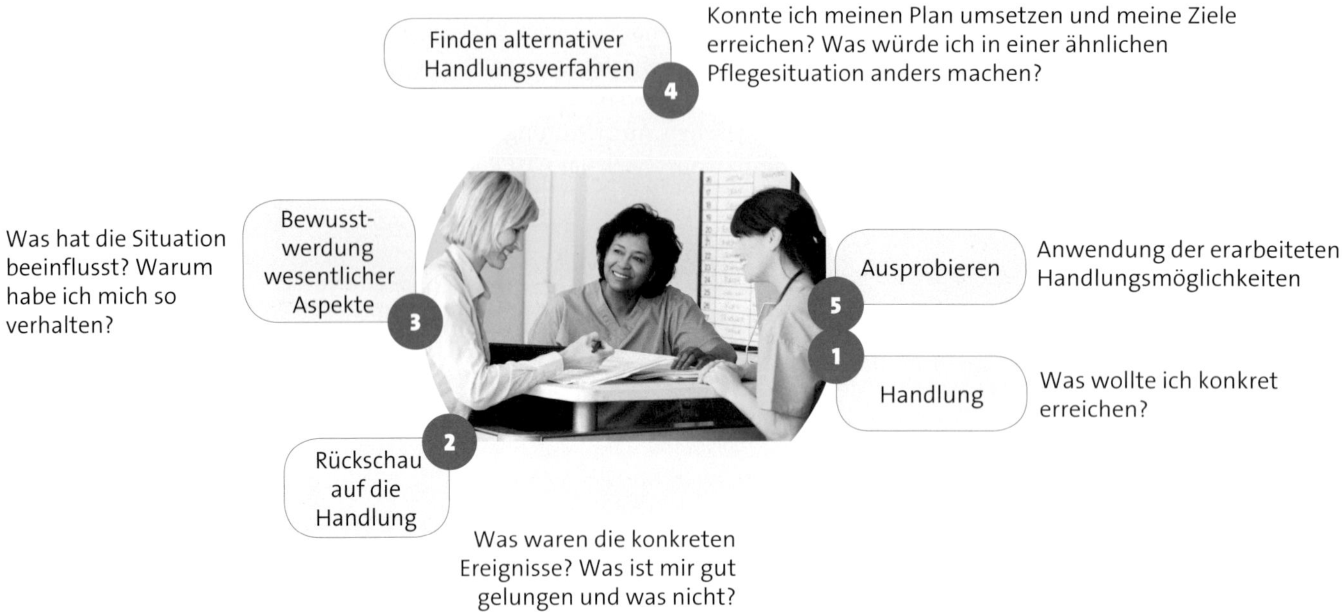

Abb. 10 Reflexionszyklus nach Korthagen – Im Prüfungsgespräch kann das Vorgehen anhand der Schritte 1-4 Auszubildende bei der Selbstreflexion unterstützen.

Kompetenzorientiert benoten → Abschnitt 4.3.5, *S. 130*

Nach dem Prüfungsgespräch bilden alle Prüfenden unabhängig voneinander eine Note (§ 17 PflAPrV), aus welcher der oder die Vorsitzende des Prüfungsausschusses die Gesamtprüfungsnote unter Berücksichtigung der Vornote ermittelt.

Die Bewertung der Prüfungsanteile wird unterschiedlich gehandhabt. Beispielsweise kann die angefertigte Pflegeplanung mit 30 %, die Umsetzung der vorbehaltenen Tätigkeiten mit 40 % und die Reflexion der Pflegehandlung mit 30 % gewichtet werden.

Die Noten der drei Jahreszeugnisse zählen gleichzeitig als Vornoten für die Abschlussprüfung und fließen zu 25 % in die Examensnote ein (§ 13 PflAPrV).

Nach § 13 (PflAPrV) werden für den schriftlichen, mündlichen und den praktischen Prüfungsanteil die vorausgegangenen Vornoten mit 25 % bei der Bildung der einzelnen Prüfungsanteile berücksichtigt. Sie resultieren aus den Jahreszeugnissen, die am Ende eines Ausbildungsdrittels von den Pflegeschulen ausgehändigt werden. Auszubildende werden spätestens drei Werktage vor dem ersten Prüfungsteil über die Vornote informiert.

Die praktische Abschlussprüfung ist bestanden, wenn die Prüfungsleistung mit mindestens „ausreichend“ bewertet wurde. Bei einer nicht ausreichenden Leistung wird vom Prüfungsausschuss die Zeit bis zur Wiederholungsprüfung festgelegt. Dieser Zeitraum darf aber nicht kürzer als ein Jahr sein. Die folgende Tabelle zeigt die Bestandteile der Abschlussprüfung, aufgegliedert in die praktische, mündliche und schriftliche Prüfung.

Prüfung	Praktisch (§ 16 PflAPrV)	Mündlich (§ 15 PflAPrV)	Schriftlich (§ 14 PflAPrV)
Wo?	Am Praxisort im Vertiefungseinsatz	In der Pflegeschule	In der Pflegeschule
Wer prüft?	Mind. 2 Fachprüfer/innen (eine Lehrende/ein Lehrender der Pflegeschule und ein/e Praxisanleiter/in im Vertiefungseinsatz)	Mind. 2 Fachprüfer/innen (Lehrende der Pflegeschule)	Mind. 2 Fachprüfer/innen (Lehrende der Pflegeschule)
Wie lange?	An einem oder zwei aufeinanderfolgenden Tagen (240 Min. inkl. Reflexionsgespräch, ohne Vorbereitungsteil)	Mind. 30 bis max. 45 Min. pro Prüfling (ohne beaufsichtigte Vorbereitungszeit)	An drei aufeinanderfolgenden Werktagen (je 120 Min.)
Was?	Einzelprüfung zu den Kompetenzbereichen I-V (PflAPrV Anlage 2-4) **Prüfungsaufgabe:** Erheben eines personenbezogenen Pflegebedarfs und Erstellen einer Pflegeplanung (beaufsichtigter Vorbereitungsteil, schriftl. Ausarbeitung); Fallvorstellung (max. 20 Min.); selbstständige Durchführung der geplanten, prozessorientierten Pflege von zwei Menschen, davon einer mit erhöhtem Pflegebedarf, inkl. Evaluation; Reflexionsgespräch (max. 20 Min.)	Einzel- oder Zweierprüfung der Kompetenzbereiche III-V (PflAPrV Anlage 2-4) **Prüfungsaufgabe:** Bearbeitung einer komplexen Fallsituation aus einem Versorgungskontext, der nicht identisch mit dem der praktischen Abschlussprüfung ist, dies bezieht sich auch auf die Altersstufen der pflegebedürftigen Personen	Einzelprüfung zu den Kompetenzbereichen I-V mit differenzierten Kompetenzschwerpunkten **Prüfungsaufgabe:** Bearbeitung fallbezogener Aufgaben mit unterschiedlichen Versorgungssituationen und -bereichen, Altersstufen und verschiedenem sozialem/kulturellem Umfeld **Hinweis:** Jede einzelne Aufsichtsarbeit muss bestanden werden!
Welche Note? (Prüfungsausschussvorsitzende/r bestimmt die jeweilige Gesamtnote)	Prüfungsnote (2 Noten der Fachprüfenden) **und** Vornote (arithmetisches Mittel der drei Praxisnoten aus den Jahreszeugnissen), Gewichtung der Vornote mit 25 %	Prüfungsnote **und** Vornote (arithmetisches Mittel der drei Theorienoten aus den Jahreszeugnissen), Gewichtung der Vornote mit 25 %	Prüfungsnoten der drei Aufsichtsarbeiten **und** Vornote (arithmetisches Mittel der drei Theorienoten aus den Jahreszeugnissen), Gewichtung der Vornote mit 25 %

Tab. 6. Übersicht: Bestandteile der staatlichen Abschlussprüfung zur Pflegefachfrau/zum Pflegefachmann

4.3.3 Prüfen im Skills Lab

Skills Labs sind bereits seit vielen Jahren fester Bestandteil in den verschiedensten Ausbildungen. Ein wichtiger Bestandteil dieser praxisnahen Methode ist das Briefing und Debriefing der Auszubildenden. Hierbei werden die Auszubildenden im Vorfeld über die zu erwartende Sequenz ausführlich informiert.

Skills Lab
→ Kap. 3, Exkurs S. 87 f.

Im Nachgang der Simulation reflektieren Pflegepädagogen und Praxisanleitende die beobachtete Pflegesituation, blicken auf Stärken und Schwächen und nehmen dadurch den Auszubildenden den möglichen „Druck", der in realen Situationen herrschen würde.

Das Skills Lab bietet einige **Vorteile** für die Vorbereitung zur. So können pflegerische Alltagssituationen nachgestellt werden, ohne einen zu pflegenden Menschen in eine möglicherweise ethische Ausnahmesituation versetzen zu müssen. Außerdem können hier praktische Fähigkeiten eingeübt werden, um Routinen zu entwickeln. Die Methode ist in allen Ausbildungsabschnitten und somit in vielfältigen Beurteilungssituationen umsetzbar. Ein weiterer Vorteil ist, dass auch ganz gezielt bestimmte „angstauslösende" Situationen simuliert und besprochen werden können.

Auszubildende fragen sich oft mit Blick auf die praktische Abschlussprüfung, wie sie beispielsweise in einer Notfallsituation agieren sollen: Wie reagiere ich, wenn sich die Pflegebedürftige plötzlich verschluckt? Was mache ich, wenn mein Patient nicht mehr ansprechbar ist oder einen epileptischen Anfall erleidet? Indem mögliche Szenarien im Skills Lab transparent gemacht und verschiedene Handlungsstrategien aufgezeigt und geübt werden können, gewinnen die Auszubildenden an Sicherheit.

Zu den **Nachteilen** des Prüfens im Skills Lab gehören hohe Anschaffungskosten und der hohe Organisationsaufwand im Kollegium, um einen simulierten Versorgungsbereich zu errichten. Auszubildende stehen Skills Labs mitunter kritisch gegenüber, weil sie in künstlichen Pflegesituationen authentisch agieren sollen.

Einige Pflegeschulen und auch Kliniken bzw. Pflegeheime bieten ihren Auszubildenden zur Prüfungsvorbereitung das Format „Open Skills Labs“ an. Das bedeutet, dass es festgelegte Zeiten gibt, in denen die Auszubildenden die Räume freiwillig und eigenverantwortlich zu Übungszwecken nutzen können.

In dieser Zeit steht auch eine Ansprechperson zur Verfügung, die im Bedarfsfall unterstützen kann. Hier agieren oft Praxisanleitende und Lehrende der Pflegeschule gemeinsam oder wechseln sich ab.

Wird das Skills Lab im Rahmen einer Zwischenprüfung oder in Ausnahmefällen zur Abschlussprüfung genutzt, so wie es beispielsweise während der Coronapandemie als Alternative zum realen Praxisort an einigen Pflegeschulen der Fall war, kommen vornehmlich Simulationspersonen zum Einsatz.

Ist dies nicht möglich, kann die pflegerische Versorgung auch an Simulationspuppen erfolgen, die jedoch von den Fachprüfenden oder einer zusätzlichen Person „vertont“ werden, um eine möglichst realistische Situation zu imitieren und auch die Kommunikation sowie Interaktionsfähigkeit (Kompetenzbereich II) beurteilen zu können.

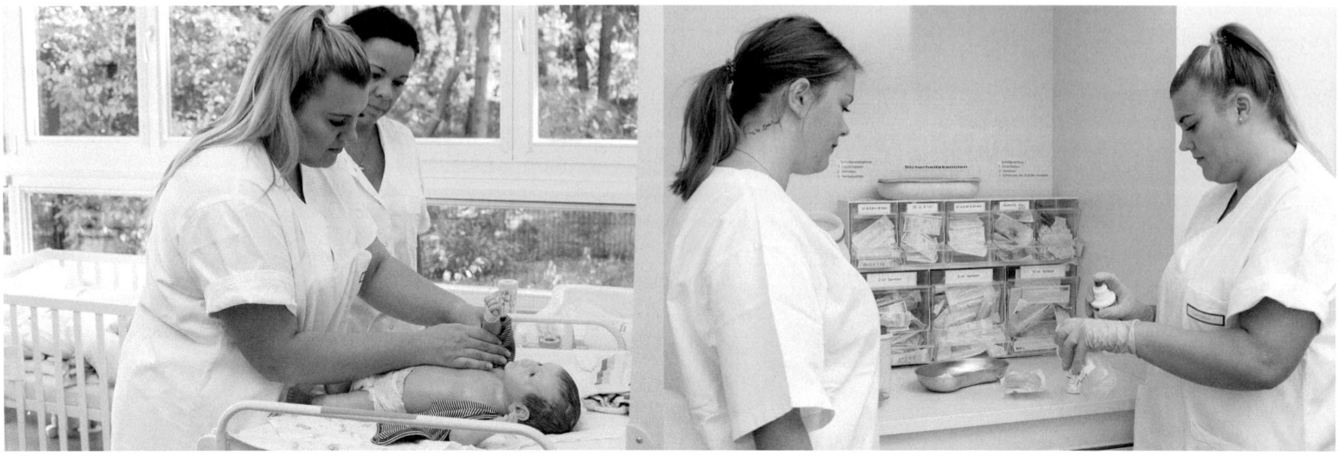

Abb. 11 und 12 Zwischenprüfung im Skills Lab: Eine Pflegepädagogin und eine Praxisanleiterin beobachten eine Auszubildende.

4.3.4 Prüfen mit der OSCE-Methode

Nicht nur im Rahmen des Medizinstudiums hat sich die sogenannte OSCE-Methode bei Examensprüfungen etabliert, sondern auch in der Pflegeausbildung erfreut sie sich immer größer werdender Beliebtheit, etwa bei der Beurteilung von Handlungskompetenzen ganzer Ausbildungskurse, z. B. im Rahmen einer praktischen Probezeiteinschätzung oder Zwischenprüfung. Doch was verbirgt sich genau hinter dieser Methode? Wie muss man sich eine OSCE-Prüfung vorstellen und welche Vor- und Nachteile hat sie im Vergleich zu anderen Prüfungsformaten?

W ZUM WEITERDENKEN

Kennen Sie Pflegeschulen oder Praxiseinrichtungen, an denen das OSCE-Format für Prüfungen Anwendung findet? Haben Ihnen Auszubildende bereits davon einmal berichtet? Falls Sie damit noch keine Berührungspunkte hatten, aber Ihr Interesse geweckt ist, könnte sich hier vielleicht eine Hospitation oder Fortbildung anbieten.

OSCE ist eine international anerkannte und praktizierte Prüfungsmethode bei angehenden Ärzten und Ärztinnen. Voraussetzung zur Durchführung einer OSCE-Prüfung sind verschiedene, nahe beieinander liegende Räume, in denen eine Aufgabe zu bewältigen ist. In der Regel sind dies praktische Handlungen, die in einer authentisch simulierten Fallsituation absolviert werden müssen.

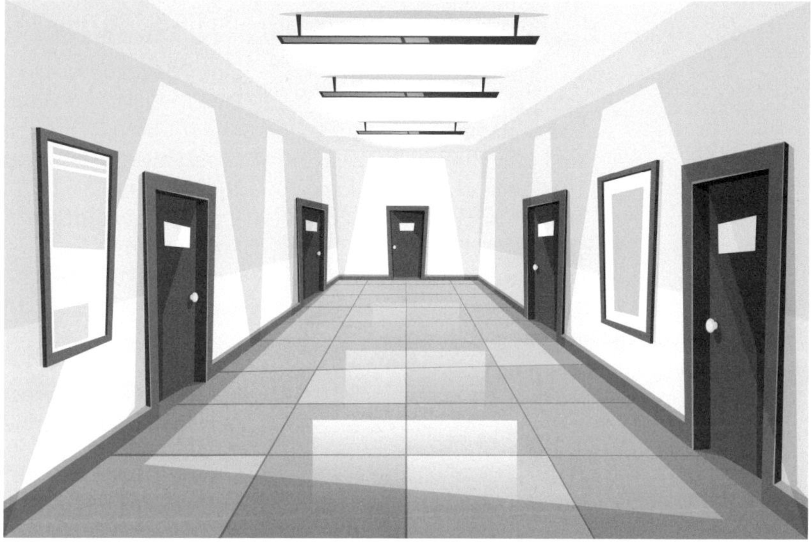

Abb. 13 OSCE-Prüfung: Hinter jeder Tür erwartet die Auszubildenden eine Aufgabe, die in einer bestimmten Zeit erfüllt werden muss.

Bei der OSCE-Methode werden mehrere Personen zeitgleich geprüft. Das bedeutet, jeder Prüfling steht vor der Tür eines Raumes, an der ein Aufgabenblatt befestigt ist. Die Prüflinge dürfen sich kurz damit vertraut machen und begeben sich anschließend in „ihren" jeweiligen Raum – die Prüfung beginnt.

Der Prüfling muss nun in der jeweiligen Situation und innerhalb eines festen Zeitfensters kompetent agieren, während er von Fachprüfenden beobachtet und beurteilt wird. Ist die Prüfungszeit verstrichen, wird der Raum wieder verlassen. Die Prüflinge begeben sich im Rotationsprinzip vor die nächste Tür, um sich erneut einer Aufgabe zu stellen. Die OSCE-Prüfung ist beendet, sobald jeder Prüfling alle Aufgaben bzw. Räume einmal durchlaufen hat.

OSCE steht für „objective structured clinical examination" und wurde für das Medizinstudium entwickelt.

OSCE in der Pflegeausbildung

In der Pflegeausbildung kann die OSCE-Methode vielfältig angewandt werden. Einige Pflegeschulen und Träger nutzen sie zur Einschätzung der praktischen Fähig- und Fertigkeiten ihrer Auszubildenden innerhalb der Probezeit oder als Abschluss einer curricular integrierten Skillseinheit. Auch im Rahmen der Zwischenprüfung oder zur Examensvorbereitung kommt sie zum Einsatz.

Neben dem theoretischen Wissen werden in diesem Prüfungsformat vor allem pflegepraktische Routinetätigkeiten nachgestellt und anhand einer Checkliste bewertet. Beispiele hierfür sind unter anderem die Durchführung einer Körperpflege und Mundpflege, Anleitungs- und Beratungssequenzen, Deeskalationsmanagement, Mobilisationen sowie Infant Handling.

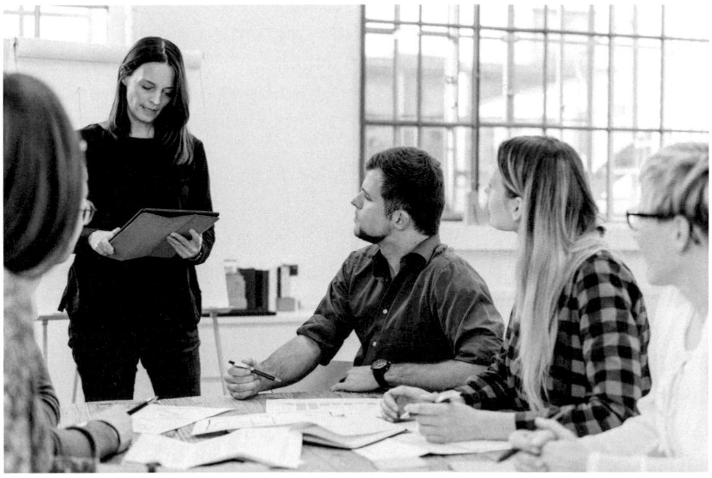

Abb. 14 Gemeinsame OSCE-Vorbesprechung zwischen Pflegelehrenden und Praxisanleitenden auf einem Klausurtag.

Die Erstellung und Planung eines OSCE-Prüfungsparcours beansprucht viel Vorbereitungszeit, in der Regel bedarf es eines halben Jahres. Es müssen geeignete curriculare Einheiten mit passenden Pflegesituationen im Team aus Lehrenden der Pflegeschule und am besten gemeinsam mit Praxisanleitenden besprochen, festgelegt und den jeweiligen Kompetenzbereichen zugewiesen werden.

Die folgende Tabelle gibt einen Überblick über mögliche Aufgabeninhalte eines OSCE, geordnet nach den fünf abzudeckenden Kompetenzbereichen. Die Tabelle erhebt jedoch keinen Anspruch auf Vollständigkeit. Werden komplexe Pflegesituationen gewählt, können sich darin verschiedene oder auch alle Kompetenzbereiche widerspiegeln.

Kompetenzbereich	Mögliche OSCE-Prüfungsaufgaben
I Pflegeprozesse und Pflegediagnostik in akuten und dauerhaften Pflegesituationen verantwortlich planen, organisieren, gestalten, durchführen, steuern und evaluieren	– Eine Pflegeanamnese und Pflegeplanung erstellen – Eine Mobilisation oder einen Positionswechsel (inkl. Hilfsmitteln) durchführen – Assessmentinstrumente anwenden (z. B. Barthel-Index, Waterlow-Skala, NRS-Schema) – Prophylaxen durchführen (z. B Dekubitus, Thrombose, Pneumonie, Kontraktur) – NANDA – Pflegediagnosen anwenden – Teilkörperpflege durchführen (bei Kindern und Jugendlichen) – Säuglingsbad durchführen, inkl. Nabelpflege und Wickeln – Vitalwerte erheben, bewerten und dokumentieren (Temp, RR, Puls, SpO_2) – Haut- und Körperpflege, Mund- und Zahnpflege, Haar- und Nagelpflege bei einem multimorbiden, alten Menschen durchführen
II Kommunikation und Beratung personen- und situationsorientiert gestalten	– Ein Kommunikationsmodell beschreiben und anwenden – Eltern zum Umgang mit einem Atemtrainer bei ihrem Kind beraten/schulen – Konfliktmanagement, ein Konfliktgespräch führen – Ein Beratungsgespräch mit Bezugspersonen zum Umgang mit einem demenzerkrankten Angehörigen führen – Ein Kind zur Hautpflege bei Neurodermitis anleiten – Ein Biografiegespräch mit einer Bewohnerin führen
III Intra- und interprofessionelles Handeln in unterschiedlichen systemischen Kontexten verantwortlich gestalten und mitgestalten	– Eine Wundversorgung bei einem Kind, Erwachsenen, alten Menschen durchführen, inkl. Wundbeurteilung – Aufnahme- und Entlassungsmanagement erklären – Eine Infusion, Injektion richten – Die Aufgaben eines Case-Managements erläutern – Eine kollegiale Beratung zu einer herausfordernden Situation durchführen – Hygienemaßnahmen bei einem isolationspflichtigen Pflegebedürftigen demonstrieren
IV Das eigene Handeln auf der Grundlage von Gesetzen, Verordnungen und ethischen Leitlinien reflektieren und begründen	– Instrumente zur Qualitätssicherung benennen und erläutern (z. B. Expertenstandards, Pflegevisite, Qualitätszirkel) – Anwendung gesetzlicher Vorgaben erklären/demonstrieren (z. B. BtMG, IfSG, MPG) – Ökologisches Handeln im Pflegealltag beispielhaft skizzieren – Eine Fallsituation aus arbeitsrechtlicher Sicht analysieren
V Das eigene Handeln auf der Grundlage von wissenschaftlichen Erkenntnissen berufsethischen Werthaltungen und Einstellungen reflektieren und begründen	– Eine ausgewählte evidenzbasierte Studie analysieren – Eine berufspolitische Stellung beziehen und begründen (z. B. zu Berufsverbänden, zur Pflegekammer, zu Gewerkschaften) – Maßnahmen zur persönlichen Gesundheitsförderung im Pflegehandeln integrieren (z. B. rückenschonende Arbeitsweise, Einsatz von Hilfsmitteln)

Tab. 7 Beispiele für OSCE-Stationsaufgaben in den Kompetenzbereichen I-V

Ablauf einer OSCE-Prüfung

Beispiel einer OSCE-Prüfungsaufgabe zum Thema „Vitalzeichenmessung“

Um einen reibungslosen Ablauf einer OSCE-Prüfung zu garantieren, muss sowohl dem Organisations- und Prüfungsteam als auch den Auszubildenen die Methode vertraut sein. OSCE-Erfahrene empfehlen, hierfür vorab einen Probelauf durchzuführen. Dieser Probelauf kann zum einen Prüfungsängste der Auszubildenden minimieren als auch Schwachstellen bezüglich der Organisation und Vorbereitung aufdecken. Die Aufgaben, die dabei Anwendung finden, sollten einfach sein und natürlich inhaltlich nicht denen der eigentlichen Prüfung entsprechen. Im Vordergrund stehen das Erleben und Verstehen der Methode.

Das Team der Prüfenden erstellt in Vorbereitung auf die OSCE-Prüfung Aufgaben mit kurzen Situationsbeschreibungen und passenden Checklisten. Diese Checklisten dienen den Prüfenden gleichzeitig als Erwartungshorizont, da sie die Handlungsabläufe der jeweiligen Pflege- und Aufgabensituation kleinschrittig und detailliert abbilden.

Kommen Simulationspersonen zum Einsatz, ist es wichtig, Rollenbeschreibungen und Szenarien so zu formulieren, dass die schauspielenden Personen in allen Prüfungssituationen immer gleich agieren und reagieren, um eine objektive und vergleichbare Beurteilbarkeit der Auszubildenden zu garantieren. Je nach Ausbildungsabschnitt können die Prüfungsstationen bzw. Aufgaben in ihrem Anspruch komplexer und kompetenzübergreifend gestaltet werden.

Vor der OSCE-Prüfung erhalten die Auszubildenden ihren individuellen Prüfungsplan mit den entsprechenden Zeitfenstern, der die Rotation der Stationen ausweist. Zudem werden die Verhaltensregeln noch einmal transparent gemacht.

	Name	Tür 1	Tür 2	Tür 3	Tür 4	Tür 5	Tür 6
A	Julian	A 9.00-9.30 Uhr	B 9.00-9.30 Uhr	C 9.00-9.30 Uhr	D 9.00-9.30 Uhr	E 9.00-9.30 Uhr	F 9.00-9.30 Uhr
B	Natascha	F 9.15-9.30 Uhr	A 9.15-9.30 Uhr	B 9.15-9.30 Uhr	C 9.15-9.30 Uhr	D 9.15-9.30 Uhr	E 9.15-9.30 Uhr
C	Ziva	E 9.30-9.45 Uhr	F 9.30-9.45 Uhr	A 9.30-9.45 Uhr	B 9.30-9.45 Uhr	C 9.30-9.45 Uhr	D 9.30-9.45 Uhr
D	Philipp	D 9.45-10.00 Uhr	E 9.45-10.00 Uhr	F 9.45-10.00 Uhr	A 9.45-10.00 Uhr	B 9.45-10.00 Uhr	C 9.45-10.00 Uhr
E	Joel	C 10.00-10.15 Uhr	D 10.00-10.15 Uhr	E 10.00-10.15 Uhr	F 10.00-10.15 Uhr	A 10.00-10.15 Uhr	B 10.00-10.15 Uhr
F	Yusra	B 10.15-10.30 Uhr	C 10.15-10.30 Uhr	D 10.15-10.30 Uhr	E 10.15-10.30 Uhr	F 10.15-10.30 Uhr	A 10.15-10.30 Uhr

	Name	Tür 1	Tür 2	Tür 3	Tür 4	Tür 5	Tür 6
A	Lara	A 9.00-9.30 Uhr	B 9.00-9.30 Uhr	C 9.00-9.30 Uhr	D 9.00-9.30 Uhr	E 9.00-9.30 Uhr	F 9.00-9.30 Uhr
B	Ali	F 9.15-9.30 Uhr	A 9.15-9.30 Uhr	B 9.15-9.30 Uhr	C 9.15-9.30 Uhr	D 9.15-9.30 Uhr	E 9.15-9.30 Uhr
C	Kristin	E 9.30-9.45 Uhr	F 9.30-9.45 Uhr	A 9.30-9.45 Uhr	B 9.30-9.45 Uhr	C 9.30-9.45 Uhr	D 9.30-9.45 Uhr
D	Michelle	D 9.45-10.00 Uhr	E 9.45-10.00 Uhr	F 9.45-10.00 Uhr	A 9.45-10.00 Uhr	B 9.45-10.00 Uhr	C 9.45-10.00 Uhr
E	Jens	C 10.00-10.15 Uhr	D 10.00-10.15 Uhr	E 10.00-10.15 Uhr	F 10.00-10.15 Uhr	A 10.00-10.15 Uhr	B 10.00-10.15 Uhr
F	Julia	B 10.15-10.30 Uhr	C 10.15-10.30 Uhr	D 10.15-10.30 Uhr	E 10.15-10.30 Uhr	F 10.15-10.30 Uhr	A 10.15-10.30 Uhr

Abb. 15 Zeitplan einer OSCE-Prüfung: Die Auszubildenden haben jeweils feste Zentfenster für die einzelnen Aufgabenräume.

Vorbereitung

- Es gibt verschiedene Stationen, die in ihrer Anzahl variieren können (ca. 5–10). Die Aufgaben an den jeweiligen Stationen können entweder fachpraktisch ausgerichtet sein oder eine mündliche oder schriftliche Bearbeitung einfordern (beispielsweise Erstellen einer Pflegeplanung).
- Im jeweiligen Aufgabenraum befinden sich bereits ein/e Prüfer/-in und ggf. eine oder mehrere Simulationspersonen.
- Alle Materialien sind in den Prüfungsräumen immer identisch vorzubereiten und anzuordnen, damit die Auszubildenden immer die gleichen Ausgangsvoraussetzungen haben. Die Pflegesituation sollte so realistisch wie möglich konstruiert sein.
- Die Prüfenden sind mit der Checkliste vertraut und verfügen über die nötige Fachkompetenz.
- Jede Aufgabe wird mit immer der gleichen Bearbeitungszeit geplant, z. B. 10 oder 15 Minuten, damit es nicht zu unnötigen Wartezeiten kommt und die Ablaufroutine eingehalten werden kann.

Um für eine kurze Entspannung innerhalb des OSCE-Parcours zu sorgen, kann ein Raum als feste **Pausenstation** für die Auszubildenden im Ablaufplan integriert werden. Hier können z. B. Getränke bereitstehen.

Durchführung

- Jede/r Auszubildende begibt sich vor die Eingangstür zum jeweiligen Prüfungsraum. An der Tür hängt verdeckt die Aufgabenstellung.
- Ein **erster Gong** ertönt: Alle Auszubildenden drehen ihren Aufgabenzettel um und dürfen die Aufgabe lesen (Zeit: ca. 1 Minute).
- Eine Aufsichtsperson, die alle Auszubildenden im Blick hat, gibt nach der Lesezeit den **zweiten Gong-Ton** ab: Das ist die Aufforderung für alle, die Prüfungsräume zu betreten und die Aufgabe zu lösen.
- Nach Ablauf der vorgegebenen Aufgabenzeit erfolgt ein **dritter Gong:** Die Prüfungszeit ist beendet. Die Auszubildenden verlassen den Raum und gehen zur nächsten Tür (Prüfungsstation). Der gleiche Ablauf beginnt erneut. Die Auszubildenden dürfen sich auf dem Flur nicht austauschen.

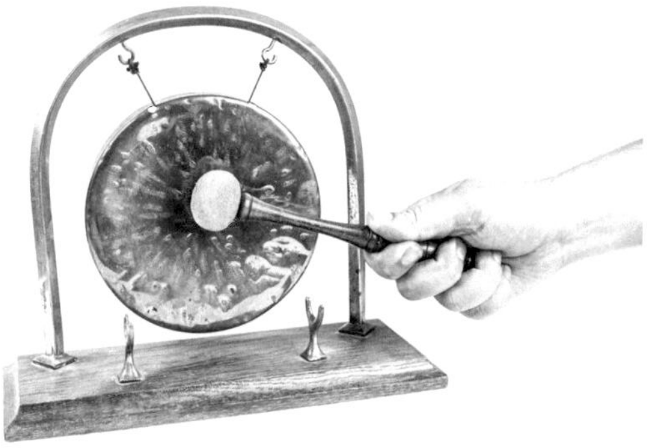

Abb. 16 Die Signaltöne mithilfe eines Gongs sorgen bei einem OSCE für einen kontrollierten Ablauf.

Nachbereitung

- Am Ende der Einzelprüfung bzw. am Ende des Prüfungstages werden mithilfe der Punkte auf den Checklisten die Noten festgelegt und zu einer Gesamtbewertung zusammengefasst. Die Noten werden dokumentiert und können in die Praxisnote auf dem Jahreszeugnis miteinfließen.
- Die Prüfenden besprechen in den darauffolgenden Tagen mit den Auszubildenden anhand der Checklisten/Beurteilungsbögen die Prüfungsergebnisse sowie mögliche individuelle Förderpläne oder Lernziele für den nächsten Praxiseinsatz.
- Im OSCE-Team erfolgt im Nachgang ein Austausch, um mögliche Anpassungen der Checklisten, Materiallisten oder Rollenzuweisungen für die schauspielenden Personen vorzunehmen und den Prüfungsparcours insgesamt zu evaluieren.

B BEISPIEL

Aufgaben/Prüfungsstationen in einem OSCE für das erste Ausbildungsdrittel
(KB: Kompetenzbereich)

Tür 1 (KB: I, II, III)
Im Zimmer erwartet Sie Herr Schreiber (35 J.). Erheben Sie bei ihm folgende Vitalzeichen und dokumentieren Sie diese in der Patientenkurve: Blutdruck, Puls, Temperatur.

Tür 2 (KB: II)
Sehen Sie sich die kurze Videodatei an und analysieren Sie die Aussagen von Herrn Frank, Bewohner eines Pflegeheims, mithilfe des Vier-Ohren-Kommunikationsmodells nach Schulz von Thun.

Tür 3: Pausenstation – kurze Auszeit

Tür 4 (KB: I, II, III)
Frau Wittkowsky (27 J.), Mutter eines Säuglings, bittet Sie, ihren Sohn Leo (3 Tage alt) zu wickeln und ihm einen neuen Body anzuziehen. Sie fühlt sich heute nicht gut und hat Schmerzen.

Tür 5 (KB: I, II, III, V)
Sie befinden sich im Versorgungsbereich der ambulanten Langzeitpflege und betreuen heute mit Ihrem Praxisanleiter, Ralf Grunow, Frau Meyer (72 J.). Frau Meyer ist nach einem Schlaganfall (Apoplex) in ihrer Bewegung eingeschränkt und benötigt Unterstützung beim Transfer in den Rollstuhl. Sie führen den Transfer gemeinsam mit Ihrem Praxisanleiter durch.

Die OSCE-Prüfung hat viele **Vorteile.** Sie wird als sehr gerecht und praxisnah angesehen, da für alle Prüflinge nahezu identische und weitestgehend realistische Szenarien und Bedingungen vorliegen. Die einzelnen Prüfungsstationen sind gut planbar und können durch stetige Evaluationen angepasst und verbessert werden. Ebenso kann in relativ kurzer Zeit eine große Anzahl Auszubildender gleichzeitig geprüft werden. Dagegen lassen sich als **Nachteile** der sehr hohe Vorbereitungsaufwand und die sehr personalintensive Organisation zur Sicherstellung der Prüfung anführen.

4.3.5 Kompetenzorientiert benoten

Die Hauptgrundlage der kompetenzorientierten Benotung ist die objektive Beobachtung, wie in 4.2.1 beschrieben. Während der konkreten Prüfungssituation mit dem zu pflegenden Menschen macht sich jede/jeder, der prüft, eigene Beobachtungsnotizen, das **Prüfungsprotokoll.** Diese Notizen dienen als Grundlage für das anschließende Prüfungsgespräch und werden für die darauffolgende Notenfindung verwendet.

Generell gilt: Lieber zu viel als zu wenig notieren! Je detaillierter die Beobachtung notiert ist, desto stichhaltiger ist die Begründung der späteren Note. Und falls es einmal zu einer rechtlichen Prüfung kommen sollte, ist es so besser möglich, die Notenfindung nachzuvollziehen. Verschiedene Beispiele für Beobachtungsnotizen während einer Prüfung zeigt der folgende Kasten.

B BEISPIEL

Beobachtungen und Einschätzungen von Praxisanleitenden während einer praktischen Examensprüfung

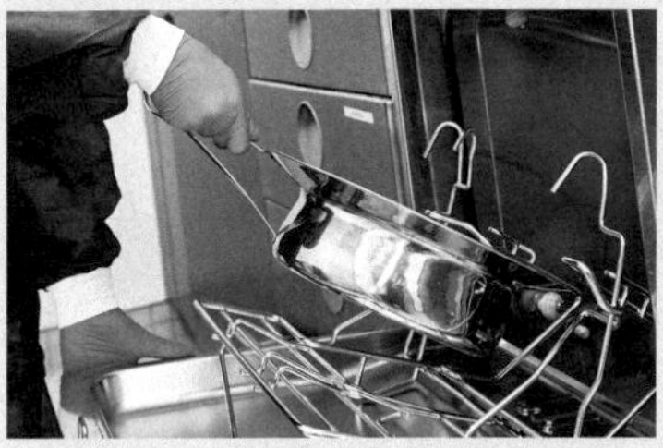

„Paul führt die hygienische Händedesinfektion nach den WHO-Indikationen durch. Empfohlene Handlungsschritte werden eingehalten, Einwirkzeit wird beachtet. Bei Kontakt mit potenziell infektiösen Materialien trägt er Handschuhe." (KB III)

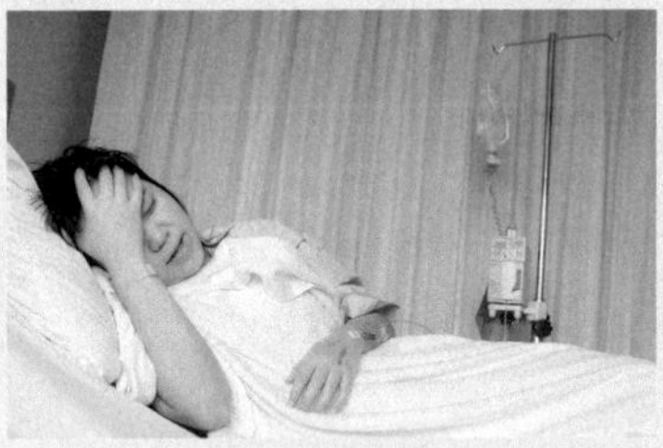

„Emilia plant vor der Erstmobilisation die Messung der Vitalzeichen. Die Blutdruckmanschette wird über den erwarteten Wert aufgepumpt. Die zu pflegende Person hat offensichtlich Schmerzen. Ihr schmerzverzerrtes Gesicht wird nicht erkannt. Emilia geht auch auf die Aussagen der zu Pflegenden nicht ein." (KB I, II)

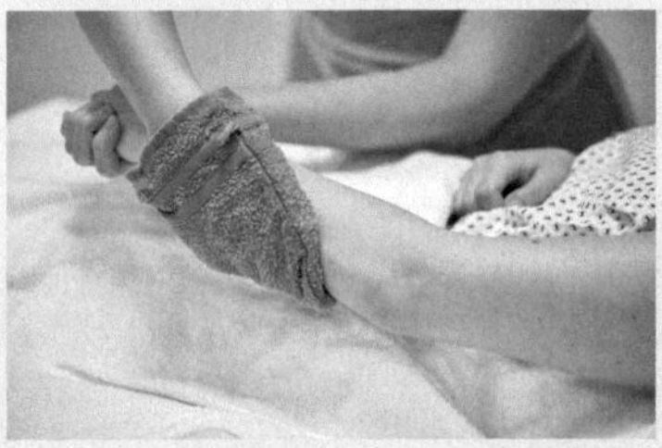

„Tom versorgt den zu pflegenden Menschen mit hochpotenten Analgetika, nach dem Wirkungseintritt ist die Person sehr schläfrig und in den Bewegungen verlangsamt. Er entscheidet sich für eine beruhigende Körperpflege." (KB I, II, III)

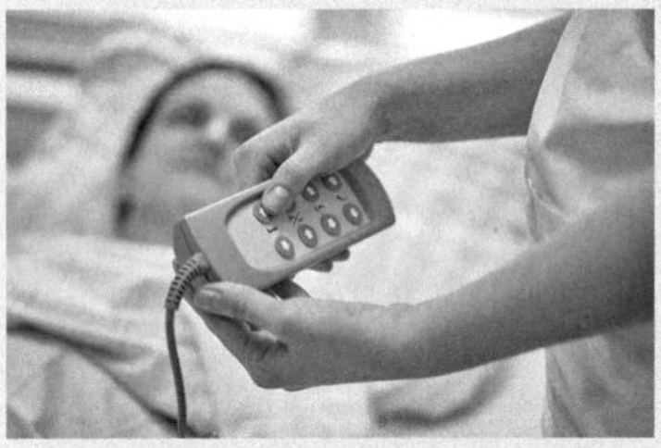

„Larissa hat eine angemessene rückenschonende Arbeitsweise. Sie stellt das Pflegebett stets auf Arbeitshöhe ein. Die Bettgitter verändert sie dagegen nur teilweise." (KB V)

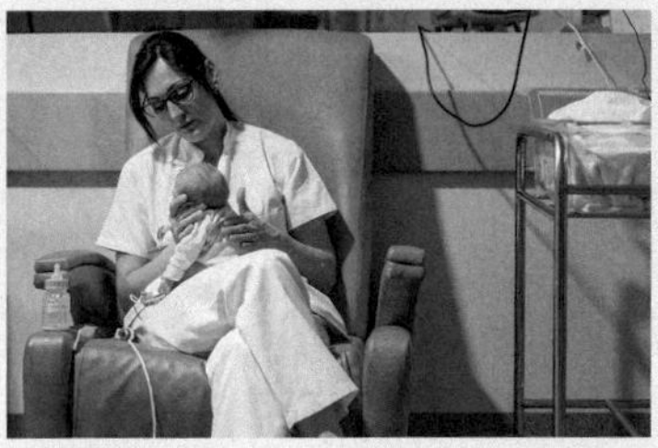

„Linn erkennt bei dem Frühchen nur lückenhaft die Wirkung von Scher- und Reibekräften. Sie bezieht die Eltern bei der Versorgung nicht mit ein. Beim richtigen Infant Handling ist sie unsicher, ebenso beim Füttern. Das Fläschchen wird nicht sicher auf den Beistelltisch gestellt, später fällt es auf den Boden und wird von ihr neu gerichtet." (KB I, II, IV)

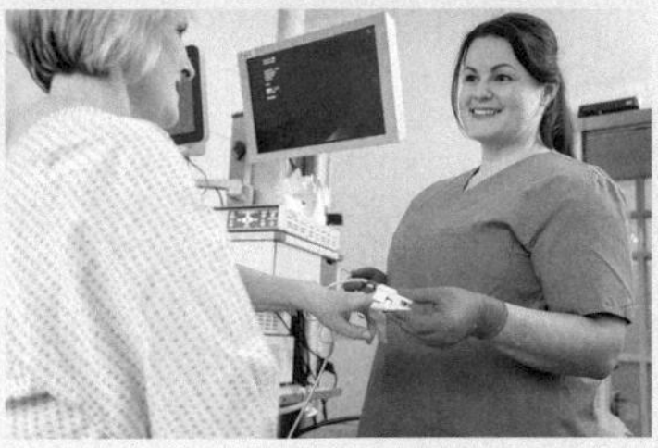

„Miriam erkennt die niedrige Herzfrequenz nach dem Anlegen des Pulsoxymeters und unterlässt die Verabreichung der angeordneten Beta-Blocker. Sie informiert telefonisch die Stationsärztin, nutzt dabei allerdings nur selten die pflegerische Fachsprache. Die Informationsweitergabe im anschließenden Übergabegespräch erfolgt nicht." (KB I, II, III, IV)

Protokoll Examensprüfung

Niederschrift
→ Glossar

Einheitliche Dokumentationsempfehlungen für das Prüfungsprotokoll gibt es bisher nicht. Viele Pflegeschulen und Träger haben dafür eigene Dokumente entworfen, die einen chronologischen Ablauf zeigen.

Beobachtet und bewertet wird immer bezogen auf die fünf Kompetenzbereiche und den jeweiligen Ausbildungsabschnitt und Versorgungsbereich. Wie ein ausgefülltes Protokoll aussehen könnte, zeigt das folgende Beispiel. Es ist ein Ausschnitt aus dem Formular zur Protokollierung der praktischen Prüfung und steht als Webcodematerial zur Verfügung.

Was bei der Dokumentation zu beachten ist:
- Alle Prüfungsprotokolle werden aufgehoben, sie sind Teil der Prüfungsdokumentation.
- Prüfungsergebnisse werden in eine ›Niederschrift‹ übertragen.
- Prüfungsdokumente werden 10 Jahre lang unzugänglich in der Pflegeschule archiviert.
- Prüfende sind zur Verschwiegenheit verpflichtet. Über das Prüfungsergebnis darf nicht gesprochen werden.

B BEISPIEL

Notizen einer Praxisanleiterin während der praktischen Abschlussprüfung zur Pflegefachfrau. Geprüft wird die Auszubildende Lena Rasch (19 J.).

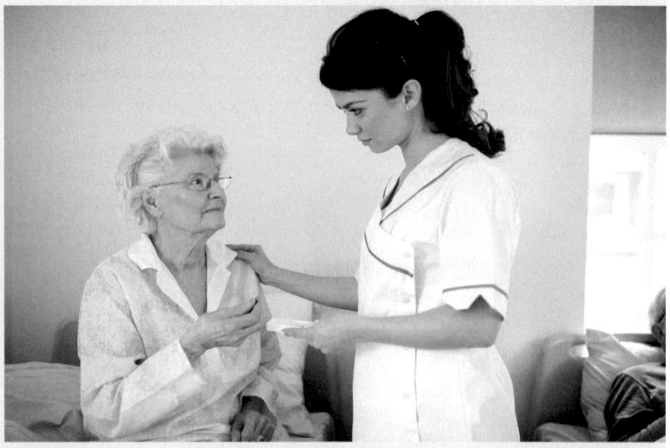

1. Vorstellung der pflegebedürftigen Person und Situationsbeschreibung:
Liselotte Mayer (87 Jahre), 1. postoperativer Tag nach einer Schenkelhalsfraktur rechts, infolge eines häuslichen Sturzes. Osteoporose, Herzinsuffizienz: NYHA 2, art. Hypertonie, Varikosis beider Beine.

Soziale Anamnese: lebt allein, Tochter kommt oft zu Besuch. Aktuelle Pflegeprobleme: Dekubitusgefahr an der Ferse, Einschränkungen bei der Körperpflege und Mobilisation u. a.

2. Geplante Pflegemaßnahmen:
- *Schmerzerfassung mit NRS (KB I)*
- *Positionswechsel an die Bettkante mit Physiotherapeutin*
- *Beratungsgespräch zur richtigen Medikamenteneinnahme (z. B. Tabletten vor dem Frühstück und nicht mit Milch einnehmen) (KB II)*
- *Verabreichen einer s.c.-Injektion zur Thromboseprophylaxe (KB III)*

...

Aus dem Verlaufsprotokoll:

***Pflegeprozess** (KB I):*
Lena beginnt mit der Übergabe. Sie verwendet überwiegend die allgemeine Fachsprache. Auf Zwischenfragen der Fachprüfenden zur häuslichen Situation kann sie meistens antworten.

***Hygiene** (KB III):*
Händedesinfektion vor dem Zimmer wird sach- und fachgerecht durchgeführt.

***Kommunikation** (KB II):*
Im Dreibettzimmer werden nicht alle zu pflegenden Menschen aktiv gegrüßt.

***Kommunikation & Interaktion** (KB II):*
Lena Rasch zieht die Gardine nicht zu, Person im mittleren Bett wird stark geblendet und wendet sich der Situation ab.

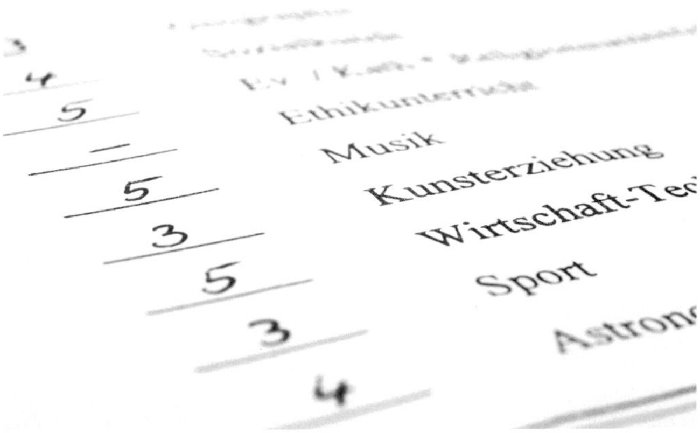

Abb. 17 Wie sahen Ihre Zeugnisse früher aus? Empfanden Sie die Notenvergabe immer als gerecht? – Wie schwer oder leicht fällt es Ihnen jetzt als Praxisanleitung, Noten zu vergeben?

Nach dem Prüfungsgespräch tauschen sich die Prüfenden aus und legen die Note für die bestandene oder nicht bestandene praktische Abschlussprüfung fest. Als „nicht bestanden" gilt ein Notendurchschnitt ab 4,5, als „bestanden" ein Durchschnitt bis zu 4,4.

Noten kennen wir noch aus unserer eigenen Schulzeit. Wir wissen, dass eine 1 sehr gut ist und eine 3 befriedigend. Doch wie lauten eigentlich die genauen Notendefinitionen? Wer Noten zu vergeben hat, sollte sie kennen, daher gibt die folgende Tabelle aus der Pflegeberufe- Ausbildungs- und -Prüfungsverordnung einen Überblick.

Erreichter Wert	Note	Notendefinition
Bis unter 1,50	Sehr gut (1)	Eine Leistung, die den Anforderungen in besonderem Maß entspricht
1,50 bis unter 2,50	Gut (2)	Eine Leistung, die den Anforderungen voll entspricht
2,50 bis unter 3,50	Befriedigend (3)	Eine Leistung, die im Allgemeinen den Anforderungen entspricht
3,50 bis unter 4,50	Ausreichend (4)	Eine Leistung, die zwar Mängel aufweist, aber im Ganzen den Anforderungen entspricht
4,50 bis unter 5,50	Mangelhaft (5)	Eine Leistung, die den Anforderungen nicht entspricht, jedoch erkennen lässt, dass die notwendigen Grundkenntnisse vorhanden sind und die Mängel in absehbarer Zeit behoben werden können
Ab 5,50	Ungenügend (6)	Eine Leistung, die den Anforderungen nicht entspricht und bei der selbst die Grundkenntnisse so lückenhaft sind, dass die Mängel in absehbarer Zeit nicht behoben werden können

Tab. 8 Notendefinitionen nach § 17 PflAPrV

W ZUM WEITERDENKEN

Die Tendenz, dass Noten eher im mittleren Bereich vergeben werden, ist weit verbreitet. Wie ist es bei Ihnen? Neigen Sie auch eher dazu, eine Zwei oder Drei zu erteilen und lieber keine Eins oder auch eine Vier oder Fünf, da zu befürchten ist, dass Sie sich hier eher erklären müssen?

Was glauben Sie, würden Ihnen die Kursleitungen aus den Pflegeschulen berichten, welche Noten in den qualifizierten Leistungseinschätzungen am meisten vergeben werden? -- Und wie glaubwürdig und authentisch Ihnen diese Noten nach deren persönlicher Meinung erscheinen?

Bedenken Sie auch Folgendes: Wenn Noten immer im gleichen mittleren Bereich vergeben werden, verlieren sie an Bedeutung.

In der Pflegeausbildung sind die Noten immer auf die Kompetenzbereiche zu beziehen. Wie das für den Kompetenzbereich II (Kommunikation und Interaktion) aussehen kann, zeigt das Beispiel in der folgenden Tabelle anhand von konkreten Formulierungen für die einzelnen Leistungsabstufungen.

Kompetenz	**II. 1** **Kommunikation und Interaktion mit Menschen aller Altersstufen und ihren Bezugspersonen personen- und situationsbezogen gestalten und eine angemessene Information sicherstellen** *Die Kontaktaufnahme und Interaktion mit dem/der zu Pflegenden ...* 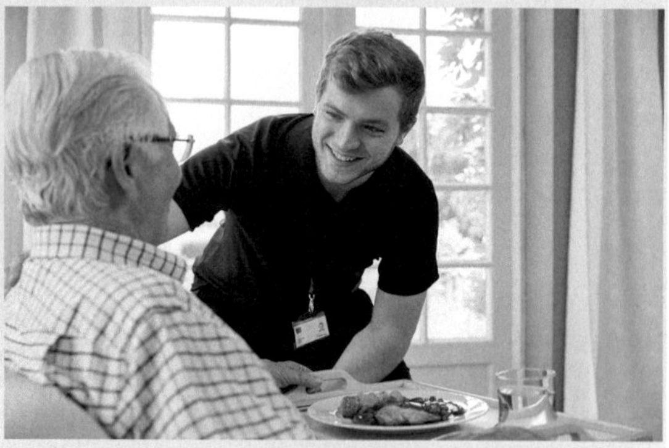
Note 1 (sehr gut)	... *gelingt hervorragend:* sehr höflicher, freundlicher und zugewandter Umgang, sowohl verbale als auch nonverbale und paraverbale Signale werden wahrgenommen und darauf sensibel reagiert. Gesprächstechniken werden wie selbstverständlich und an der richtigen Stelle genutzt. Es wird eine sehr vertrauensvolle und wertschätzende Atmosphäre geschaffen, die Kommunikations- und Interaktionsgestaltung könnte man sich nicht besser wünschen.
Note 2 (gut)	... *entspricht voll den Anforderungen.* Der Auszubildende ist stets höflich, freundlich und zuvorkommend, reagiert auf Fragen und Anmerkungen sofort und mit Empathie. Er nutzt gezielt verschiedene Gesprächstechniken und schafft eine gute Gesprächsatmosphäre.
Note 3 (befriedigend)	... *entspricht im Allgemeinen den Anforderungen.* Die Gesprächsführung ist eher mittelmäßig. Es gibt teilweise sehr gute Gesprächsmomente, an anderer Stelle fehlt es z. B. an angemessener Interaktion. Gesprächstechniken könnten optimaler genutzt werden. Insgesamt kann man aber mit der Kommunikationsgestaltung zufrieden sein.
Note 4 (ausreichend)	... *weist sehr offensichtlich Defizite auf,* z. B. erfolgen keine Informationen zum Handlungsablauf und zur Vorstellung der eigenen Person, erst auf Nachfrage wird dies nachgeholt. Gesprächstechniken werden nur selten angewandt. Es wird sich um eine angenehme Gesprächsatmosphäre bemüht, was jedoch nicht immer gelingt. Als Fazit kann man von einer noch adäquaten Kommunikations- und Interaktionsgestaltung sprechen.
Note 5 (mangelhaft)	... *weist große und gehäufte Defizite auf.* Grundlegende Ansätze der Kommunikation sind erkennbar, es gelingt jedoch nicht, eine kontinuierliche und empathische Gesprächsatmosphäre zu schaffen und situations- und adressatengerecht zu reagieren. Teilweise wurde gänzlich schweigend die Pflegemaßnahme „abgearbeitet", die Körperhaltung signalisierte keine Kommunikation auf Augenhöhe. Mithilfe von gezieltem Feedback, Reflexionen und Eigenengagement können in absehbarer Zeit diese Mängel aber behoben werden.
Note 6 (ungenügend)	... *weist erhebliche Defizite auf,* selbst Ansätze der Kommunikation sind so lückenhaft bzw. nicht vorhanden. Es wird entweder gar nicht oder falsch interagiert. Das gezeigte Fehlverhalten hat sichtbaren negativen Einfluss auf die pflegebedürftige Person und ist nicht verantwortbar, z. B. weinte die Person und es gab keinerlei tröstende Worte oder Empathie. Es ist davon auszugehen, dass dieses Verhalten auch in absehbarer Zeit nicht behoben werden kann.

Tab. 9 Beispielhafte Notendarstellung zum Kompetenzschwerpunkt I.1 von Praxisanleitenden bei ihren Pflegeauszubildenden in der Zwischenprüfung

P PRAXISTIPP

Achten Sie darauf, dass Sie für Ihre Noten immer gute und nachvollziehbare Argumente haben oder auch konkrete Beispiele nennen können. Notieren Sie sich konkrete Situationen und überlegen Sie, wie repräsentativ sie sind. Denken Sie dabei auch an Ihre blinden Flecken, also Wahrnehmungs- und Beurteilungsfehler, die unsere Objektivität beeinflussen können (siehe Exkurs S. 115 f.)

4.3.6 Auszubildende auf Prüfungen vorbereiten

Die Vorbereitung auf die Prüfung findet über die ganze Ausbildung hinweg statt. Bereits im Erstgespräch lässt sich dies mit den von der Pflegeschule ausgehändigten Lern- und Arbeitsaufgaben sehr gut kombinieren, denn jede/r Auszubildende erhält eine individuelle Lernaufgabe, die auf den Versorgungsbereich zugeschnitten ist.

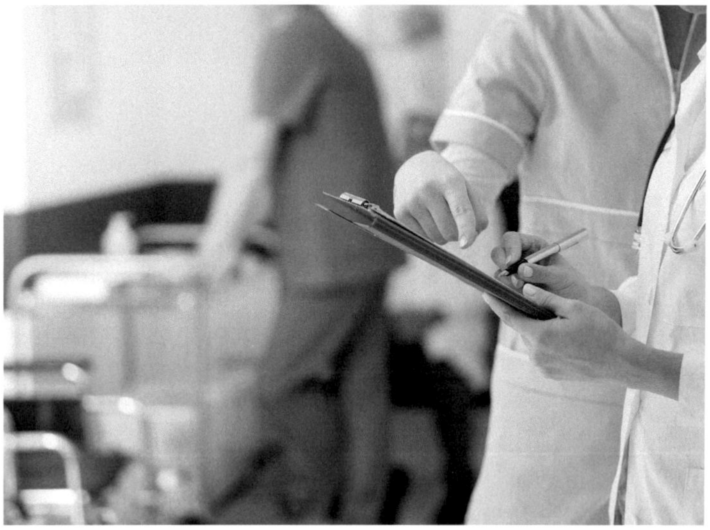

Abb. 18 Die Vorbereitung auf die Prüfung beginnt schon im ersten praktischen Einsatz.

Praxisanleitende ermuntern den Auszubildenden dazu, auch vor Prüfungen jederzeit Fragen zu stellen, denn Auszubildende scheuen häufig davor zurück, weil sie befürchten, darauf hingewiesen zu werden, dass diese Fragen zum jetzigen Ausbildungszeitpunkt bereits ausreichend beantwortet wurden.

Für die gesamte Pflegeausbildung bietet es sich an, den Pflegeprozess als Bewertungs- und Beurteilungsinstrument in allen vorangegangenen Praxisanleitungen zu visualisieren, um die Auszubildenden mit den Kriterien und der Prüfungssituation vertraut zu machen.

Praxisanleitende stehen Auszubildenden bei der Vorbereitung zur Seite, sie ermutigen sie dabei, Sicherheit und Zuversicht durch Erfolgserlebnisse zu gewinnen. Dabei ist es oft besser, lieber einen Schritt zurückzugehen und die Aufgaben aufzuteilen, als die Auszubildenden zu überfordern. Erinnern Sie bei passender Gelegenheit daran, was Ihre Auszubildenden schon alles können, und vermitteln Sie ihnen, dass es darum geht, darauf aufzubauen. Die Prüfung ist wichtig, aber nicht allein entscheidend. Wichtiger ist das, was die Auszubildenden in den Jahren davor geleistet, gelernt und erreicht haben.

W ZUM WEITERDENKEN

Vorbereitung auf eine praktische Prüfung heißt auch, dass sich Praxisanleitende stets selbst auf die Pflegesituation im speziellen pflegerischen Versorgungsbereich vorbereiten. Testen Sie sich auf spielerische Art einmal selbst, indem Sie Ihre Kompetenzen den fünf Kompetenzbereichen zuordnen.

Wenn die Examensabschlussprüfung bevorsteht, ist es oft auch für Praxisanleitende nicht so einfach, einen klaren Kopf zu behalten. An vieles ist zu denken, und der ganz normale Alltag ist schließlich auch noch da. Die Checkliste auf der folgenden Seite soll es Ihnen erleichtern, alles Organisatorische im Blick zu behalten. So kann nichts schiefgehen und die Prüfung verläuft ruhig und konzentriert.

Checkliste: Organisation der praktischen Examensprüfung

Checkliste: Organisation der praktischen Examensprüfung

Wer prüft wann?	☐ Pflegeschule hat Termin mitgeteilt/mit Versorgungsbereich abgesprochen, Prüfungstermine: ______
	☐ Von der Schule kommt als Prüfer/in: ______
	☐ Ersatzprüfer/in der Schule ist: ______
	☐ Prüfende/r Praxisanleiter/in ist: ______
	☐ Ersatzprüfer/in ist: ______
Dienstplangestaltung	☐ Erster und zweiter Prüfungstag im Dienstplan für Praxisanleitung und Auszubildende/n hinterlegt
	☐ Ausreichende Dienstbesetzung an Prüfungstagen sichergestellt für reibungslosen Ablauf
	☐ Stellvertretende/r Prüfer/in, Praxisanleiter/in bei evtl. Ausfall der Erstprüfer/in eingeplant
	☐ Prüfungsvorbereitungstage für Auszubildende/n und Praxisanleitung geplant/vermerkt
Auswahl und Einverständniserklärung der Pflegebedürftigen	☐ Vorauswahl geeigneter pflegebedürftiger Menschen: mind. 2 bis max. 4 Personen
	☐ Pflegegrad und Aufwand/Anspruch der Pflege entsprechend den Anforderungen einer Examensprüfung, d. h., mind. eine Person hat einen erhöhten Pflegebedarf
	☐ Zustimmung vorliegend (ggf. gesetzl. Betreuer bzw. bei Minderjährigen die Erziehungsberechtigten)
	☐ Mögliche alternativ zu versorgende, pflegebedürftige Menschen für den Fall unvorhersehbarer Ereignisse (akute Verlegung, Zustandsverschlechterung, vorzeitige Entlassung) festgelegt
Raumorganisation	☐ Folgende Räume stehen für Prüfungseröffnung, Prüfungsgespräch mit Reflexion zur Verfügung: ______
	☐ Der Hauptprüfungsteil (pflegerische Versorgung) findet statt in: ______
	☐ Möglicher Pausenraum ist: ______
	☐ Türschilder sind vorbereitet
Dokumentation	☐ Alle erforderlichen Prüfungsdokumente liegen ausgedruckt vor.
	☐ Am ersten Tag wurde die vom Auszubildenden erstellte Pflegeanamnese und Pflegeplanung für Unbefugte sicher verwahrt.

Abb. 19 Checkliste zur Erleichterung der Prüfungsorganisation

Prüfungsängsten entgegenwirken

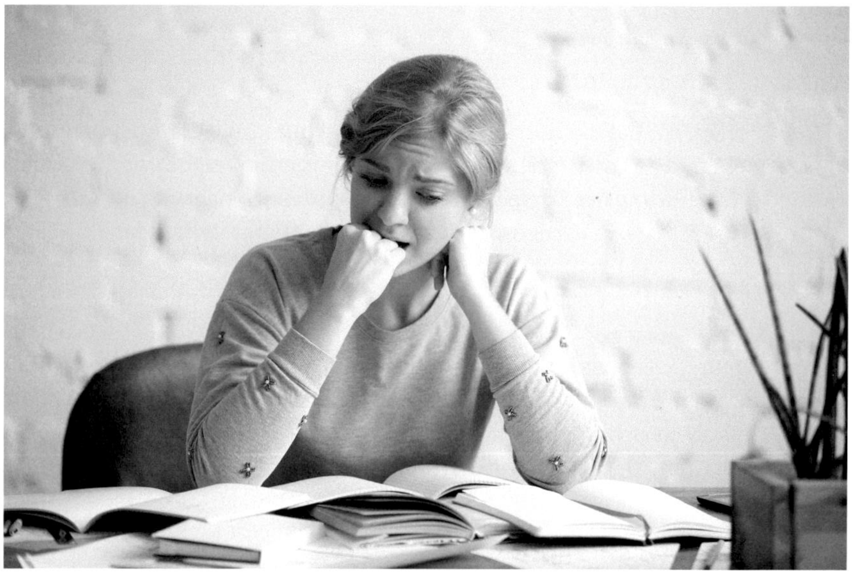

Abb. 20 Es gibt viele Möglichkeiten, der Prüfungsangst zu begegnen.

Vorbereitung auf eine praktische Prüfung heißt auch, mit den Auszubildenden über mögliche Prüfungsängste zu sprechen. Obwohl eine Leistungsbewertung während der gesamten Ausbildungszeit stattfindet, gibt es Auszubildende, die körperliche und seelische Stresszeichen zeigen, vorher trainierte Handlungsschritte auf einmal nicht mehr sach- und fachgerecht durchführen und so das Ausbildungsziel verfehlen können. Hierzu bietet sich an, bereits im Einführungsblock Entspannungs- und Achtsamkeitsübungen fest in den Ausbildungsklassen zu etablieren. Durch regelmäßiges Training dieser Situationen soll sich das positive Gefühl festsetzen, dass Lehrende mit dafür Sorge tragen, dass Auszubildende das Ausbildungsziel erreichen. Des Weiteren bieten Krankenkassen Hilfe zur Überwindung von Prüfungsängsten an, in Form von kurzen Videos und Veranstaltungen in Präsenzform.

Angst ist zunächst eine emotionale Reaktion, die mit Blick auf die Evolution physiologisch wichtig ist, denn sie kann Überleben sichern. Erhebliche Prüfungsangst kann jedoch dazu führen, dass die Leistungen nicht den tatsächlichen Kompetenzen entsprechen.

Prüfungsangst macht sich auf vielerlei Art bemerkbar. Einige haben mit Übelkeit zu kämpfen, andere haben kalte, feuchte Hände, wieder andere neigen zum hektischen Agieren und Hyperventilieren, viele sind sehr unkonzentriert und leiden unter ständig wiederkehrenden Gedanken. Bei der Prüfungsangst kommt der oder die Auszubildende vor oder während der Leistungsüberprüfung in eine extreme Stress- und Angstsituation, die sich in physischen und psychischen Symptomen zeigt. Die Angst besteht in der Sorge, das Gelernte in der Prüfungssituation nicht wiedergeben zu können, und kann zu so starken Blockaden führen, dass genau das passiert, was befürchtet wird. Prüfungsangst kann soziale und emotionale Auswirkungen auf den Ausbildungsverlauf haben.

Schon lange vor der Prüfung können Praxisanleitende einiges tun, damit Auszubildende Prüfungen gelassener entgegensehen. Hilfreich ist vor allem eine durch **Wertschätzung und Offenheit** geprägte Kommunikation, die das Selbstvertrauen und die Freude am Beruf und am Lernen stärkt. Ermuntern Sie Ihre Auszubildenden auch ruhig dazu, **Entspannungs- und Achtsamkeitsübungen** zu praktizieren, z. B. Meditation. Vielleicht können Sie diese Übungen sogar gemeinsam durchführen.

Ein paar Tage vor der Prüfung können Sie gemeinsam überlegen, was während der Prüfung helfen kann, um die Angst zu nehmen – vielleicht ein Glücksbringer der besten Freundin auf dem Tisch, vielleicht eine kleine Atemübung.

P PRAXISTIPP

Bieten Sie während der Prüfung Getränke an und stellen Sie Störquellen ab. Seien Sie „die Ruhe selbst", das hilft, Angst und Nervosität abzubauen.

Z ZUSAMMENFASSUNG

Eine neue Prüfungskultur

- Der Gesetzgeber hat die Leistungseinschätzung innerhalb der Ausbildungszeit auf eine neue Grundlage gestellt und das Instrument der Jahreszeugnisse und eine Zwischenprüfung neu eingefügt.
- Mit der Einführung der Kompetenzbereiche wird die Steigerung des Anspruchsniveaus vom Orientierungseinsatz bis zum Vertiefungseinsatz und der damit verbundenen Abschlussprüfung sichtbar.
- Förderlich ist der Einsatz von sogenannten Operatoren in Aufgabenstellungen, um von der reinen Reproduktion zu einem problemlösenden Denken in den unterschiedlichsten Pflegesituationen zu gelangen.
- Wichtig für die Entwicklung der Reflexionsfähigkeit sind die Erst-, Zwischen- und Abschlussgespräche gemeinsam mit dem Auszubildenden, um Feedback zum aktuellen Ausbildungsstand zu geben und das Ergebnis zu sichern.
- Für das Training der Selbstreflexion kann kriteriengeleitet das Kompetenznetz eingesetzt werden.

Qualifiziert Leistungen einschätzen

- Die qualifizierte Leistungseinschätzung am Ende eines Einsatzes trägt maßgeblich zur jeweiligen Praxisnote für das Jahreszeugnis bei.
- Für die qualifizierte Leistungseinschätzung in einer Praxisanleitung sind Beobachtungskriterien unabdingbar.
- Professionelles pädagogisches Agieren ist unerlässlich, um zu verhindern, dass sich Wahrnehmungs- und Beurteilungsfehler einschleichen.
- Gut begründete schriftliche Leistungseinschätzungen helfen den Auszubildenden im Entwicklungsprozess weiter.
- Die kriteriengeleitete Unterstützung durch Praxisanleitende trägt dazu bei, die Auszubildenden in der Probezeit einzuschätzen und den individuellen theoretischen und praktischen Förderplan aufzustellen.

Prüfungen begleiten, durchführen, vorbereiten

- Die Zwischenprüfung ist ein Instrument, um die bisherige Kompetenzentwicklung am Lernort Theorie und Praxis zu diagnostizieren und zu evaluieren.
- Praxisanleitende können mit Auszubildenden Pflegeroutinen und komplexe Pflegesituationen gemeinsam im Skills Lab trainieren und auf das Prüfungsformat OSCE vorbereiten.
- Checklisten für praktische Examensprüfungen erleichtern und unterstützen die Organisation.
- Das Protokollieren der einzelnen Kompetenzbereiche während konkreter Pflegesituationen durch Praxisanleitende unterstützt die Notengebung.
- Beim Abbau von Prüfungsängsten sind Praxisanleitende maßgeblich beteiligt, indem sie das Selbstvertrauen durch aufmunternde Gespräche stärken oder gemeinsame Entspannungstechniken üben und den Auszubildenden Sicherheit vermitteln.

5 Reflexion, Supervision und kollegiale Beratung – Wie meistere ich Herausforderungen im Berufsalltag?

5.1 Herausforderungen im Praxisalltag bewusst angehen

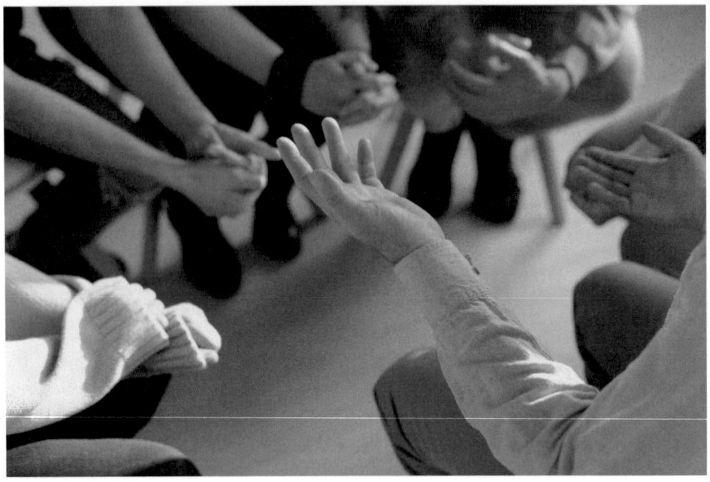

Abb. 1 Kollegiale Beratungen, Supervisionen und Fallbesprechungen finden derzeit nur in wenigen Pflegebereichen regelmäßig statt, sollen aber fest im Pflegealltag etabliert werden.

Generalistische Praxisanleitung heißt persönliche Weiterentwicklung. (Selbst-)Reflexion ist ein wesentliches Element der neuen Pflegeausbildung und verändert auch die Sicht auf das eigene pflegerische Handeln. Die Pflegereform bringt ein neues berufliches Selbstverständnis, neue organisatorische Strukturen und verwandelt den beruflichen Alltag. Praxisanleitende beschäftigen sich bereits mit den Rahmenausbildungsplänen und setzen sie um. Doch was ist, wenn sie selbst nicht wissen, ob das, was sie umsetzen, so richtig ist? Wenn Praxisanleitende nicht wissen, wie sie Auszubildende in ihren Kompetenzen so fördern können, wie sie es sollen und wollen? Wenn Auszubildende mit dem Reflektieren nicht vertraut sind oder gar nicht über sich selbst und ihr Lernen nachdenken wollen? Oder wenn Praxisanleitende durch die pädagogischen Anforderungen einfach nur überfordert werden?

> Selbstreflexion ist das Fundament einer professionellen Haltung. Es erfordert die Fähigkeit, sich zu beobachten, während man gleichzeitig agiert.

Wichtiger erster Schritt: die eigene Frustration, Erschöpfung oder Überforderung in bestimmten Situationen wahrnehmen. Nur so ist es möglich herauszufinden, welche Lösungen denkbar sind. Objektiv eine Sache zu betrachten und die eigenen Gefühle wahrzunehmen ist, das wissen wir alle aus eigener Erfahrung, immer klüger als impulsiv zu reagieren oder zu resignieren. Mögliche Wege aus einer schwierigen Situation werden besser erkennbar, wenn wir innehalten und in Ruhe nachdenken. Das ist nicht zuletzt einer der Gründe, warum die Reflexion beziehungsweise die Selbstreflexion in der generalistischen Pflegeausbildung eine große Rolle spielt. Methoden wie die kollegiale Beratung, die Supervision und die Fallbesprechung werden in den Rahmenplänen oft genannt und gefordert. Diese Ansätze basieren auf der Reflexion – ob zu zweit oder in der Gruppe. Sie sollen fest im Pflegealltag etabliert werden. Und die Auszubildenden sollen aktiv in diese Angebote eingebunden werden.

Die Rahmenpläne erwecken allerdings den Eindruck, dass diese Methoden bereits überall angewendet werden. Doch nur in wenigen Bereichen der Pflege, etwa in der Hospiz- und Palliativarbeit und der psychiatrischen Pflege, finden regelmäßig kollegiale Beratungen und Supervisionen statt. (Interprofessionelle) Fallbesprechungen gibt es wohl ebenfalls nur in ausgewählten Bereichen, zum Beispiel in der Rehabilitation, der Psychiatrie und auf Intensivstationen. In anderen Bereichen, etwa in der stationären Langzeitpflege, werden sie weniger oft eingesetzt.

Schon aus Zeitgründen scheuen sich bisher viele Einrichtungen und Krankenhausleitungen davor, strukturelle Reflexionskonzepte fest einzuplanen. Doch ist es wirklich so, dass diese Methoden zeitintensiv und kompliziert in der Anwendung sind? Wenn bereits einige davon in Ihrem Arbeitsbereich etabliert sind, wissen Sie vielleicht bereits, dass das nicht sein muss. Reflexionskonzepte lassen sich oft erstaunlich gut in den Arbeitsablauf integrieren. Es braucht keine stundenlangen Sitzungen und keine tagelange Vorbereitung und Planung. Es hat sich darüber hinaus gezeigt, dass sich für Pflegende, die sich in regelmäßigen Abständen beispielsweise für Supervisionen bzw. kollegiale Beratungen treffen, die Qualität der persönlichen Arbeitsbedingungen ebenso spürbar verbessert wie die Arbeitsatmosphäre. Außerdem unterstützt die regelmäßige Teilnahme an strukturellen Reflexionsangeboten die Persönlichkeits- und Kompetenzentwicklung. Es lohnt sich also genau aus

> Regelmäßige Supervisionen und kollegiale Beratungen können die Arbeitsbedingungen für das gesamte Team spürbar verbessern.

diesen Gründen, diese Ansätze am Arbeitsplatz zu integrieren. Voraussetzung sind jedoch die grundsätzliche Bereitschaft, es zu versuchen, und das Wissen darüber, worauf es dabei ankommt.

Abschnitt 5.1 gibt Praxisanleitenden einen allgemeinen Überblick über die wichtigsten Reflexionsansätze. Ganz nach dem Motto: „Hilf dir selbst, damit du anderen helfen kannst" geht es dabei zunächst um theoretische Zugänge sowie um Ansätze und Methoden zur Reflexion. Damit können Praxisanleitende den Herausforderungen in der Pflegepraxis, aber auch den eigenen Aufgaben als Praxisanleitende begegnen. In Abschnitt 5.2 geht es dann darum, wie Praxisanleitende im Sinne der generalistischen Pflegeausbildung Reflexionsprozesse anstoßen und begleiten können.

Es geht übrigens nicht darum, dass Sie all diese Methoden perfekt beherrschen. Auch dem Gesetzgeber ist klar, dass Praxisanleitende keine Supervisoren oder Therapeuten sind, sondern Vorbereiter und Ermutiger. Die Verantwortung für die strukturelle Etablierung von Reflexion, kollegialer Beratung, Supervision und Fallbesprechung, wie sie die Fachkommission anregt, liegt bei den Trägern der Ausbildung und nicht bei den Praxisanleitenden. Nutzen Sie die Methoden am besten flexibel und situationsbezogen und passend zu Ihrem individuellen Pflegebereich und zu Ihren Arbeitsabläufen!

5.1.1 Reflexion und Selbstreflexion

Die Reflexion wurde bereits in den vorangegangenen Kapiteln in verschiedenen Zusammenhängen erwähnt. An dieser Stelle wollen wir den Begriff selbst etwas genauer ansehen. „Reflexion" ist der bildungssprachliche Begriff für Nachdenken, Überprüfen und Untersuchen. Denken Sie an einen Spiegel, der unser Gesicht reflektiert und uns so eine Sicht auf uns selbst und unser Handeln ermöglicht.

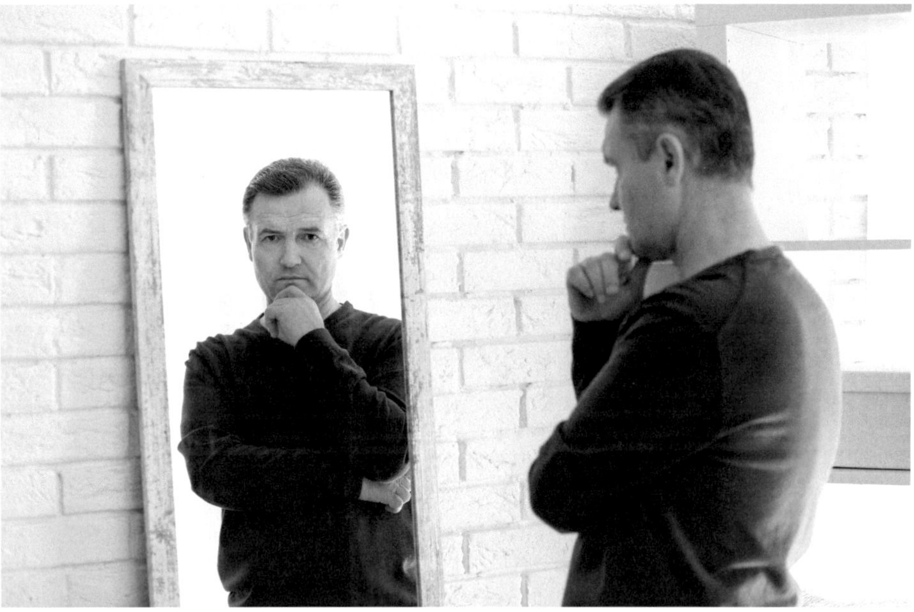

Abb. 2 Bei der Reflexion nehmen wir uns selbst in den Fokus, wir „halten uns den Spiegel vor".

Beim Reflektieren über bestimmte Situationen können wir beispielsweise Stolpersteine erkennen und Optimierungsmöglichkeiten daraus ableiten. Hingegen ist mit Selbstreflexion die kritische Selbstbetrachtung gemeint. Bei der Selbstreflexion hinterfragen wir unsere eigenen Gefühle, Einstellungen bzw. Wertvorstellungen, die wir beispielsweise in einer problematischen Situation an uns wahrgenommen haben.

Für die Reflexion und Selbstreflexion gibt es zahlreiche Reflexionskonzepte. Welches Konzept wann eingesetzt wird, hängt vom Ziel und vom Gegenstand der Reflexion ab. Für Pflegende sind vor allem zwei Reflexionsformen bedeutsam: die Reflexion von pflegerischem Handeln in konkreten Pflegesituationen sowie die strukturelle (Selbst-)Reflexion in Form von Supervision, kollegialer Beratung und Fallbesprechung.

Ein weiterer, vor allem für Auszubildende wichtiger Ansatz ist die Lernreflexion beispielsweise als Portfolio- oder Lerntagebucharbeit. Viele Pflegeschulen haben diese Reflexionsform bereits implementiert. Im folgenden Exkurs ist dargestellt, wie eine Reflexion in der Pflege anhand von Schlüsselsituationen didaktisch-methodisch gut strukturiert ablaufen kann.

Im Webcodebereich finden Sie zum Reflexionsmodell „Schlüsselsituationen" ein konkretes Anwendungsbeispiel aus dem Bereich „Menschen mit onkologischen Erkrankungen während der Chemotherapie pflegen".

Reflexion von Schlüsselsituationen in der onkologischen Pflege

E EXKURS

Reflexionsmodell „Schlüsselsituationen" (modifiziert nach Tov, Kunz, Stämpfli 2016)

Jeder Pflegebereich ist gekennzeichnet durch spezifische Aufgaben, Herausforderungen und Probleme. Diese besonderen Merkmale zeigen sich immer in ähnlichen, wiederkehrenden Schlüsselsituationen. Wenn Sie für Ihren Arbeitsbereich Schlüsselsituationen definieren (das heißt: die Spalte „Allgemeines" füllen) lassen sich die meisten (Alltags-)Situationen (in der Spalte „Besonderes") damit reflektieren. Durch dieses Vorgehen setzen Sie ebenso Qualitätsmaßstäbe für die Praxisanleitung Auszubildender wie für die Einarbeitung neuer Kolleginnen und Kollegen.

Allgemeines ⇦ Pflegesituation ⇨ Besonderes

1 Titel wählen

Überlegen Sie, für welche typische Schlüsselsituation die erlebte Situation steht: z. B. schwierige Gespräche führen, schwerkranke Menschen pflegen.

2 Situation beschreiben

Berichten Sie über die Ausgangslage und den Kontext der Situation: Was ist geschehen?

3 Überlegungen während der Aktion rekonstruieren

Teilen Sie die Situation in einzelne Sequenzen ein. Arbeiten Sie heraus, was Ihr Handeln und Verhalten gesteuert hat. Z. B. welche Emotionen, Bedürfnisse, Werte und Normen waren in der Situation wichtig?

4 Situationsmerkmale prüfen

Prüfen Sie, ob typische Probleme bzw. Phänomene der Schlüsselsituation auf die besondere Situation zutreffen: z. B. Angst, Schmerz, beeinträchtigte Mobilität.

5 Ressourcen erschließen und situativ verankern

Denken Sie darüber nach, welche Ressourcen Sie benötigen, um in der Situation gut handeln zu können: z. B. Fachwissen, Fähigkeiten, Fertigkeiten, Erfahrungswissen, Wertewissen, (zeitliche, personale, infrastrukturelle, materielle) Rahmenbedingungen.

Ordnen Sie den Ressourcen konkrete Handlungen in der Situation zu.

6 Qualitätsstandards bestimmen

Formulieren Sie ausgehend von den Ressourcen Standards für professionelles Handeln in vergleichbaren Situationen.

7 Reflexion der Situationsbeschreibung

Bewerten Sie die Situation ausgehend von diesen Standards. Gehen Sie dazu Standard für Standard durch und prüfen Sie, wie sich dieser in der Situation gezeigt hat.

8 Handlungsalternativen entwickeln

Wie müssten Sie künftig handeln, um professionell zu pflegen?

Reflexion und professionelles Handeln

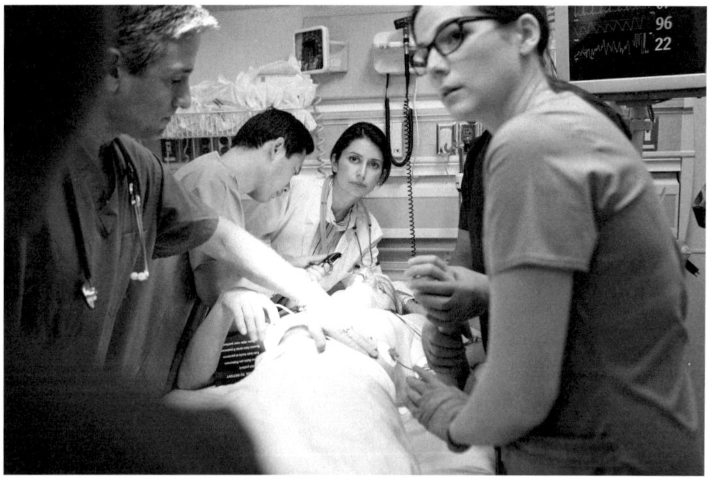

Abb. 3 Mit zunehmender Erfahrung werden Pflegende zu Pflegeexperten, die Situationen intuitiv richtig einschätzen und handeln.

Auf sich und auf das eigene Handeln regelmäßig zu reflektieren, hilft Praxisanleitenden und Auszubildenden gleichermaßen dabei, das eigene berufliche Selbstverständnis (weiter) zu entwickeln. Für Praxisanleitende, die meist in der Alten-, Kranken- oder Kinderkrankenpflege sozialisiert wurden, stellt die generalistische Pflegeausbildung eine Herausforderung dar, die nicht allein durch die Umsetzung der Rahmenausbildungspläne zu bewältigen ist. Was historisch über eine lange Zeit gewachsen ist, kann nicht von heute auf morgen in ein gemeinsames Berufsverständnis münden. Die – oft noch sehr jungen – Auszubildenden entwickeln in der Ausbildung dagegen erst ein berufliches Selbstverständnis. Dazu kommt, dass sie sich mit aktuellen Lebensfragen beschäftigen, die mit der eigenen Identität zusammenhängen. In der Phase der sogenannten Spätadoleszenz haben sie persönliche Entwicklungsaufgaben zu bewältigen, die mit dem Eintritt in das Berufsleben zusammenfallen. Die (Selbst-)Reflexion kann ihnen helfen, diese Aufgaben zu bewältigen und im Pflegeberuf anzukommen.

Jede Pflegesituation ist einzigartig. Davon ausgehend sollen Pflegende handeln und Auszubildende handeln lernen. Einen Zugang dazu erlangen Pflegende und Auszubildende durch Theorieverstehen und durch Fallverstehen gleichzeitig. Durch diese doppelte Handlungslogik der Pflege wird allgemeines Handlungswissen mit spezifischem Fallerleben verknüpft und auf andere und zugleich ähnliche Situationen übertragen. Mit diesem Hin- und Herschwenken hinterfragen Sie als Praxisanleitende immer wieder ihr Vorgehen, um beispielsweise das eigene Pflegeverständnis weiterzuentwickeln oder um die eigene Professionalität zu verbessern.

Doppelte Handlungslogik
In der Pflegesituation treffen allgemeines Handlungswissen und spezifisches Fallerleben aufeinander. Bewusste Reflexion unterstützt die Weiterentwicklung des professionellen Pflegehandelns.

Theoretisch erworbenes Fachwissen können wir nicht direkt in die Praxis umsetzen, auch wenn wir uns geistig noch so gut damit auseinandergesetzt haben. Damit wir es anwenden können, müssen wir gleichzeitig handeln und denken, aus der Pflegesituation heraus, die oft sehr plötzlich ist. In dieser Situation ordnen wir das Wissen, das wir gelernt haben, blitzschnell neu ein und entwickeln daraus konkrete Handlungsoptionen. Im Nachhinein gehen wir in der Reflexion die erlebte Situation noch einmal bewusst durch, sodass wir uns über die Situation, die Emotionen und das eigene Vorgehen noch einmal klar werden. Durch dieses erneute Bewusstmachen gewinnen wir schließlich Erkenntnisse für die Zukunft – die beste Voraussetzung für professionelles Pflegehandeln.

„Vom Anfänger zum Experten" – berufliche Kompetenzentwicklung

Zu Beginn der Ausbildung orientieren sich Pflegende vor allem an einfachen Regeln, objektiven Kriterien und Verfahrensanweisungen. Mit zunehmender Erfahrung verändert sich die Grundlage ihres Handelns. Sie lernen basierend auf eigenen Beobachtungen erste Einschätzungen vorzunehmen, setzen immer häufiger selbstständig Prioritäten und denken in „vollständigen" Handlungen. Schließlich sind sie in der Lage, Pflegesituationen ganzheitlich wahrzunehmen, auf Veränderungen zu reagieren und ausgehend von Maximen, die sie aufgrund persönlicher Erfahrungen entwickeln, das Richtige zu tun. So werden sie nach und nach zu Experten mit einem großen Erfahrungsschatz. Als solche benötigen sie auch keine Handlungsmaximen mehr. Dann nämlich hilft ihnen ihr hohes Urteilsvermögen, Situationen intuitiv richtig einzuschätzen und ihr Vorgehen darauf abzustimmen.

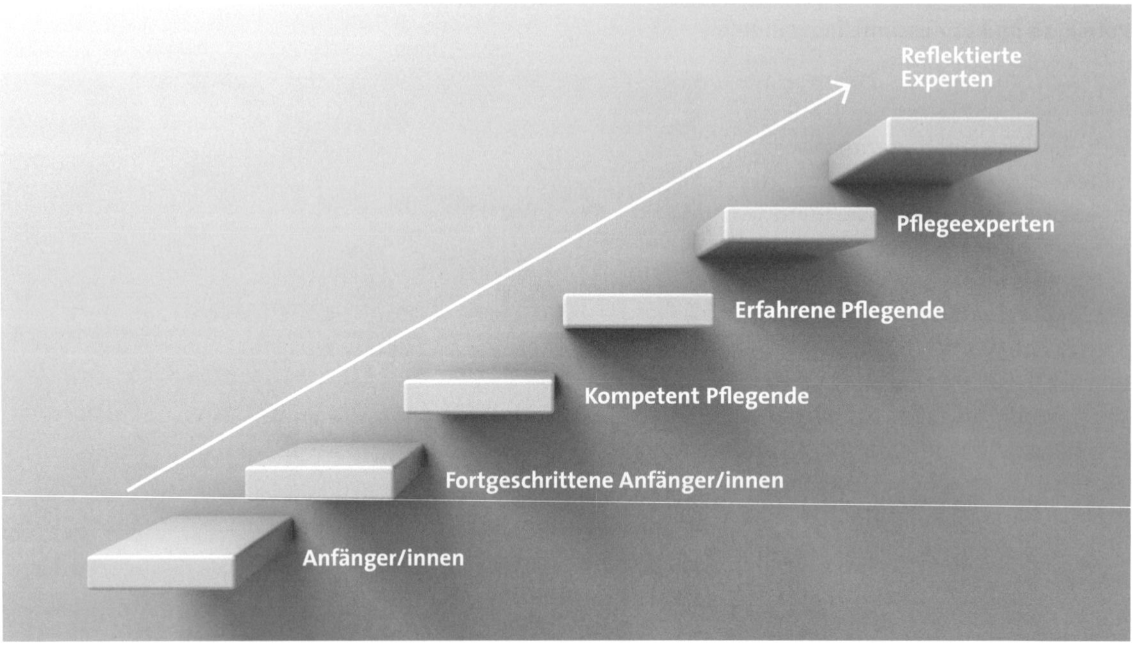

Abb. 4 Novizen-Experten-Modell (Dreyfus & Dreyfus 1987, Kaiser 2005).

Die Abbildung zeigt, dass Pflegende zunehmend erfahrungsbasiert vorgehen, das heißt, ohne zu reflektieren. Es ist jedoch so, dass in der Pflegepraxis das Nachdenken über uns und unser Tun schon deshalb zwingend notwendig ist, damit Pflegende nicht einfach den Pflegeprozess immer mehr routiniert durchführen, ohne bewusst darüber nachzudenken, warum sie so handeln und nicht anders.

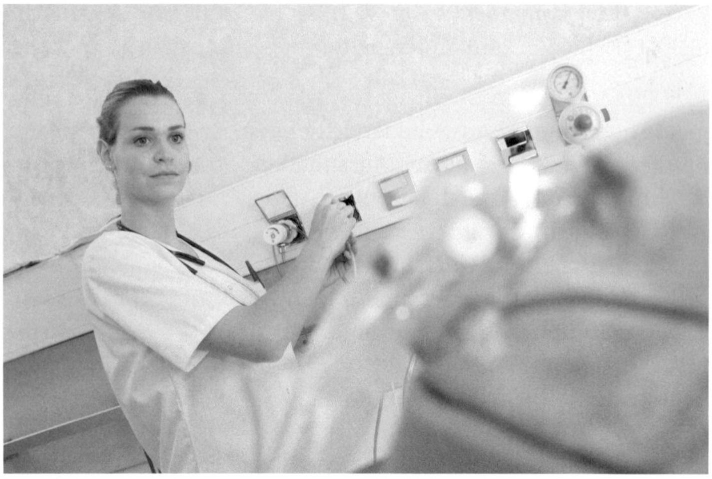

Abb. 5 Reflektierte Experten überprüfen ihr Vorgehen auch in Routinesituationen immer wieder und sind so in der Lage, ihr professionelles Pflegehandeln kontinuierlich zu verbessern.

Nur indem wir Vorgehensweisen immer wieder überprüfen, können wir feststellen, ob sie (noch) angemessen sind oder nicht. Im Novizen-Experten-Modell nach Dreyfus und Dreyfus (1987) wird deshalb die Bedeutung der Reflexion besonders thematisiert und später als sechste Stufe der „reflektierte Experte" eingeführt (Kaiser 2005). Auf dieser Ebene agieren wir zwar ebenfalls basierend auf unseren situativen Erfahrungen, reflektieren aber unser Tun, indem wir es immer wieder ausgehend von Maximen, Leitlinien, (wissenschaftlichen) Theorien oder Konzepten überprüfen und gegebenenfalls anpassen.

W ZUM WEITERDENKEN

Die Haltung eines Menschen ist etwas Individuelles und Persönliches. Sie ist zurückzuführen auf biografische Lebenszusammenhänge, durch die Menschen geprägt wurden. Im Laufe unseres Lebens entwickeln sich durch unsere Erfahrungen eingeschliffene, unbewusste Verhaltensweisen, die ohne Reflexion dazu führen, dass wir uns so verhalten, wie wir uns schon immer verhalten haben. Wenn wir in der Lage sind, uns selbst und unser Verhalten zu hinterfragen, können wir dadurch unsere biografisch gewachsenen Zweifel, aber auch unsere Hoffnungen für die berufliche Zukunft erkennen. Das bedeutet: Nur durch den Blick zurück können wir für die Zukunft stark werden.

5.1.2 Supervision

Supervision meint die Anleitung zur (Selbst-) Reflexion beruflichen Handelns. Pflegende setzen sich als Supervisanden auseinander mit den Belastungen ihrer Arbeit. Sie schauen von außen auf selbst erlebte Situationen, betrachten diese aus einer anderen Perspektive, verstehen sie durch den vorgenommenen Perspektivenwechsel anders und verändern dadurch die eigene Haltung. Gegenstände von Supervisionen können aus dem Pflegealltag sein:

- Situationen,
- Probleme und
- Konflikte.

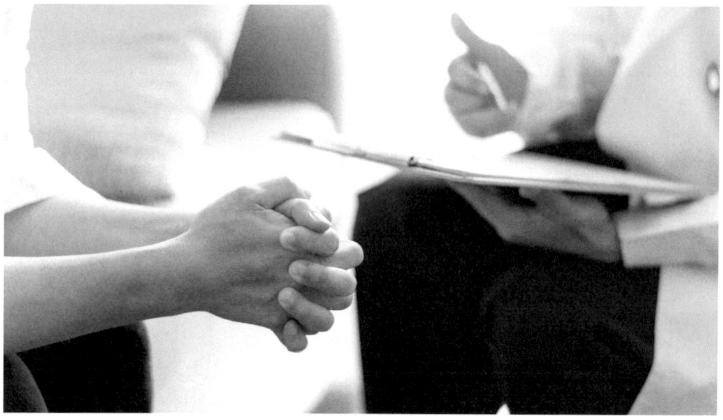

Abb. 6 In der Supervision können wir uns das, was uns belastet, „von der Seele reden".

Aber auch die Pflegeeinrichtung, das Krankenhaus oder die Sozialstation, in der Pflegende arbeiten, oder die Beziehungen, die sie zu den Kollegen und Kolleginnen haben, können in Supervisionen thematisiert werden. Dabei geht es – im Unterschied zur kollegialen Beratung – nicht darum, einen Rat von anderen Personen zu erhalten. Supervision zielt vielmehr auf

- die Schulung der eigenen Wahrnehmung, die Weiterentwicklung der eigenen Handlungsfähigkeit und dadurch die Stärkung der eigenen Persönlichkeit,
- die Reflexion über die eigene berufliche Identität und dadurch die (Weiter-)Entwicklung des eigenen Selbstverständnisses,
- die Steigerung der Problemlösefähigkeit und dadurch die Verbesserung der Kommunikations- und Konfliktfähigkeit oder auch
- die Möglichkeit, sich einfach einmal „etwas von der Seele zu reden".

Supervisionen können als Einzel- Gruppen oder Teamsupervisionen stattfinden, wie Tab. 1 zeigt.

Arbeitsform	Beteiligte Personen	Themen (Beispiele)
Einzelsupervision	Einzelperson, die Probleme aus dem eigenen Arbeitsfeld bearbeiten will	– Konflikte mit der Leitung – Umgang mit Stresssituationen
Gruppensupervision	Mehrere Personen, die aus ähnlichen oder gleichen Arbeitsfeldern kommen, nicht unmittelbar zusammenarbeiten und an einem Thema interessiert sind. Beispiel: Auszubildende, Praxisanleitende, Stationsleitungen	– Stress und Druck im Arbeitsalltag – schwierige Auszubildende bzw. Mitarbeitende – Leiden, Trauer- und Trostarbeit
Teamsupervision	Personen, die in einer Arbeitsgruppe zusammenarbeiten, haben eine gemeinsame Aufgabe zu erfüllen. Beispiel: Psychiatrie, Hospiz, Intensivstation	– belastende Situationen mit zu pflegenden Menschen – ungelöste Teamkonflikte

Tab. 1 Supervisorische Settings

In der Supervision werden Situationen „von oben" betrachtet. Grundlage der supervisorischen Arbeit ist das Gespräch. Supervisoren erforschen, fragen nach und unterstützen. Dabei wird Sprache zum „Werkzeug" der Reflexion. Beispielsweise durch Wiederholungen oder unterschiedliche Intonationen können sprachliche Muster bewusst gemacht oder sogar verändert werden. Allerdings macht man über eine ausschließlich verbale Auseinandersetzung kaum ganzheitliche Erfahrungen.

In der Supervision werden auch kreative und unkonventionelle, körper- und gefühlsbetonte Arbeitsformen eingesetzt. Dazu gehören

- Bewusstheits-, Imaginations- und Entspannungsübungen,
- die Nachstellung von Pflege- und Arbeitssituationen, um den eigenen Gefühlen nachzuspüren oder um neue Verhaltensweisen zu erproben,
- die Arbeit mit kreativen Materialmedien wie die Gestaltung mit Papier, Knetmasse oder Ton oder das Nutzen von Foto- und Bildkarten sowie von Emotionskarten, um Gefühle zu beschreiben und um eigene Erfahrungen mit anderen Gruppenmitgliedern zu teilen.

Methodenkoffer

Der Supervisionsprozess

Der Supervisionsprozess ist wie der Pflegeprozess ein dynamischer Beziehungs- und Problemlösungsprozess in mehreren Phasen. Diese Phasen können sich abhängig vom Inhalt über ein oder mehrere Sitzungen hinziehen.

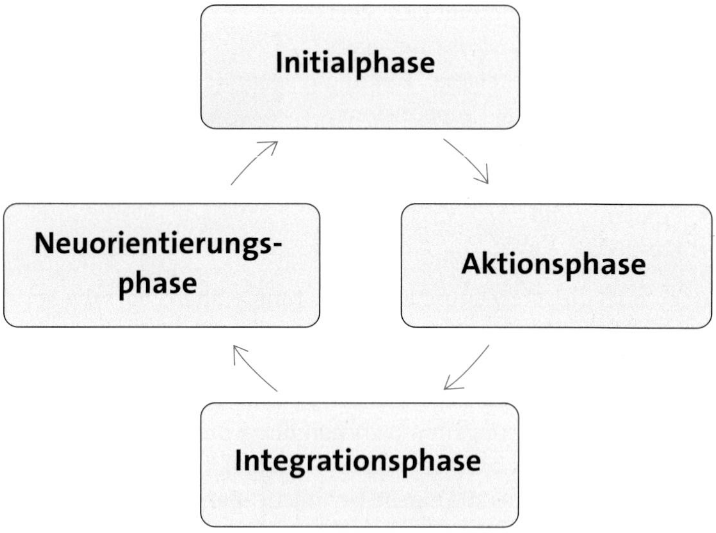

Abb. 7 Die vier Phasen des Supervisionsprozesses

- In der **Initialphase** bringen die Supervisanden ein Thema ein. Im gemeinsamen Dialog wird das Thema weiterentwickelt und strukturiert.
- In der **Aktionsphase** werden zu bearbeitende Situationen von der Vergangenheit in die Gegenwart geholt. Dadurch werden sie mithilfe vielfältiger und kreativer methodischer Zugänge erneut erlebbar, das heißt sicht- und fühlbar gemacht.
- In der **Integrationsphase** geht es dann darum, die Erlebnisse aus der Aktionsphase so zu verarbeiten, dass daraus neue Erkenntnisse und Erfahrungen entstehen. Die Supervisanden äußern dazu ihre Eindrücke und Emotionen. Unterstützt werden sie dabei beispielsweise durch Foto- bzw. Emotionskarten oder symbolische Rituale. Mit der Verarbeitung verbunden sind die bewusste Bewertung der Situation und die Integration der neuen Erfahrungen in bestehende Wahrnehmungs-, Deutungs- und Verhaltensmuster. Die Supervisanden erkennen: „Ja, so bin ich!" Dadurch nehmen sie sich selbst als Mensch an und akzeptieren sich so, wie sie sind.
- In der **Neuorientierungsphase** verwerten sie ihre neuen Erkenntnisse, indem sie neue Verhaltens- und Kommunikationsmuster ausprobieren. Dies geschieht zuerst in der Supervision, um im geschützten Raum die Wirkung abzuschätzen und um Sicherheit zu gewinnen – und dann im Arbeitsalltag. In der nächsten Supervisionssitzung werden die Praxiserfahrungen reflektiert und bei Bedarf erneut bearbeitet.

W ZUM WEITERDENKEN

Menschen in helfenden Berufen geraten durch komplexe Beziehungen, die sie zu Menschen in Krisensituationen eingehen, oft an eigene Grenzen. Supervision (verstanden als professionelle Beratung) ermöglicht es ihnen, sich einerseits zu entlasten und andererseits durch die Wahrnehmung und Deutung eigener Gefühle persönlich weiterzuentwickeln. Doch Supervision ist Prävention, keine Therapie. Sie hat ihre Wurzeln in der Sozialen Arbeit.

Von Pflegenden ist der Supervisionsansatz bis heute kaum anerkannt. Die meisten haben aufgrund ihrer beruflichen Sozialisation gelernt auszuhalten, was sie belastet. Sie scheuen sich davor, persönliche Themen und damit verbundene Gefühle in ein Arbeitsteam einbringen zu „müssen". Dazu kommt, dass Supervision von den meisten Einrichtungen nicht als Teil der Arbeit gesehen wird und – wenn überhaupt – in der Freizeit durchgeführt werden muss. Doch nur wer sich selbst pflegt, kann andere pflegen. Im Begründungsrahmen der Rahmenpläne wird davon ausgegangen, dass bereits heute entsprechende Strukturen vorliegen und für alle Pflegenden und Auszubildenden jederzeit zugänglich sind. Dennoch ist in der nächsten Zeit nicht davon auszugehen, dass Einrichtungen entsprechende Angebote machen bzw. Pflegende solche Angebote überhaupt nachfragen werden. Was Sie jedoch ganz unabhängig von den Angeboten an Ihrem Arbeitsplatz tun können, ist eine Haltung einzunehmen, die den offenen Umgang mit eigenen Grenzen und Unzulänglichkeiten erlaubt. Wenn Sie Auszubildenden die Thematisierung von Gefühlen ermöglichen, ohne dass ihnen negative Konsequenzen drohen, können Sie schon viel Gutes bewirken.

P PRAXISTIPP

Wenn Sie Interesse an Supervision haben, suchen Sie sich Verbündete und fordern Sie gemeinsam Supervision ein. Bleiben Sie bei allem, was Sie tun, stets konsequent und geduldig. Was über lange Zeit gewachsen ist, kann sich nicht von heute auf morgen wandeln.

5.1.3 Kollegiale Beratung

Mit dem Ansatz der kollegialen Beratung erlangen Pflegende Erkenntnisse über das eigene berufliche Handeln. Dazu setzt sich eine Gruppe von fünf bis zehn Personen regelmäßig mit ihrem beruflichen Alltag auseinander. Pragmatisch und lösungsorientiert sowie in wechselseitiger Reflexion versuchen sie für aktuelle Probleme

- systematisch Lösungen zu finden,
- Ideen für die Gestaltung konkreter Situationen zu erhalten oder
- einfach nur das eigene Wohlbefinden in einer schwierigen Situation zu verbessern.

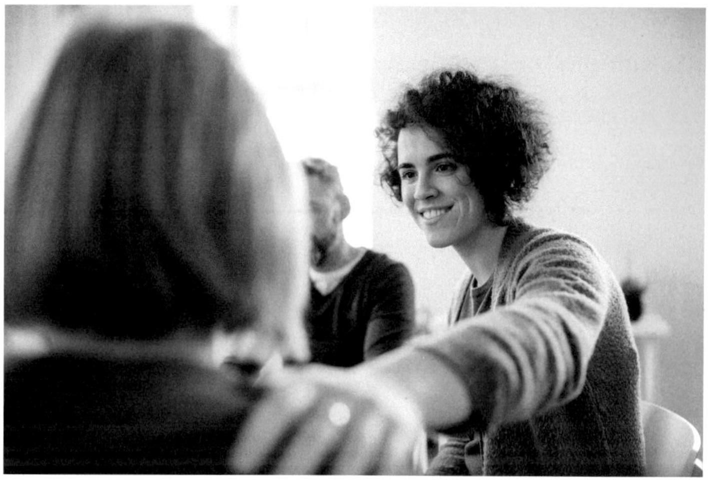

Abb. 8 Bei der kollegialen Beratung werden konkrete Fallsituationen auf Augenhöhe besprochen.

Kollegiale Beratung und Supervision können sich zwar ergänzen, aber nicht gegeneinander ausgetauscht werden. In kollegialen Beratungen unterstützen sich gleichberechtigte Kolleginnen und Kollegen. Die Beratung durch „Gleiche“ macht diesen Ansatz zu einem wirksamen Reflexionsinstrument. Die Gruppenmitglieder verstehen aufgrund ihrer „Gleichheit“ die Arbeitszusammenhänge und die Probleme der zu beratenden Person und können sich in sie hineindenken bzw. hineinfühlen. Im besten Fall haben sie bereits selbst Lösungen für ein ähnliches Problem entwickelt, ausprobiert und können diese Erfahrungen weitergeben. Drei Voraussetzungen sind notwendig, um kollegiale Beratungen erfolgreich durchzuführen:

1. Der Fall bezieht sich auf eine aktuelle und konkrete (soziale) Situation eines Gruppenmitglieds.
2. Nur dieses eine Gruppenmitglied – die Fallerzählerin bzw. der Fallerzähler – ist in den Fall involviert.
3. Sie bzw. er wünscht sich die Reflexion einer offenen Frage, auf die sie bzw. er noch keine befriedigende Antwort erhalten hat.

Sollten mehrere Personen aus der Beratungsgruppe in den Fall zwischenmenschlich involviert sein oder sollte der Fall durch eine starke emotionale Betroffenheit geprägt sein, sollten andere Ansätze wie etwa die Supervision oder – bei großen Problemen innerhalb eines Teams – auch eine Mediation gewählt werden.

Kollegiale Beratung
Im Mittelpunkt steht die sachliche Beratung einzelner Gruppenmitglieder zu ihrem persönlichen Verhalten. Eine tiefergehende Selbsterkenntnis kann (und soll) dabei nicht erreicht werden. Dadurch unterscheidet sich die kollegiale Beratung von der Supervision.

Auf dem Weg zu einer Emotions- und Fehlerkultur

Kollegiale Beratungen müssen dauerhaft implementiert werden, damit sie nachhaltig und wirksam die Haltung Pflegender und somit auch die Pflegepraxis verändern. Eine gelebte Emotions- und ›Fehlerkultur‹ auf Zeit gibt es nicht. Beratungen müssen in regelmäßigen Abständen durchgeführt werden. Damit allerdings motivierte Pflegende auch langfristig bereit sind, sich alle zwei bis drei Wochen zur kollegialen Beratung zu treffen, ist es zwingend notwendig, dass Beratungen während der Arbeitszeit stattfinden.

Fehlerkultur → Glossar

> Kollegiale Beratungen eignen sich nicht als einmalige Veranstaltung oder nur für einen Teil des Teams. Es braucht geeignete Rahmenbedingungen, sodass sie regelmäßig und strukturiert während der Arbeitszeit stattfinden können.

Sind die Rahmenbedingungen geklärt, sollten dauerhafte Beratungsgruppen gebildet sowie Fortbildungen zur kollegialen Beratung besucht werden. Die Mitglieder sollten bereits vor der ersten Sitzung das Konzept kennengelernt und eine kleine Auswahl geeigneter Beratungsmethoden bereits ausprobiert haben. Auch wenn der Ablauf der kollegialen Beratung schnell erlernt werden kann, benötigen die Teilnehmenden einige methodische Basiskompetenzen sowie eine wertschätzende, vertrauensvolle und offene Grundhaltung sowohl gegenüber den anderen Gruppenmitgliedern als auch gegenüber der kollegialen Beratung selbst.

Wie läuft eine kollegiale Beratung ab?

Alle Mitglieder in der kollegialen Beratung sind gleichberechtigt. Deshalb werden in jeder Sitzung die Rollen neu verteilt. Zu vergeben sind vier feste und eine alternative Rolle:

Beratende bringen ihre Erfahrungen, Gedanken und Vorschläge zur Lösung des Problems ein.

Die **prozessbeobachtende Person** beobachtet von außen den Prozess und gibt am Ende der Sitzung eine Rückmeldung. *(nur bei großen Gruppen)*

Die **protokollführende** (gleichzeitig beratende) **Person** hält wesentliche Ergebnisse fest, damit mögliche Veränderungen in der nächsten Sitzung nochmals thematisiert werden können.

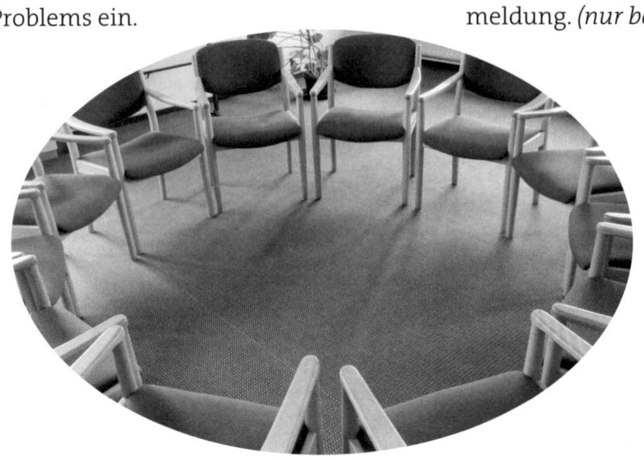

Die **fallerzählende Person** bringt den Fall ein und stellt die Schlüsselfrage.

Die **moderierende Person** führt durch die Sitzung und sorgt für die Einhaltung der Regeln.

B BEISPIEL

Mögliche Themen für die kollegiale Beratung:

Eine Praxisanleitende, tätig in einem Pflegeheim, schildert:
„Ich bin bei uns die einzige Person, die sich um die Auszubildenden kümmert. Egal, was ich sage, es interessiert keinen. Ich bin wütend auf das ganze Team."

Ein Praxisanleiter berichtet aus seinem Klinikalltag:
„Eine demente Patientin, die bei uns seit zwei Tagen liegt, macht mich wahnsinnig! Ständig schreit sie herum oder will weglaufen. Ich bin allein auf Station und habe nicht den ganzen Tag nur für sie Zeit."

Welches Thema würden Sie gern in eine kollegiale Beratung einbringen?

E EXKURS

Struktur und Ablauf der kollegialen Beratung (nach Tietze 2010)

Methodenkoffer

Eine Sitzung dauert maximal 45 bis 60 Minuten, wobei die Phasen 2 und 5 bis zu 15 Minuten und die anderen Phasen nur wenige Minuten dauern sollen.

Phase 1: Casting
- Rückblick auf die letzte Sitzung: *Bei unserem letzten Treffen haben wir ... Wie hat sich dein Fall entwickelt? Konntest du die Hinweise aus der Beratung umsetzen?*
- Finden eines neuen Themas: *Welche Themen haben wir heute mitgebracht? Wie dringend sind die Themen? Welches Thema wollen wir heute bearbeiten?*
- Verteilung der Rollen: *Wer übernimmt die Moderation? Wer schreibt das Protokoll? Wir haben heute fünf Berater: Daher könnte jemand die Prozessbeobachtung übernehmen ...*

Phase 2: Spontane Fallerzählung
- Die fallerzählende Person schildert spontan ihre Herausforderung bzw. ihr Problem, das sie beschäftigt und wozu sie beraten werden will.
- Die moderierende Person unterstützt gegebenenfalls durch Nachfragen: *Was ist genau passiert? Wie ging es dir dabei? Wie hast du reagiert? Was denkst du jetzt darüber? Wie fühlst du dich? Welche anderen Personen waren beteiligt? Wie hast du die anderen Personen in der Situation wahrgenommen? Wie deutest du ihr Verhalten? Was hast du bereits versucht, um den Fall zu lösen?*
- Danach haben die Beratenden die Möglichkeit, Verständnisfragen zu stellen.

Phase 3: Eine (gute) Schlüsselfrage finden
- Die fallerzählende Person formuliert mit Unterstützung der moderierenden Person die Schlüsselfrage. Diese Frage ist sozusagen der „Schlüssel" für den Beratungsprozess und das anzustrebende Ergebnis.
- Ein Problem kann zu vielen Fragen führen: *Habe ich richtig gehandelt? Hat mein Verhalten die Situation ausgelöst? Warum hat eine andere Person so (und nicht anders) gehandelt?*
- Die moderierende Person sollte die ratsuchende Person dazu anregen, alternative Fragen zu entwickeln, zu bewerten und dann erst zu entscheiden, welche Frage die eigentliche Schlüsselfrage ist.

Phase 4: Die passende Methode auswählen
- Die fallerzählende Person wählt, unterstützt von der moderierenden Person, eine geeignete Methode aus, mit der ihre Schlüsselfrage beantwortet werden kann.
- Die Beratenden sollen in Phase 5 mithilfe der ausgewählten Methode die Beratung durchführen. Benötigt wird ein Methodenrepertoire, das für die Beantwortung unterschiedlicher Schlüsselfragen geeignet ist.
- Anfangs reichen wenige ausgewählte Methoden. Mit der Zeit können neue und komplexere Methoden hinzukommen. Ein Beispiel für eine Beratungsmethode ist das „Reflecting Team", das auf der folgenden Seite abgebildet ist.

Phase 5: Beratung
Die Beratenden tauschen sich mithilfe der ausgewählten Methode zur Schlüsselfrage der fallerzählenden Person aus. Die moderierende Person überwacht das Einhalten der Regeln, indem sie dafür sorgt, dass
- die Beratung sachlich und wertschätzend verläuft,
- die Zeit eingehalten wird und
- am Ende die gefundenen Lösungsmöglichkeiten aufgezeigt werden.
- Die fallerzählende Person hört in dieser Phase in der Regel nur zu und äußert sich nicht.

Phase 6: Abschluss
Die protokollführende Person übergibt der fallerzählenden Person die Lösungsvorschläge. Die Beratung schließt ab mit einem kurzen Resümee durch die fallerzählende Person.

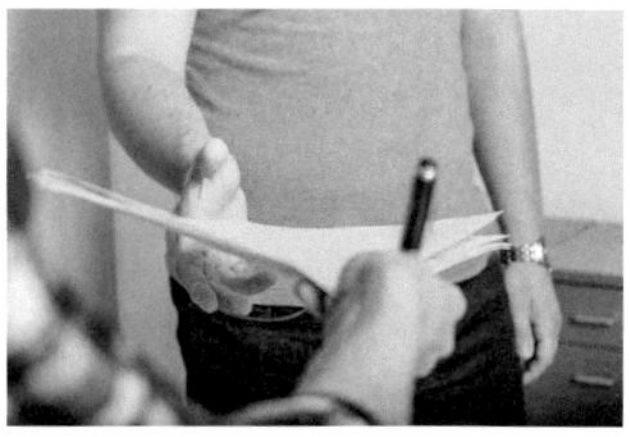

E EXKURS

Das „Reflecting-Team“

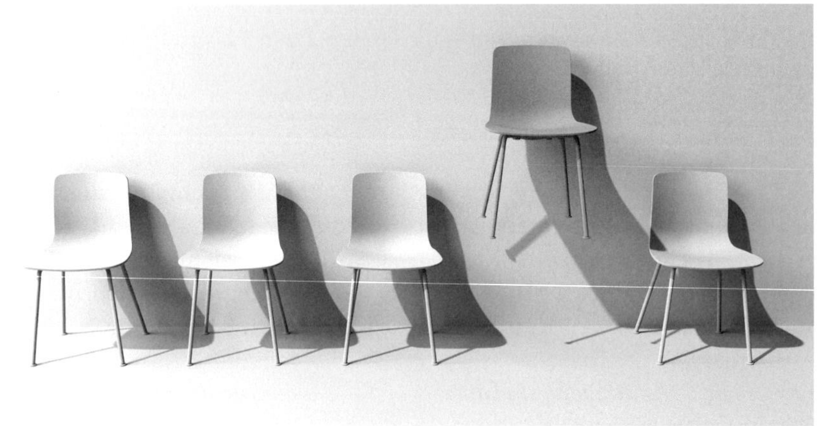

Erkenntnisse durch die kollegiale Beratung

Mit dieser Methode können Sie andere Perspektiven einnehmen:
Was denken andere über die Situation?

Zeit: 15 Minuten	**Material und Vorbereitung:** keine

Durchführung in der Phase 5: Beratung
Phasen der kollegialen Beratung siehe Exkurs „Struktur und Ablauf der kollegialen Beratung“ (nach Tietze 2010)

Auftrag für die reflektierenden Beratenden:
Denken Sie im „Reflecting Team“ laut darüber nach,
wie Sie die Situation wahrnehmen, einschätzen bzw. lösen würden:
- *Wie haben wir als Beratende die Situation wahrgenommen?*
- *Was denken wir darüber?*
- *Welche Ideen und Vorschläge zur Lösung der Schlüsselfrage haben wir?*

Regeln für die Durchführung:
- Formulieren Sie Ihre Aussagen wertschätzend.
- Geben Sie keine Ratschläge, sondern
  - beschreiben Sie Beobachtungen: *„Mir ist aufgefallen, dass ...“*
  - formulieren Sie Vermutungen: *„Könnte es sein, dass ...“*
- Äußern Sie auch andere Meinungen, die zur Diskussion führen und zum Nachdenken anregen.

Auftrag für die fallerzählende Person:
- Hören Sie zu und äußern Sie sich nicht. Sie sollen aus dem Gespräch neue oder andere Informationen und Impulse gewinnen, die Ihnen sonst verborgen geblieben wären.

Entstehung der Methode:
Tom Andersen führte in den 80er Jahren das reflektierende Team in die systemische Therapie ein. Dabei hören Klientinnen und Klienten zu, wie eine Gruppe von Therapeutinnen und Therapeuten über das „Klienten-Problem“ diskutiert. Die Klientinnen und Klienten wechseln durch dieses Vorgehen die Rolle. Sie sind nun die Zuhörenden, die aus der Diskussion neue Erkenntnisse und somit Lösungen für ihr Problem erlangen.

Andersen, Tom (1990): Das Reflektierende Team. Dialoge und Dialoge über die Dialoge. Dortmund: verlag modernes lernen.

P PRAXISTIPP

Wie kommt kollegiale Beratung in die Pflegepraxis?

- Suchen Sie interessierte Kolleginnen und Kollegen.
- Legen Sie eine Person fest, die „sich kümmert".
- Holen Sie sich Unterstützung von Vorgesetzten.
- Klären Sie die Rahmenbedingungen: Wann wo und wie oft wollen wir uns treffen? Können die Termine im Dienstplan aller Gruppenmitglieder (z. B. nach dem Frühdienst) berücksichtigt werden? Finden die Sitzungen während der Arbeitszeit statt? Gibt es die Möglichkeit, vorab eine Fortbildung zu besuchen?
- Einigen Sie sich auf ein gemeinsames Konzept mit ausgewählten Methoden, mit denen Sie zunächst starten wollen.
- Klären Sie, welche Themen bearbeitet werden sollen und welche Regeln (beispielsweise Verschwiegenheit) unbedingt gelten müssen.

5.1.4 Ethische Fallbesprechungen

Im Gegensatz zu Supervision und kollegialer Beratung stehen bei der ethischen Fallbesprechung der zu pflegende Mensch und/oder seine Angehörigen im Mittelpunkt.

Die ethische Fallbesprechung ist eine Methode, mit der ein intra- oder interdisziplinäres Team systematisch und zielorientiert über eine herausfordernde Problemsituation eines zu pflegenden Menschen nachdenkt und sich fachlich austauscht. Dabei kann es darum gehen,

- die Situation (neu) zu interpretieren,
- mögliche Ursachen für das Problem zu identifizieren,
- eine moralisch-ethische Bewertung vorzunehmen,
- umsetzbare Handlungsoptionen zu finden oder
- sich auf eine gemeinsame Handlungsbasis zu verständigen.

Der Reflexionsprozess erfolgt in der Regel themen- und lösungsorientiert anhand eines festen Ablaufes. Insbesondere das Erleben von ethisch-moralischen Konfliktsituationen und Dilemmata gehört zu den beinahe täglichen Herausforderungen der Pflegepraxis. Ethische Fallbesprechungen können Pflegenden dabei helfen, solche Pflegesituationen zu bewerten, bei denen sie nicht wissen, wie sie richtig handeln sollen. Sie dient aber auch dazu, belastende Gefühle zu äußern und aushalten zu lernen, was andere Personen (z. B. Ärztinnen und Ärzte, Angehörige oder zu pflegende Menschen für sich selbst) entscheiden, obwohl es sich für Pflegende selbst „falsch anfühlt".

Ein praxisnahes Reflexionsmodell als Strukturierungshilfe für die Gestaltung ethischer Fallbesprechungen im Pflegeteam ist das Drei-Phasen-Modell nach Rabe (2005), das in Tab. 2 dargestellt ist.

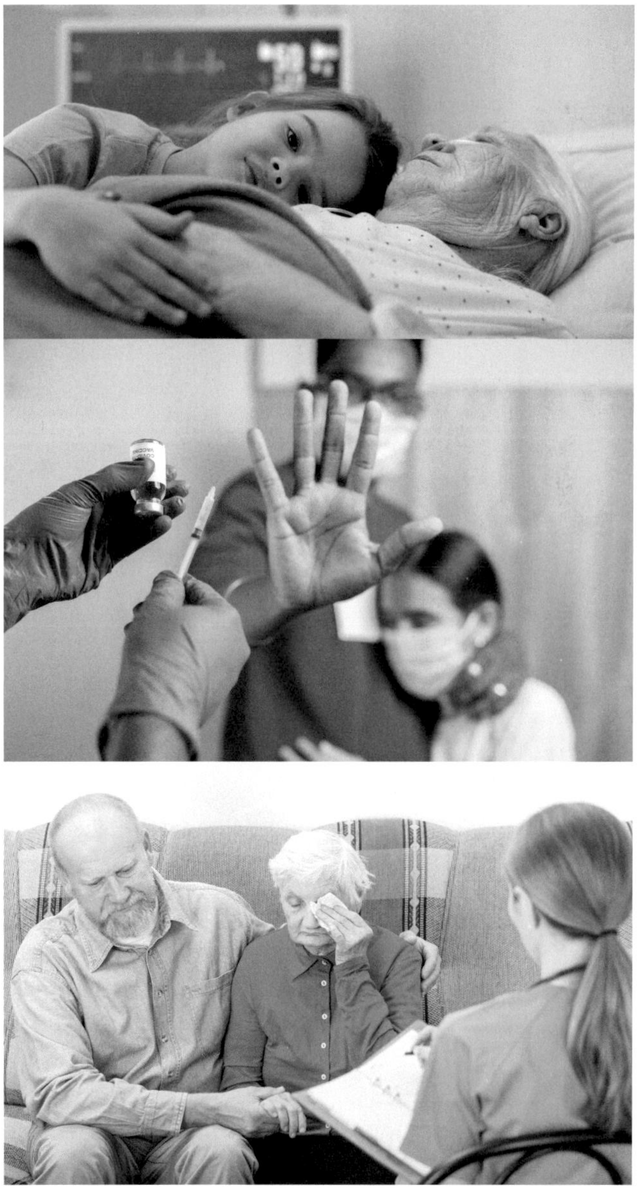

Abb. 9-11 Moralische Konfliktsituationen können mithilfe von ethischen Fallbesprechungen gelöst werden.

Phase	Inhalt	Reflexionsimpulse
Situationsanalyse 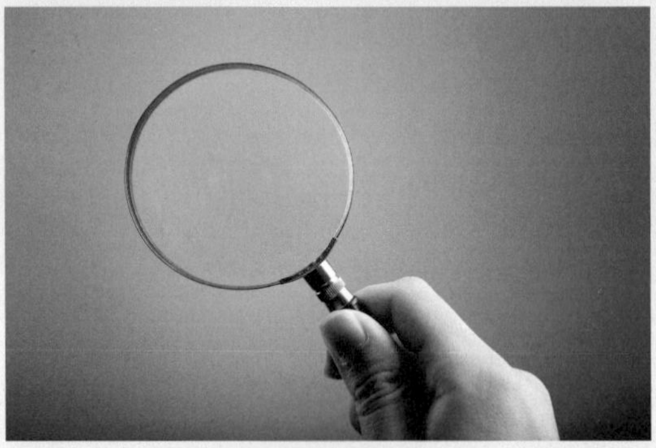	– persönliche Reaktionen äußern – verschiedene Sichtweisen einnehmen – Alternativen und deren Folgen diskutieren	– Wie haben die beteiligten Personen die Situation erlebt? – Welche Handlungsalternativen hätte es gegeben? – Welche institutionellen Gründe bzw. verhindernde Sachzwänge gab es in der Situation? – Was wäre gewesen, wenn es diese Verhinderungsgründe nicht gegeben hätte?
Ethisch-moralische Reflexion 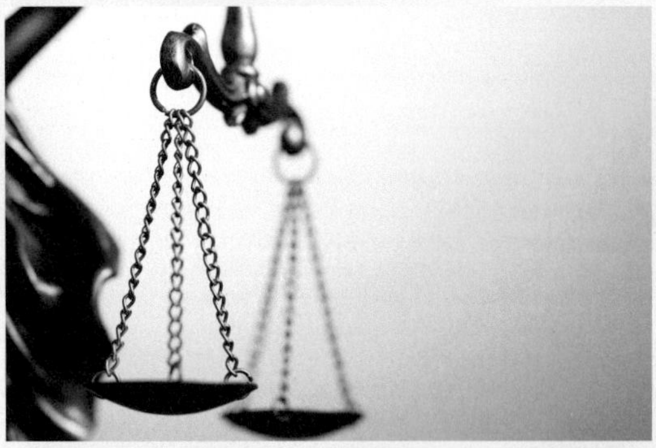	– das ethisch-moralische Problem benennen – für die Situation bedeutsame Normen, Werte und Prinzipien finden – Verantwortungsebenen (persönlich, institutionell, gesellschaftlich, politisch) diskutieren	– Welche Grundsätze, Prinzipien, Werte bzw. Normen werden in der Situation verletzt?
Ergebnisse 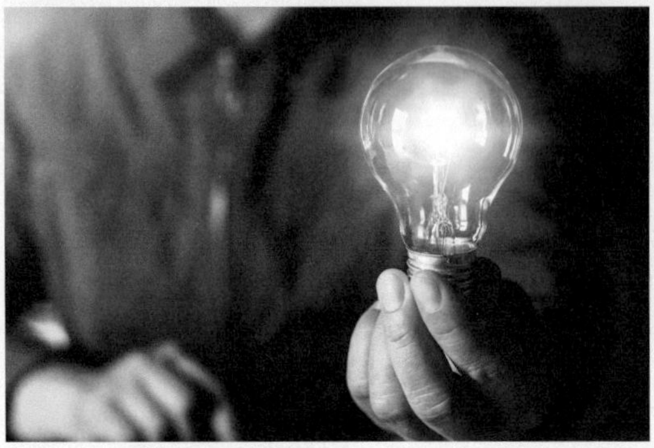	– die Situation ethisch-moralisch begründet beurteilen – den Konsens bzw. Dissens festhalten – notwendige Konsequenzen für Veränderungen herausarbeiten	– Wie und durch wen hätte die Situation verbessert werden können? – Wie kann ich mit unlösbaren Konflikten künftig umgehen?

Tab. 2 Modell für die ethische Fallbesprechung nach Rabe (2005)

W ZUM WEITERDENKEN

Reflexionswürdige Situationen sind moralisch und ethisch zugleich. In jeder Situation sind mehrere Haltungen und folglich auch Handlungen möglich. Wählt eine Pflegefachkraft eine davon, bewertet sie diese unter Rückgriff auf die eigene Moral als „richtig". Moral ist jedoch subjektiv. Folglich sind Pflegende nicht immer einer Meinung. Das kann zu Spannungen und emotionalen, innerpsychischen Konflikten führen. In ethischen Fallbesprechungen reflektieren sie ihre persönlichen Emotionen und subjektiven Werte und klären dabei ihre Rollen. Erst wenn sie die eigene Moral hinterfragt haben, können sie ethische Fragen beantworten.

Konkrete Beispiele für Erfahrungen mit den drei reflexiven Methoden, die in den vorigen Abschnitten besprochen wurden, zeigt die folgende Exkursseite. Auf den Seiten danach wird es darum gehen, wie wir Auszubildende, die noch ganz am Anfang des Novizen-Experten-Modells stehen, mithilfe der Reflexion fördern und ermutigen können.

E EXKURS

Reflektieren hilft beim Umgang mit Herausforderungen

1

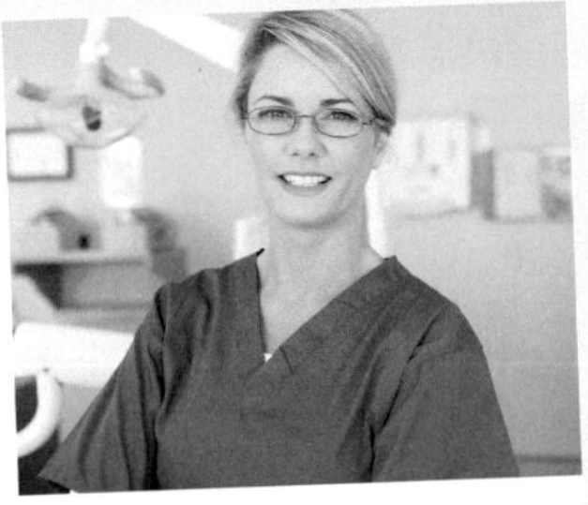

Karina Meister, 35 J., Praxisanleiterin, Notfallambulanz, Krankenhaus

„Was mich wirklich bei der Praxisanleitung überfordert, ist, wenn unvorhergesehene dramatische Situationen entstanden sind. Ich fühle mich dann verantwortlich dafür, die Auszubildenden aufzufangen.

In der Supervision, die ich mit einer festen Gruppe von Pflegenden aus anderen Bereichen an einem Nachmittag im Monat besuche, wurde mir bewusst, dass ich das gar nicht muss. Ich habe gelernt, meine Aufgaben klar zu definieren und klare Grenzen zu setzen."

2

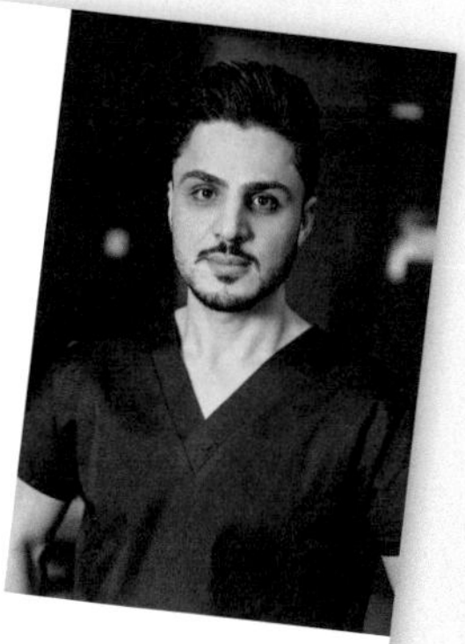

Jan Gekes, 40 J., Praxisanleiter, operative Intensivstation, Uniklinikum

„Ich bin richtig unzufrieden mit mir, wenn ich Auszubildende zu Reanimationen mitnehme. Ich finde es wichtig, dass sie an solche Situationen vorsichtig herangeführt werden, aber: Wie soll das denn in Notfällen gehen?

In der kollegialen Beratung habe ich gemeinsam mit drei Praxisanleitern einer Nachbarstation nach einer Lösung gesucht. Das Mega-Code-Training und der Austausch über bisherige Erlebnisse und die Gefühle, die damit verbunden sind, haben mir in der ersten Einsatzwoche sehr geholfen."

3

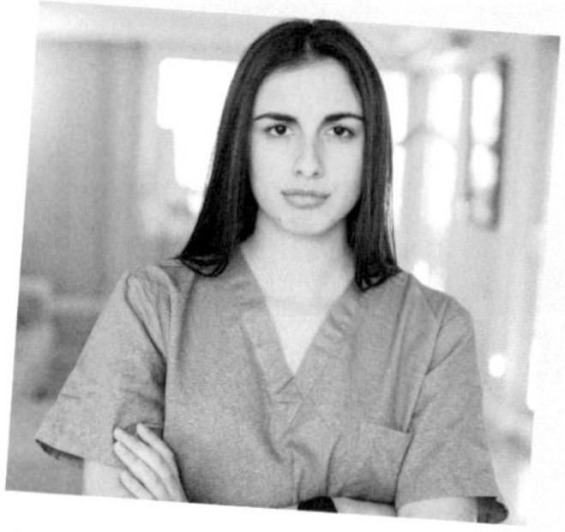

Clara Escorial, 32 J., Praxisanleiterin, Sozialstation

„Seit einer Woche nimmt Frau M. keine Nahrung mehr zu sich. Ihre Tochter weiß auch nicht, was sie noch tun soll. Jeden Morgen komme ich vorbei, um sie bei der Körperpflege zu unterstützen. Frau M. hat ihrer Tochter und mir verboten, den Hausarzt zu informieren, weil sie endlich sterben will. Ich kann ihr doch nicht beim Sterben zusehen!

In der ethischen Fallbesprechung habe ich mit Kollegen darüber gesprochen. Ich bin zu dem Entschluss gekommen, dass ich Frau M. ihre Autonomie nicht nehmen darf, auch wenn es schwer auszuhalten ist."

Wie ist es diesen Praxisanleitenden gelungen, durch (Selbst-)Reflexion neue Erkenntnisse zu gewinnen?

Was passiert während der Supervision, der kollegialen Beratung bzw. der ethischen Fallbesprechung?

Welche Herausforderungen lassen sich mit welchem Ansatz reflektieren?

5.2 Auszubildende mithilfe der Reflexion fördern

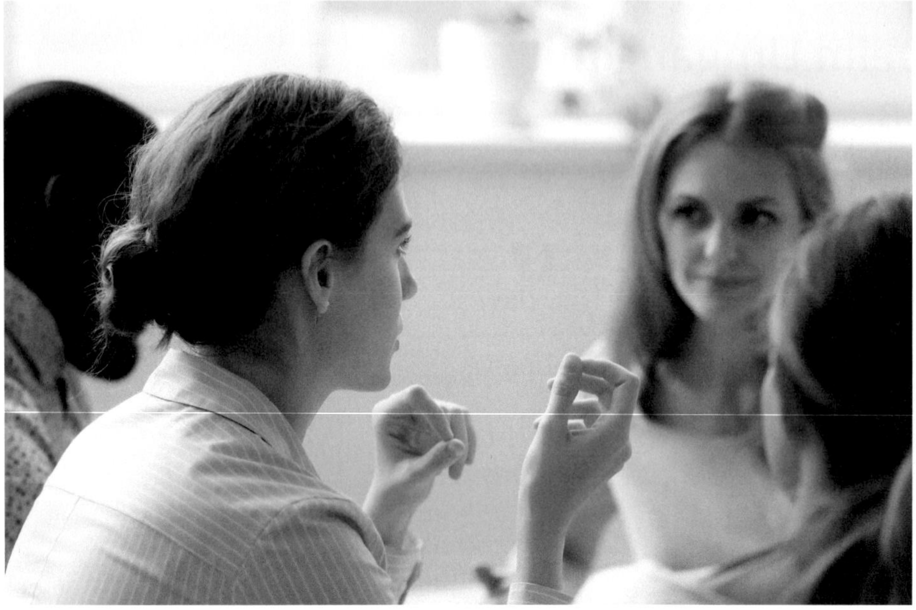

Abb. 12 In der Gruppe können Azubis von den Erlebnissen und Erfahrungen anderer lernen.

In Abschnitt 5.1 haben Sie erfahren, was in vielen anderen helfenden Berufen bereits Wirklichkeit ist. Bis sich reflexive Elemente wie die kollegiale Beratung, die Supervision und die ethische Fallbesprechung in der Pflege überall durchgesetzt haben, ist jedoch noch viel zu tun.

Ein erster Schritt besteht darin, dass Praxisanleitende als Multiplikatoren Kolleginnen und Kollegen von der hohen Professionalität und entlastenden Wirkung der (selbst-)reflexiven Auseinandersetzung mit dem Pflegealltag überzeugen. Ein weiterer Schritt ist die Begleitung Auszubildender in der Praxisanleitung, damit sie ein Pflegeverständnis entwickeln, das bereits eine hohe Reflexivität beinhaltet sowie dafür notwendige Kompetenzen in der Ausbildung fördert.

Die Rahmenausbildungspläne fordern Praxisanleitende dazu auf, Arbeits- und Lernaufgaben zu erstellen, die den Austausch Auszubildender über ihre Wahrnehmungen, Erlebnisse und Lernprozesse ermöglichen. Durch das Reflektieren in der Gruppe werden Auszubildende dazu angeregt, Pflegehandlungen bewusst auszuführen, sie zu hinterfragen und gegebenenfalls zu ändern.

Pflegehandlungen sind immer eng in einen Pflegealltag eingebunden, der nicht immer das widerspiegelt, was Auszubildende in der Theorie gelernt haben. Ziel ist, dass Auszubildende den Pflegeprozess immer sicherer durchführen, aber nicht ohne darüber nachzudenken, warum und wie sie handeln. Es geht darum, dass sie stets prüfen, ob das immer routinierter werdende Handeln in der jeweiligen Situation angemessen ist, und es gegebenenfalls ändern. Dazu gehört auch, dass sie über (strukturelle) Widersprüche reflektieren. Denn wenn sie die Hintergründe des Pflegealltags verstehen, können sie besser mit den Herausforderungen umgehen und innerhalb dieses Alltags Kompetenzen aufbauen. Reflexion in der Ausbildung verfolgt also zwei Ziele:

1. Aufbau einer beruflichen Identität durch Angebote zur **Reflexion von Pflegehandlungen**
2. Persönlichkeitsentwicklung durch Angebote zur **strukturellen Reflexion.**

Reflektieren in der Pflegeausbildung verfolgt zwei Ziele:
1. berufliche Identitätsentwicklung durch die Anbahnung reflexiver Könnerschaft
2. kritische Persönlichkeits- und Identitätsentwicklung.

In diesem Abschnitt erfahren Sie, wie Sie mit didaktisch-methodischen Reflexionsangeboten die berufliche und persönliche Identitätsentwicklung fördern können. Außerdem erhalten Sie einige Anregungen, wie Sie konkret dazu beitragen können, in der Pflegepraxis pädagogische Strukturen für kollegiale Beratung, Supervision und Fallbesprechungen zu etablieren.

5.2.1 Reflexive Könnerschaft

Viele Auszubildende tun sich schwer im Pflegealltag – vor allem am Anfang. Häufig liegt es daran, dass Auszubildende in der Praxis die Durchführung von Pflegeinterventionen anders als im Unterricht kennenlernen. In anderen Worten: Sie erleben einen Konflikt zwischen Theorie und Praxis. Das sorgt schnell für Verwirrung und kann sogar dazu führen, dass bestimmte Tätigkeiten sogar als sinnlos und falsch eingeschätzt werden. Auszubildende müssen erst lernen, dass es eine Wissensform gibt, die genauso wichtig ist wie theoretisches Fachwissen: das implizite Wissen.

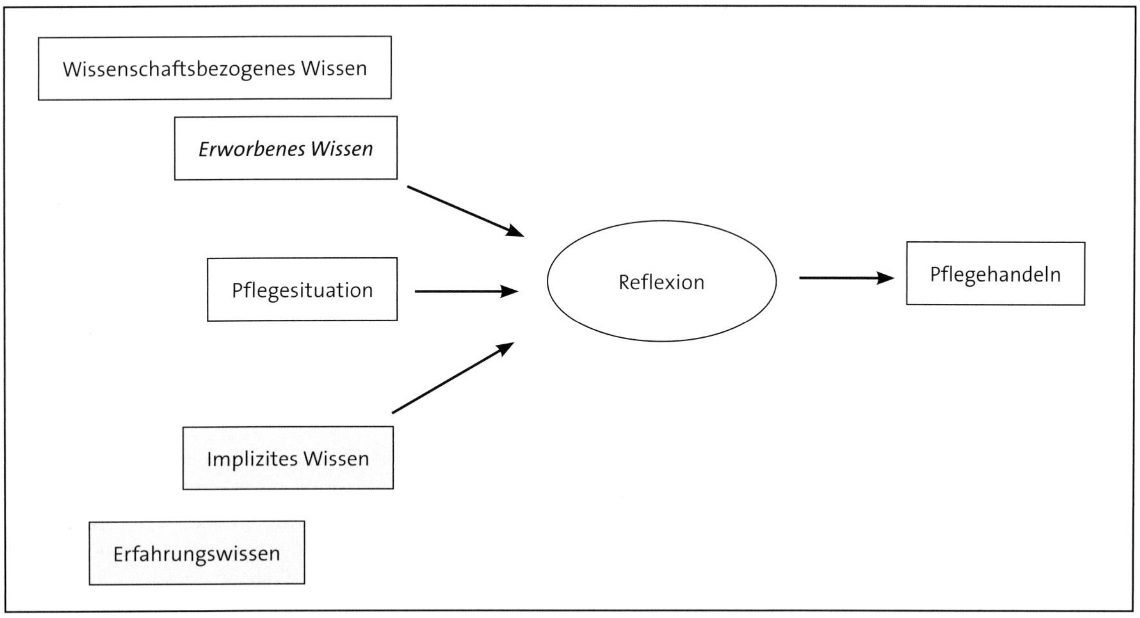

Abb. 13 Wie reflexive Könnerschaft entsteht

Implizites oder auch „stilles“ oder „sorgendes“ Wissen kann nicht in der Schule gelernt werden. Implizites Wissen entsteht dadurch, dass Auszubildende in Pflegesituationen praktisch handeln und ihr Vorgehen bewusst hinterfragen. Das Lernen geschieht in informellen Lernprozessen. Indem sie ihre Erfahrungen auf ähnliche Situationen anwenden, bauen sie Erfahrungswissen auf. Dieses Wissen hilft ihnen auch dabei, einen immer besseren Zugang zur subjektiven Empfindung der zu pflegenden Menschen zu finden. Deshalb sollen Praxisanleitungen sowohl das wissenschaftsbasierte Handeln als auch das implizite Wissen bewusst in den Blick nehmen.

Implizites Wissen
Intuitives Erkennen, was in einer konkreten Situation das Richtige ist. Implizites Wissen ist sprachlich nicht vermittelbar. Es führt zu reflexiver Könnerschaft.

Die Reflexion impliziten Wissens führt zu **reflexiver Könnerschaft,** also zu einem Pflegehandeln, das sowohl an wissenschaftlichem Wissen als auch an reflektierten Erfahrungen ausgerichtet ist. Nur so kann gewährleistet werden, dass die Bedürfnisse zu pflegender Menschen berücksichtigt werden und ihnen kein Schaden zugefügt wird. Das gilt besonders für komplexe Pflegesituationen. Um in solchen Situationen professionell zu agieren, brauchen Auszubildende vor allem implizites Wissen bzw. Erfahrungswissen.

Reflexive Könnerschaft entwickelt sich nur in wirklichkeitsnahen, komplexen und dynamischen Pflegesituationen. Auszubildende erleben diese Situationen nur in der Pflegepraxis. Deshalb ist es wichtig, dass Auszubildende in der praktischen Pflegeausbildung nicht nur „funktionale“ Einzelhandlungen durchführen, sondern indem sie auch – allein oder gemeinsam – eigenständig Verantwortung für zu pflegende Menschen übernehmen. Auf diese Weise sind sie in den gesamten Pflegeprozess eingebunden.

W **ZUM WEITERDENKEN**

Erfahrungsbasiertes, intuitives Handeln kann auch blind machen, wenn die Balance nicht mehr stimmt. Gehen Auszubildende nur noch aufgrund leiblichen Fühlens vor und immer weniger wissensbasiert, laufen sie Gefahr, Fehler zu machen. Implizites Wissen *ohne Reflexion* führt nicht selten zu unkritischem Tun!

Praxisanleitende haben Expertise in dem Einsatzbereich, in dem sie anleiten. Das heißt, sie verfügen über implizites Wissen, sie erkennen intuitiv, was in einer bestimmten Situation „das Richtige“ ist, und handeln danach. In der Praxisanleitung sollen sie Auszubildende dabei unterstützen, ebenfalls implizites Wissen zu erwerben und über bzw. auf dieses Wissen zu reflektieren.

P PRAXISTIPP

Oft wissen Praxisanleitende nicht, wie sie ihr implizites Wissen, also das, was ihnen selbst klar und verständlich erscheint, den Auszubildenden vermitteln sollen. Die Lösung? Reflektieren – Angebote formulieren, Räume schaffen – und durch Übung immer besser werden.

Anders als die bislang übliche Orientierung an Tätigkeitskatalogen ermöglicht die Komplexität der neuen Aufgaben andere Praxisanleitungen: Sie orientieren sich an wirklichkeitsnahen Pflegesituationen, in denen Probleme thematisiert werden und nach individuellen Lösungen gesucht wird. Darüber hinaus werden in den Rahmenausbildungsplänen **Reflexionsaufgaben** angeboten, die Auszubildende allein oder im kollegialen Austausch bearbeiten sollen. Diese Aufgaben sind dazu gedacht, den Aufbau von implizitem Wissen zu fördern.

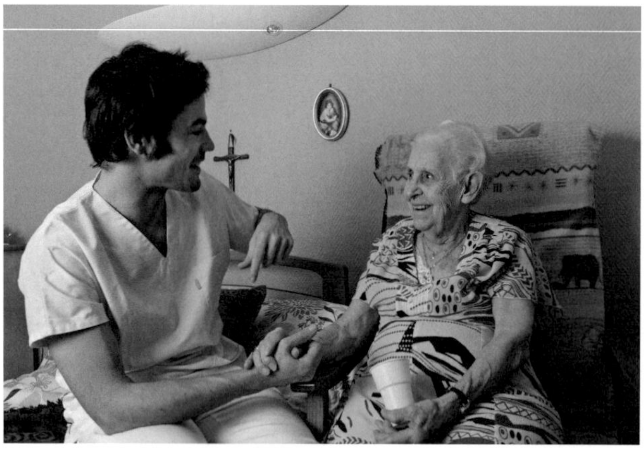

Abb. 14 Vor allem im Gespräch zeigt sich, ob Auszubildende bereits über implizites Wissen verfügen.

Ein Beispiel für Situationen, bei denen es besonders auf implizites Wissen ankommt, sind Gespräche mit zu pflegenden Menschen. Auszubildende sprechen in unterschiedlichen Kontexten mit zu pflegenden Menschen und bauen dabei Beziehungen auf. Theoretisches Wissen hilft ihnen dabei wenig. Um auf die Bedürfnisse der zu pflegenden Menschen einzugehen, brauchen sie eigene, bewusst erlebte Pflegeerfahrungen. Im Gespräch sollen Auszubildende daher immer darauf achten, was sie kommunizieren, wie sie kommunizieren und warum sie so kommunizieren, wie sie es tun. Vor allem die Frage nach dem „Warum“ ist abhängig von den individuellen Besonderheiten, die Auszubildende situativ wahrnehmen. Sie lassen sich jedoch eher erspüren als erkennen. Das ist oft ziemlich ungewohnt und muss erst einmal geübt werden.

B BEISPIEL

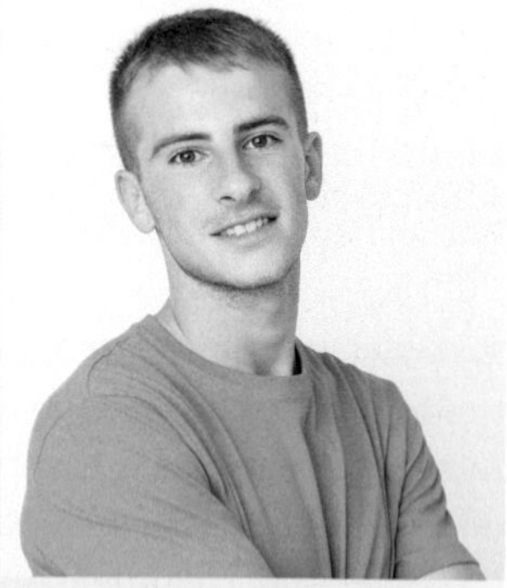

Jonas (17 J.), Auszubildender, erinnert sich an seinen Orientierungseinsatz:

„Als mein erster Einsatz begann, war ich den Patienten gegenüber sehr schüchtern. Bei der Durchführung der Körperpflege musste ich mir jeden Satz überlegen. Ich hatte große Angst, etwas Falsches zu sagen. Die einzigen Erfahrungen, die ich hatte, kamen aus meinem einwöchigen Praktikum. Ich hörte den examinierten Pflegekräften bei ihren Patientengesprächen zu und versuchte sie nachzuahmen. Leider gelang mir das nicht sehr gut. Ich musste einen Weg finden, um mich zu verbessern. Also übte ich Sätze vor dem Spiegel, aber in den konkreten Situationen fehlten mir trotzdem die richtigen Worte. Dabei kamen mir oft Zweifel, ob der Pflegeberuf überhaupt richtig ist für mich.“

Nachfolgend werden **zwei mögliche Arbeits- und Lernaufgaben** vorgestellt. Sie zeigen am Beispiel des Gesprächs Möglichkeiten auf, wie reflexive Könnerschaft bei Auszubildenden gefördert werden kann. Die beiden Reflexionsaufgaben können auf die jeweilige Situation angepasst werden und lassen sich auch auf andere Arbeits- und Lernaufgaben zu anderen Themen übertragen.

Beide Aufgaben bauen aufeinander auf: Durch den Perspektivenwechsel (Aufgabe 1) wird die Wahrnehmungs- und Empathiefähigkeit gefördert. Wenn Auszubildende erfassen können, was alte und kranke Menschen bewegt, können sie durch die „Metalog-Übung“ (Aufgabe 2) erkennen, wie Praxisanleitende auf die Äußerungen der zu pflegenden Personen reagieren. Im nächsten Schritt können sie selbst mögliche Antworten ausprobieren und erleben, wie ihre Antworten „ankommen“.

Aufgabe 1: Einen Perspektivenwechsel durchführen

Im Gespräch zu pflegende Menschen bewusst wahrnehmen

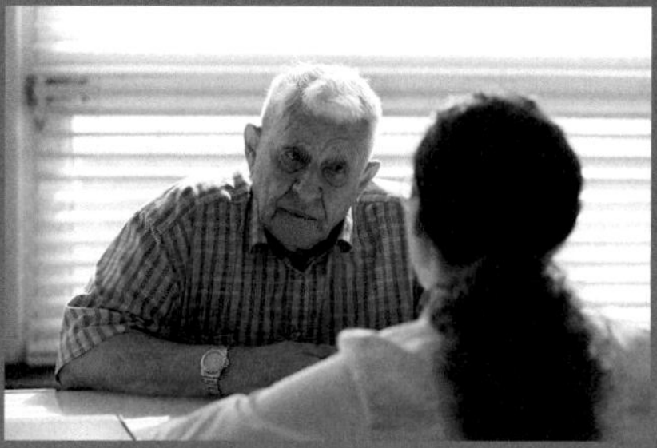

Arbeits- und Lernaufgabe	**Erstes Ausbildungsdrittel**	**Dauer der Durchführung**
Schwerpunkt Reflexion	*Orientierungseinsatz*	*2–3 Stunden (mit Reflexion)*

Bezug zu den Aufgaben der Rahmenausbildungspläne: II.1

Was kann ich durch die Bearbeitung dieser Reflexionsaufgabe lernen?

In der Beziehungsarbeit sollten Sie situationsadäquat reflektieren, kritisch denken und sich bewusst Zeit für echte Gespräche nehmen. Denn Pflegebeziehungen sind asymmetrische, vulnerable Beziehungen. Dabei kann es schnell passieren, dass Sie – wie auch zu pflegende Menschen – an emotionale Grenzen geraten.
Damit Beziehungsarbeit gelingt, benötigen Sie vor allem ein nicht vermittelbares Erfahrungswissen. Dieses Wissen eignen Sie sich nach und nach durch die Reflexion Ihrer Erfahrungen an.

Arbeitsauftrag

Beobachten Sie einen ausgewählten pflegebedürftigen Menschen, während Sie mit ihm ein längeres Gespräch bei einer Pflegeintervention (z. B. Durchführung der Körperpflege) führen.

Notieren Sie sich nach dem Gespräch, wie Ihr Gesprächspartner vermutlich die Situation erlebt hat. Führen Sie dazu einen Perspektivenwechsel durch, d.h. versetzen Sie sich in Ihren Gesprächspartner und reflektieren Sie das Gespräch aus dessen Sicht in der Ich-Form:

- Wie habe ich (= der pflegebedürftige Mensch) das Gespräch mit der bzw. mit dem Auszubildenden erlebt?
- Welche Gedanken und Empfindungen hatte ich dabei?
- Welche Erwartungen habe ich in meiner momentanen (Lebens-)Situation an ein gutes Gespräch?
- Wie würde ich das Kommunikationsverhalten der Auszubildenden bzw. des Auszubildenden beschreiben?
- Was an der Gesprächssituation hat mir gefallen, was nicht?

Reflexion des Lernprozesses

Besprechen Sie Ihre Notizen mit Ihrem Praxisanleiter oder Ihrer Praxisanleiterin:

- Wie gut ist es Ihnen gelungen, sich in den zu pflegenden Menschen hineinzuversetzen?
- Warum haben Sie bei der Durchführung des Perspektivenwechsels die Fragen so beantwortet, wie Sie es haben, z. B.:
  - Was in dem Gespräch weist darauf hin, dass es für den zu pflegenden Menschen ein (nicht so) gutes Gespräch war?
  - Woran machen Sie die aktuellen Erwartungen des zu pflegenden Menschen an ein gutes Gespräch fest?
  - Welche (nonverbalen) Signale zum Erleben des Gesprächs hat der zu pflegende Mensch gesendet?

Reflektieren Sie das Gespräch erneut, dieses Mal aus der eigenen Sicht:

- Wie habe ich das Gespräch mit dem zu pflegenden Menschen erlebt?
- Welche Gedanken und Empfindungen hatte ich dabei?
- Wie würde ich mein Kommunikationsverhalten beschreiben?

Aufgabe 2: Modeling mit Metalog

Bei der Metalog-Methode (Brühlmann 2005) machen Praxisanleitende ihr handlungssteuerndes, implizites Wissen (Erfahrungswissen) sichtbar. Auszubildende lernen, indem sie beobachten und zuhören. Abschließend wird die Situation gemeinsam reflektiert. Wie wird implizites Wissen sichtbar? Indem Praxisanleitende laut denken. Sie verdeutlichen das *Was, Warum* und *Wie* ihres Handelns. Dadurch vermitteln sie Auszubildenden,

- wie sie die Situation gerade interpretieren,
- welche Handlungsmöglichkeiten ihnen zur Verfügung stehen,
- warum und wozu sie sich für eine Handlung entscheiden,
- worauf sie warum besonders achten und
- welche Wirkungen, Folgen bzw. Ergebnisse sie erwarten.

Gut eignet sich die Metalog-Methode bei der Durchführung einer (körperlichen) Pflegeintervention, z. B. bei einer Mobilisation oder einer Wundversorgung. Diese Methode kann aber auch implizites Wissen, das in der Metalog-Methode aus „Meta-Informationen" besteht, bei einem Gespräch sichtbar machen, wie das folgende Beispiel zeigt. In einem Vorgespräch informieren Praxisanleitende über das Vorgehen und geben Auszubildenden Hinweise, worauf sie achten sollen: Reaktionen, (ausgesprochene) Gedanken, Entscheidungen und Begründungen. Während der Gesprächssituation sollen Praxisanleitende die Meta-Informationen so klar verdeutlichen, dass Auszubildende erfassen, was professionelle Pflege in dieser Situation sein kann. In der folgenden Tabelle gelingt es der anleitenden Person, durch das Gespräch den pflegebedürftigen Herrn K. zu aktivieren, seine Ressourcen und Gewohnheiten zu erfassen und – scheinbar nebenbei – ein persönliches und motivierendes Gespräch zu führen.

Mit zu pflegenden Menschen ein informelles Gespräch führen		
Arbeits- und Lernaufgabe *Schwerpunkt Reflexion*	**Erstes Ausbildungsdrittel** *Orientierungseinsatz*	**Dauer der Durchführung** *2–3 Stunden (mit Reflexion)*
Bezug zu den Aufgaben der Rahmenausbildungspläne: II.1		
Praxisanleiter/in	**Meta-Informationen an Auszubildende**	**Herr K.**
„Wie haben Sie heute geschlafen? Ich kann mir vorstellen, dass es nicht so einfach ist, nachts einzuschlafen, weil Sie fast den ganzen Tag im Bett liegen, oder?"	*Herr K. steht nicht auf und liegt den ganzen Tag im Bett. Das könnte den Schlafrhythmus beeinflussen.*	„Ja, stimmt. Einfach ist das nicht, weil ich zu Hause ganz anders lebe. Trotzdem fühle ich mich ganz wohl heute. Ich könnte Bäume ausreißen." *(zieht die Bettdecke weg)*
„Oh, das lassen Sie mal lieber, wegen Ihres Kreislaufes. Zu schnell aufstehen ist nicht gut, wenn Sie sehr viel liegen. - Erzählen Sie doch mal: Wie leben Sie denn zu Hause? Vielleicht kann ich die eine oder andere Ihrer Gewohnheiten bei der Körperpflege berücksichtigen. Das tut Ihnen sicherlich gut!"	*Zu wissen, was Herr K. gerne mag, ermöglicht eine individuelle Pflege. Es ist wichtig, die Gewohnheiten zu erfragen, weil dadurch der Heilungsverlauf gefördert wird.*	„Gerne *(mit einem Lächeln)*: Ich lebe ja allein. Trotz meiner 80 Jahre kann ich mich noch allein waschen. Und wenn ich Hilfe brauche, dann rufe ich die Anna an."
(deutet auf das Foto auf dem Tisch): „Stimmt. Anna ist Ihre Enkeltochter, nicht? Sie war ja gestern zu Besuch und ist mit Ihnen doch auch auf dem Flur gelaufen. Das ist gut und bringt den Kreislauf in Schwung. Erzählen Sie doch von ihr, während ich Ihnen den Rücken eincreme."	*Während Herr K. von der Enkeltochter erzählt, ist er abgelenkt und es entsteht während der Körperpflege keine peinliche Stille. Anna bedeutet Herrn K. sehr viel. Sie ist eine Unterstützung bei der Aktivierung. Herr K. liegt leider zu viel im Bett, daher die Kreislaufprobleme. Anna schafft es, Herrn K. zu motivieren aufzustehen, deshalb ist es gut, sie einzubinden.*	„Ja, die Anna. Die ist auch Schwesternschülerin, wissen Sie. Sie unterstützt mich bei allem, was ich mache. Der kleine Ausflug gestern hat mir wirklich gut getan ..."

Mögliche Impulse für das anschließende Reflexionsgespräch:
- Was konnten Sie während des Gesprächs wahrnehmen?
- Wie ist die Praxisanleiterin bzw. der Praxisanleiter vorgegangen, um das Gespräch am Laufen zu halten bzw. um es zu steuern?
- Können Sie ein verdecktes Muster in der Gesprächsführung entdecken?

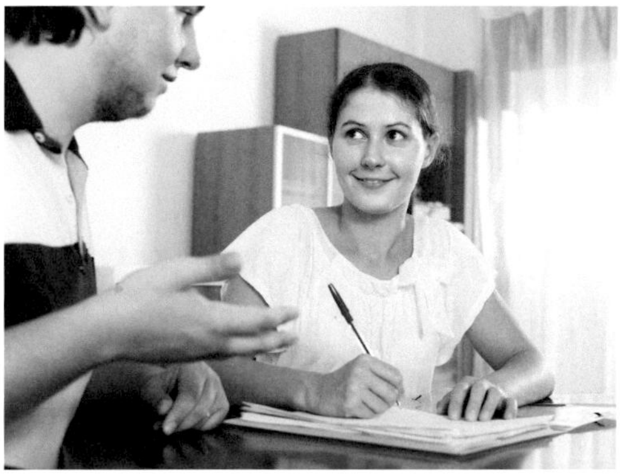

Abb. 15 Reflexionsgespräch: Der Auszubildende schildert seine Beobachtungen der Praxisanleiterin.

5.2.2 Persönlichkeits- und Identitätsbildung

In reflexiven Lernprozessen sind Sie als Praxisanleitende vor allem Lernhelfer/in und Ermutiger/in. Sie können Anregungen geben, aber für die Reflexion und die daraus sich ergebenden Erkenntnisse sind die Auszubildenden selbst verantwortlich. Deshalb ist es ein wesentliches Ziel der Praxisanleitung, Auszubildende in ihrer Reflexionsfähigkeit zu fördern. Besonders nachhaltig ist die Förderung, wenn Sie Auszubildenden möglichst viele Gelegenheiten für die Reflexion geben.

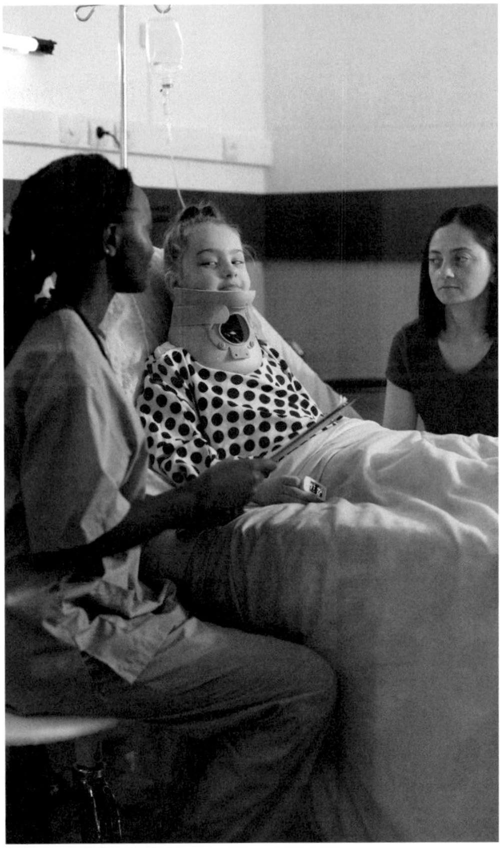

Abb. 16 Mögliche Fragen, die sich Auszubildende in der Selbstreflexion stellen: Habe ich bei der Akutaufnahme eines Kindes richtig agiert? Konnte ich beruhigend auf Mutter und Kind einwirken?

Auszubildende lernen besonders gut, wenn sie Herausforderungen ihrer Umwelt als bedeutsam wahrnehmen und interpretieren und die damit verbundenen eigenen Gefühle, Einstellungen, Werte und Haltungen bearbeiten. Gerade Situationen, die als schwierig oder belastend empfunden wurden, eignen sich für die Reflexion.

Wenn Auszubildende aus verschiedenen Gründen nicht so handeln konnten wie sonst, fühlen sie sich oft sehr demotiviert. Es ist deshalb wichtig, ihnen zu vermitteln, dass solche Situationen nicht nur Lernrückschritte sind, sondern Lernanlässe, wenn sie didaktisch-methodisch aufbereitet werden. Aus dem zeitlichen und räumlichen Abstand heraus können Auszubildende begreifen, was in der Situation passiert ist, welche Wahrnehmungen und Handlungen dafür ausschlaggebend waren und was sie für ihr künftiges Handeln daraus lernen können.

W ZUM WEITERDENKEN

Auszubildende in ihrer Persönlichkeits- und Identitätsbildung zu stärken, hat auch berufspolitische Bedeutung. Es geht um Anregungen zu einem (selbst-)kritischen Umgang mit Problemen und Widersprüchen. Auszubildende sollen darüber nachdenken, inwieweit sie mit Blick auf diese Probleme und innerhalb dieser Widersprüche selbst- und mitbestimmt handeln können.

Welche Situationen sind besonders herausfordernd für Auszubildende? Welche Wahrnehmungen haben sie und welche Schlüsse ziehen sie daraus? Die folgende Seite zeigt auf, mit welchen emotionalen Belastungen Berufsanfänger/innen im Pflegealltag zu tun haben können. Danach erfahren Sie anhand von konkreten Vorschlägen, wie Sie Auszubildende bei der Reflexion unterstützen können.

E EXKURS

Emotionale Herausforderungen: Was Auszubildende belastet

Die folgenden Aussagen finden sich in einer Studie zum Erleben emotionaler Belastungen von Auszubildenden wieder (Winter 2020) und zeigen schwierige Situationen beim Lernen und Arbeiten in der Pflegepraxis.

1 In Pflegesituationen an Grenzen kommen

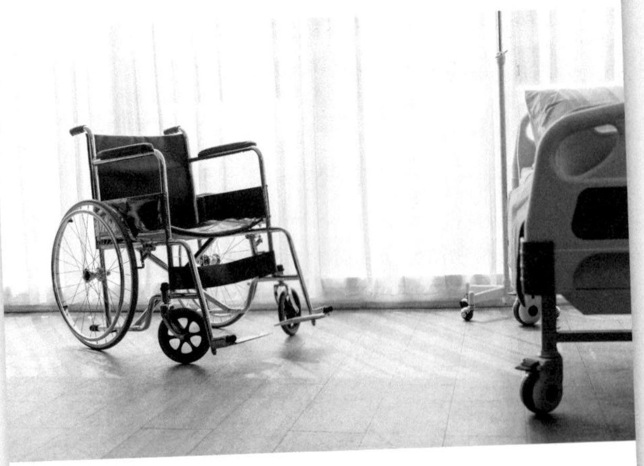

„Meinen ersten Frühdienst werde ich nie vergessen, bei der Übergabe verstand ich nicht mal die Hälfte. Auch die Organisation mit Bereichseinteilung war mir fremd. Alleine die Körperpflege bei einer Patientin durchzuführen, bei Vollübernahme, stellte eine extreme Herausforderung für mich dar. Der Praxisanleiter war mit uns drei Erstkursschülerinnen am ersten Tag auch etwas überfordert, da er immer zwischen drei Zimmern wechseln musste. Die Patientin war beidseits beinamputiert und konnte sich auch nicht mehr äußern.
Ich verinnerlichte nochmals die Abläufe beim Waschen und war im Zimmer alleine auf mich gestellt. Der direkte Körperkontakt war mir völlig fremd und spätestens bei der Intimpflege holte ich mir eine Fachkraft hinzu."

2 Schwierige Gespräche führen

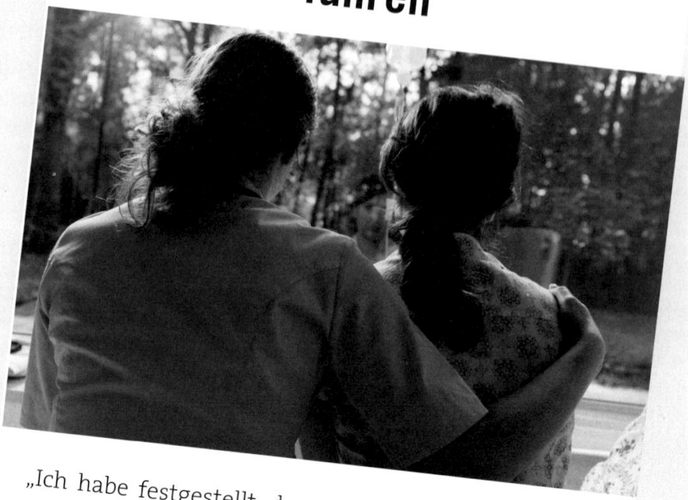

„Ich habe festgestellt, dass man in der Pflegeschule zwar wirklich gut und umfassend auf mögliche Belastungssituationen vorbereitet wird, allerdings kann man den Umgang mit traumatisierten Patienten und deren Angehörigen nie vollends üben. Jeder Mensch ist eine Herausforderung für sich, bei der ich mir im Klaren darüber sein muss, wie weit muss und kann ich gehen, um ihm nicht zu nahe zu treten."

3 In ethisch-moralische Konflikte geraten

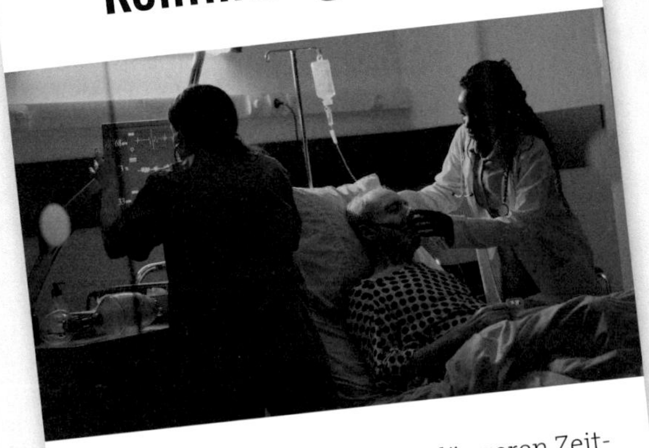

„Mich belastet es über einen längeren Zeitraum, wenn ich Menschen pflege (meist schon 80 oder 90 Jahre alt), die an einer unheilbaren Erkrankung leiden, physisch und psychisch nicht mehr können und auch nicht mehr wollen, aber trotzdem immer noch alles versucht wird, um sie am Leben zu erhalten. Meist wollen es die Kinder so, doch mir kommt es oft so vor, dass auch hier die Angehörigen nicht genau informiert und aufgeklärt sind, auch im Hinblick zum Thema Tod und Sterben. ‚Ich kann meine Mutter doch nicht einfach sterben lassen, ich muss ihr doch helfen!' Diesem ethischen Dilemma begegnet man immer wieder im Berufsalltag. Meist sagen die Angehörigen, dass sie Angst haben vor der Trauer oder dass sie es nicht akzeptieren können, dass die Mutter auf einmal nicht mehr da sein soll."

4 Mit Pflegenden im Team zusammenarbeiten

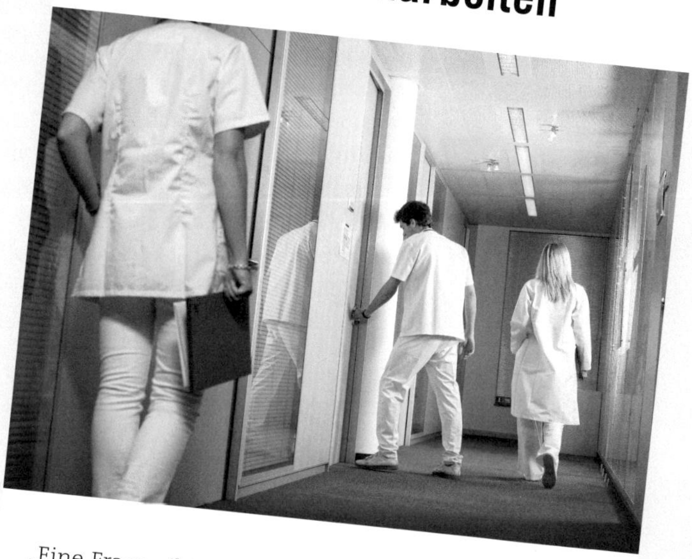

„Eine Frage gibt es, die sich meine Mitschüler und ich seit zwei Jahren Ausbildung stellen, aber wahrscheinlich niemals beantwortet bekommen. Warum die meisten examinierten Pflegekräfte, obwohl sie ihr Examen erst vor kurzer Zeit absolviert haben, oft gemein und interesselos gegenüber uns Schülern sind. Sie waren doch selbst bis vor Kurzem noch in der Rolle des Schülers. Sie haben genauso gute und schlechte Erfahrungen auf Station gemacht und sind auch an viele Kollegen geraten, die einem das Arbeitsleben erschwert haben."

W ZUM WEITERDENKEN

Mit welchen Belastungen haben Auszubildende an Ihrem Einsatzort in der Regel am häufigsten Schwierigkeiten und wie haben Sie und Ihr Team ihnen bisher den Umgang damit erleichtern können?

____

____

____

____

____

Emotionale Herausforderungen Auszubildender auffangen

Auszubildende haben einige emotionale Herausforderungen zu meistern: Einerseits entwickelt sich das eigene Selbstkonzept gerade erst, andererseits kommen existenzielle Fragen auf, auf die es keine einfachen, keine schnellen Antworten gibt. Auszubildende merken, dass sie selbst verletzlich und vergänglich sind. Aus diesen Gründen ist Reflektieren für viele Auszubildende anstrengend.

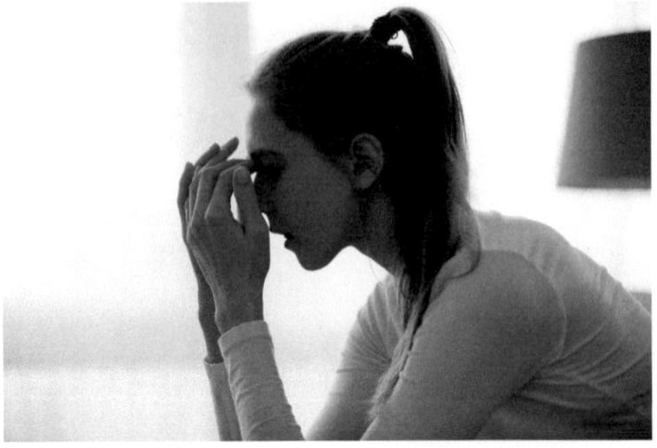

Abb. 17 Auszubildende erleben im Praxisalltag emotional herausfordernde Situationen.

Wie können Sie Auszubildende dabei unterstützen, emotionalen Belastungen zu begegnen und daran zu wachsen? In der folgenden Tabelle sind exemplarisch drei Aufgaben zusammengestellt. Sie sind jederzeit austauschbar, denn die meisten Reflexionsaufgaben aus den Rahmenausbildungsplänen lassen sich einer der drei Reflexionsebenen zuordnen (Oelke 2014):

1. **Selbstreflexionsfähigkeit:** Auseinandersetzung mit der eigenen Person
2. **Ethische Reflexionsfähigkeit:** Auseinandersetzung mit den zu pflegenden Menschen
3. **Politische Reflexionsfähigkeit:** Auseinandersetzung mit den Rahmenbedingungen des Pflegealltags.

Diese drei Reflexionsebenen sind in der Praxisanleitung miteinander verknüpft. Sich die drei Ebenen bewusst zu machen, kann Ihnen aber dabei helfen, Schwerpunkte in der Anleitung zu setzen und zu überlegen, welche Impulsfragen Sie eventuell stellen können.

Aufgaben / Kompetenzen aus den Rahmenausbildungsplänen (zweites Ausbildungsdrittel)		
Kongruenz und Empathie hinsichtlich ihrer Wirkung für sich selbst und andere am Pflegeprozess beteiligte Personen im kollegialen Austausch; z. B. im Rahmen von ***Kollegialer Beratung*** *oder* ***Supervision*** *reflektieren (I.3).*	*Konflikte und Dilemmata in Pflegesituationen erkennen und unterscheiden, insbesondere auch im Zusammenhang mit der Pflege von schwerkranken und sterbenden Menschen. Fallbezogen den* ***kollegialen Austausch*** *in Fragen der Urteilsbildung und Entscheidungsfindung suchen (II.3).*	*Nach persönlichen Lösungswegen für den Umgang mit Konflikten und Spannungen im Ausbildungs- und Berufsalltag suchen; z. B. im Rahmen von* ***Kollegialer Beratung*** *oder* ***Supervision*** *(V.2).*
Selbstreflexionsfähigkeit	**Ethische Reflexionsfähigkeit**	**Politische Reflexionsfähigkeit**
Auszubildende ...		
– setzen sich auseinander mit ihren Gefühlen, Wahrnehmungen gegenüber tabuisierten Themen und akzeptieren diese – denken nach über ihre biografisch entstandene Haltung – grenzen eigene und fremde Bedürfnisse so voneinander ab, dass sie sich selbst schützen, dabei aber andere Menschen nicht erniedrigen.	– reflektieren alltägliche, v. a. kleinere Konflikte und Dilemmata – distanzieren sich von der im stressigen Pflegealltag häufig vorherrschenden menschenignorierenden Moral – tauschen sich aus mit Kollegen über ihre Gefühle – lernen kritisch zu urteilen und zu entscheiden.	– hinterfragen gesellschaftliche und berufspolitische Entwicklungen, die sich auf professionelles Pflegehandeln auswirken – suchen nach eigenen Gestaltungs- und Partizipationsmöglichkeiten, um im Pflegealltag zurechtzukommen.
Impulsfragen für die Praxisanleitung		
– Wie nehme ich meine Beziehung zu alten, kranken und sterbenden Menschen wahr? – Wie verhalte ich mich? – Ist es unprofessionell, Gefühle wie Scham, Ekel oder Angst zu haben und dies auch zu zeigen? – Wie kann ich meine eigenen Bedürfnisse berücksichtigen und gleichzeitig bedürfnisorientiert pflegen?	– Was ist für mich fragwürdig und belastend in der Situation? – Welche Gefühle stehen bei mir im Vordergrund, wenn ich an die Situation denke? – Was wäre für mich wichtig, wenn ich eine Entscheidung treffen müsste? – Wie kann ich es aushalten, dass ich die Situation nicht ändern kann?	– Welche Konflikte und Spannungen erlebe ich? Woher kommen diese? – Wie könnten die Ursachen beseitigt werden? – Wo stehe ich innerhalb dieser Spannungen? – Was wird von mir erwartet? – Welche Erwartungen will ich erfüllen, welche nicht? – Wie will ich mich in ähnlichen Situationen künftig verhalten?

Tab. 3 Reflexionsfähigkeit fördern in der Praxisanleitung

Jeder Einsatzbereich hat andere Herausforderungen. Bei der Abstimmung der Aufgaben für die Praxisanleitung auf Ihrem Einsatzbereich können diese Fragen helfen:
- Was gibt es für Pflegesituationen, in denen Auszubildende an Grenzen stoßen?
- Gibt es erfahrungsgemäß besondere Konflikte und Dilemmata im Umgang mit schwerkranken bzw. sterbenden Menschen, mit denen Auszubildende (häufiger) konfrontiert werden?
- Welche Konflikte und Spannungen könnten Auszubildende beim Lernen und Arbeiten behindern?

Planung der Reflexionsaufgaben

Am besten geben Sie Themenkomplexe für die Reflexion vor und planen die einzelnen Schritte der Reflexion genau. Dazu vereinbaren Sie mit den Auszubildenden bereits zu Beginn des Einsatzes Termine und erklären, worum es bei diesen Terminen gehen soll. Die Auszubildenden wissen so bereits im Vorfeld, was auf sie zukommt, und können sich darauf einstellen.

Darüber hinaus planen Sie ausreichend Raum und Zeit für nicht planbare Reflexionen ein, die beispielsweise nach dem unerwarteten Versterben eines von Auszubildenden gepflegten Menschen oder nach der ersten selbst erlebten Reanimation hilfreich sein könnten. Einigen Auszubildenden helfen solche zeitnahen, spontanen Gespräche. Andere brauchen einige Tage, bis sie über das Erlebte sprechen können. Für diese Auszubildenden sind die festen Reflexionstermine zu übergeordneten Themen eine gute Möglichkeit, doch noch über ihre Erlebnisse zu sprechen.

P PRAXISTIPP

Häufige Herausforderungen im Einsatzbereich sind Ausgangspunkte für konkrete Reflexionsangebote:
- Wählen Sie Reflexionsaufgaben aus den Rahmenausbildungsplänen aus.
- Überlegen Sie, welche Themen der Einsatzbereich bietet, in dem Sie tätig sind.
- Konkretisieren Sie Reflexionsangebote durch eine didaktisch-methodische Aufbereitung (vgl. Abschnitte 5.2.3 und 5.2.4).

5.2.3 Supervision, kollegiale Beratung und Fallbesprechung in der Praxisanleitung

Die im ersten Teil dieses Kapitels vorgestellten Konzepte für die Durchführung von Supervisionen, kollegialen Beratungen und ethischen Fallbesprechungen sind fast alle für den geübten und professionellen Einsatz gedacht. Für die Praxisanleitung gelten einige Einschränkungen. Zunächst ist festzuhalten: Ziele und Themen der Reflexion sind durch die Rahmenausbildungspläne weitgehend vorgegeben.

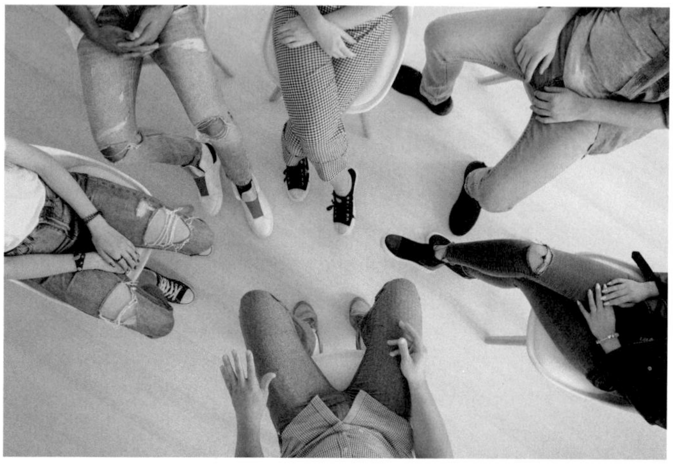

Abb. 18 Supervisionen, kollegiale Beratungen und ethische Fallbesprechungen werden in der Praxisanleitung zu pädagogischen Mitteln.

Diese Vorgaben sind grundsätzlich sinnvoll. Denn Auszubildende reflektieren anders und über andere Probleme als erfahrene Pflegende. Dadurch ergibt sich, dass die oben erläuterten Konzepte an die Bedürfnisse Auszubildender sowie an den Einsatz innerhalb von Praxisanleitungen entsprechend angepasst werden müssen. Dann können Praxisanleitende damit gezielt anleiten.

Und noch etwas ist wichtig zu bedenken: Viele Praxisanleitende haben wenig Erfahrungen mit kollegialen Beratungen. In ethischen Fallbesprechungen waren sie bestenfalls Teilnehmende. Niemand wird im Handumdrehen zum Supervisor, zur Moderatorin oder zum Coach. Und das muss auch gar nicht sein! Sie bleiben Praxisanleitende, die Auszubildende pädagogisch begleiten. Für die Kompetenzen, die Praxisanleitende für die Durchführung von kollegialen Beratungen, Supervisionen und ethischen Fallbesprechungen benötigen, sollten Praxisanleitende Fortbildungen besuchen.

Kollegiale Beratung und Fallbesprechung mit Auszubildenden: Worauf ist zu achten?

Die in der Gruppe durchgeführten Reflexionssitzungen werden meistens mit einer größeren Teilnehmendenzahl – in der kollegialen Beratung sind das fünf bis zehn Teilnehmende – durchgeführt. Die Gruppengröße in der Praxisanleitung wird durch die Anzahl der Auszubildenden im Einsatzbereich bestimmt. Supervisions- bzw. Beratungsgruppen können deshalb sehr klein sein (mit weniger als fünf Auszubildenden). Außerdem können die vorgesehenen festen Gruppen für Supervision und kollegiale Beratung in der Regel nicht über einen längeren Zeitraum bestehen bleiben. Denn Auszubildende wechseln häufig den Einsatzbereich.

Auszubildende werden im Unterricht innerhalb der „CE 03 – Erste Pflegeerfahrungen reflektieren und verständigungsorientiert handeln" in das Konzept der kollegialen Beratung eingeführt, doch Auszubildende haben vor allem im ersten Ausbildungsdrittel noch nicht genug implizites Wissen sammeln können, um kompetent zu beraten. Wenn sie noch keine berufliche Identität ausgebildet haben, können sie sich unbewusst gegenseitig sogar „falsch" beraten. Dies zeigt das folgende Beispiel.

B BEISPIEL

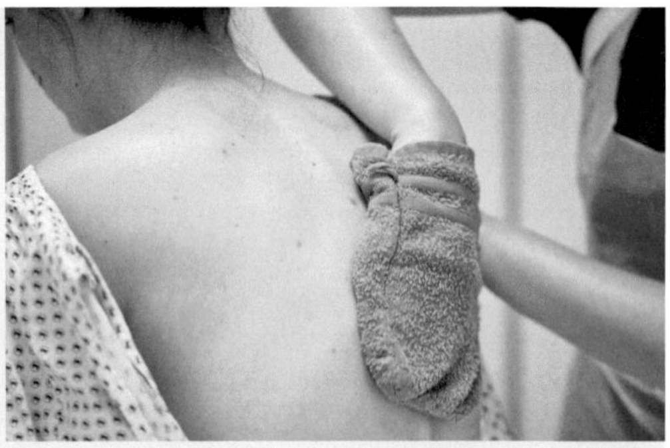

Die Auszubildende Lisa M. (17 J.) fühlt sich belastet, weil sie ständig nur die Körperpflege von pflegebedürftigen Menschen durchführen soll. Ihre Schlüsselfrage lautet deshalb: „Was kann ich tun, damit ich nicht immer nur waschen muss?"
Diese Frage kennen die anderen Auszubildenden in der Beratungsgruppe auch. Sie beraten Lisa dahingehend, dass sie zu Beginn des Einsatzes interessantere Arbeits- und Lernaufgaben auswählen soll. Andere meinen, Lisa solle schneller waschen, damit noch Zeit bleibt, um beispielsweise bei der Visite dabei zu sein. Dass aber die Körperpflege von pflegebedürftigen Menschen weit mehr als „nur waschen" ist, wird nicht erkannt.

Praxisanleitende haben also in kollegialen Beratungen die Aufgabe zu moderieren, zu steuern und einzugreifen, wenn Auszubildende nicht mehr weiterwissen oder irreführende Ratschläge bekommen. So können sich Auszubildende auf die – ohnehin nicht einfache – Reflexion konzentrieren. Erst wenn Praxisanleitende den Eindruck haben, dass eine Gruppe selbstständiger arbeiten kann, sollten sie sich aus der aktiven Rolle zurückziehen.

Auch die Durchführung von Fallbesprechungen innerhalb der Praxisanleitung ist abzuwandeln. Praxisanleitende können intra- und interdisziplinäre Fallbesprechungen sowie Sitzungen des Ethikkomitees kaum zu Praxisanleitungen erklären. Auch Fallbesprechungen im Pflegeteam sind häufig nur sehr eingeschränkt beeinflussbar. Es ist also nicht gewährleistet, dass Auszubildende in ihren Praxiseinsätzen regelmäßig an regelrechten Fallbesprechungen aktiv teilnehmen und dadurch Lernerfahrungen machen werden. Deshalb sollten in der Praxisanleitung Fallbesprechungen zu ethisch motivierten Aufgabenstellungen durchgeführt werden. Dies kann in Kleingruppen stattfinden, d. h. gemeinsam mit allen im Einsatzbereich eingesetzten Auszubildenden.

P PRAXISTIPP

Gemischte Gruppen für Fallbesprechungen, Supervisionen und kollegiale Beratungen sind besonders vorteilhaft. Gemischt heißt, dass Auszubildende aus allen Ausbildungsdritteln und mit unterschiedlich gewählten Vertiefungen zusammenkommen. So können sie miteinander und voneinander lernen und dabei entwicklungslogisch von verschiedenen Kompetenzstufen profitieren.

Pädagogische Reflexionskonzepte für die Praxisanleitung

Ausgehend von den bereits beschriebenen Einschränkungen (siehe S. 163) stellt sich die Frage, wie Praxisanleitungen zur strukturellen Reflexion durchgeführt werden können. Zunächst sollten Praxisanleitende überhaupt Gespräche über belastende Erlebnisse innerhalb der Praxisanleitung führen. Das ist das Wichtigste! Aber Praxisanleitende wissen oft nicht, welche Fragen sie wie stellen sollen. Viele Auszubildende wollen bzw. können nicht über ihre Gefühle und Wahrnehmungen sprechen. Deshalb ist es sinnvoll, diese Reflexionsgespräche zu strukturieren. Ausgangspunkte sind die in Abschnitt 5.1 vorgestellten Reflexionskonzepte, allerdings in einer pädagogisch angepassten Form. Daraus ergeben sich für die Praxisanleitung drei Umsetzungskonzepte, die in den folgenden Tabellen vorgestellt werden.

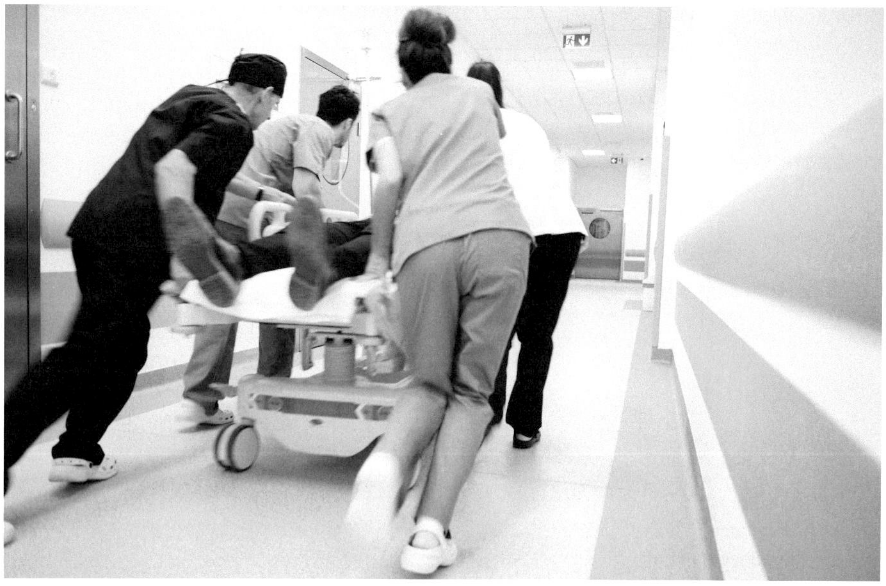

Abb. 19 Notfälle sind oft belastende Situationen. Auszubildende fragen sich mitunter: Habe ich mich richtig verhalten?

Möglichkeit 1: Supervision

Supervisionsprozess → S. 146

Methodenkoffer

Fallbeispiel: Die eigenen Grenzen erfahren

Phase	Was ist zu tun?
Initialphase	– Vorstellung des Themas – Austausch über belastende Situationen – Entscheidung für eine Situation, die weiterbearbeitet werden soll
Aktionsphase	Bearbeitung einer konkreten Situation: – Auseinandersetzung mit der Situation: *Was ist genau passiert? Wie ging es dir dabei? Was hast du gedacht? Was hast du gefühlt? Wie hast du die andere/n Person/en wahrgenommen? Wie deutest du ihr Verhalten?*
Integrationsphase	– Analyse bzw. Auswertung der Situation: *Wie ging es mir, als ich mich nochmals in die Situation „eingefühlt" habe? Was konnten die anderen Auszubildenden beobachten? Was haben sie wahrgenommen? Welche Gemeinsamkeiten zwischen dieser Situation und meinen Erlebnissen gibt es?*
Neuorientierungsphase	– Erkenntnisse gewinnen – Konsequenzen ableiten *Was will ich mitnehmen und bewahren?* *Was hat sich heute für mich verändert?*

Tab. 4 Ablauf einer Supervision in der Praxisanleitung

W ZUM WEITERDENKEN

Bei der Durchführung einer Supervision (siehe Tab. 4) profitieren alle teilnehmenden Auszubildenden davon. Sie nehmen jeder für sich Erkenntnisse unabhängig davon mit, ob es das eigene Erlebnis war, das bearbeitet wurde. Grund dafür sind die Spiegelneuronen, die eine emotionale Resonanz erzeugen: „Ich fühle, was du fühlst."

Möglichkeit 2: Kollegiale Beratung

Struktur und Ablauf der kollegialen Beratung (nach Tietze 2010)
→ Exkurs *S. 149*

Fallbeispiel: In überfordernden Situationen handlungsfähig sein

Phase	Was ist zu tun?
Casting	– gegebenenfalls Rückblick auf die letzte Sitzung – Vorstellung des Themas – Austausch über belastende Situationen – Entscheidung für eine Situation, die weiterbearbeitet werden soll – Verteilung der Rollen Hinweis: Bei ungeübten Gruppen übernehmen Praxisanleitende die Moderation. Verteilt werden die Rollen *fallerzählende Person* und *beratende Personen* sowie gegebenenfalls *protokollführende Person.*
Spontanerzählung	Bearbeitung einer konkreten Situation: – Auseinandersetzung mit der Situation: *Was ist genau passiert? Wie ging es dir dabei? Was hast du gedacht? Was hast du gefühlt? Wie hast du die andere/n Person/en wahrgenommen? Wie deutest du ihr Verhalten?* – Stellen von Verständnisfragen durch die beratenden Personen
Schlüsselfrage	– Formulieren der Schlüsselfrage *Was würdest du gerne erfahren? Was ist unklar geblieben?*
Methodenwahl	– Auswahl einer geeigneten Beratungsmethode Hinweis: In dieser Phase sollten Auszubildende eine Auswahl an Methodenkarten zur Verfügung gestellt (und erklärt) bekommen.
Beratung	– Die Beratung wird mithilfe der ausgewählten Methode durchgeführt.
Abschluss	– Die fallerzählende Person reflektiert das Ergebnis: *Was war besonders beeindruckend? Welche Erkenntnisse nehme ich mit? Haben sich neue Perspektiven, Sichtweisen oder auch neue Fragen aufgetan? Gibt es etwas, worüber ich weiter nachdenken möchte? Welche Lösungsmöglichkeiten möchte ich ausprobieren? Was möchte ich künftig anders machen?* – Falls ein Protokoll geführt wurde, wird es jetzt übergeben.

Tab. 5 Ablauf einer kollegialen Beratung in der Praxisanleitung

Möglichkeit 3: Ethische Fallbesprechung

Modell für die ethische Fallbesprechung (nach Rabe 2005)
→ *S. 152*

Fallbeispiel: Konflikt zwischen persönlicher Hilflosigkeit ...

Phase	Was ist zu tun?
Ankommen	– Vorstellung des Themas – Austausch über belastende Situationen – Entscheidung für eine Situation, die weiterbearbeitet werden soll
Situationsanalyse	Bearbeitung einer konkreten Situation: – Auseinandersetzung mit der Situation: *Was ist genau passiert? Wie ging es dir dabei? Was hast du gedacht? Was hast du gefühlt? Wie hast du die andere/n Person/en wahrgenommen? Wie deutest du ihr Verhalten? Welche Handlungsalternativen hätte es gegeben?*
Ethisch-moralische Reflexion	Herausarbeiten des Problems: – zwischen zwei Prinzipien (z. B. Autonomie und Fürsorge) abwägen, – das generelle, immer wieder auftretende Problem sichtbar machen oder – sich der eigenen Werte, Überzeugungen und Einstellungen bewusst werden.
Ergebnis	Gewinnen einer moralischen Erkenntnis. Hinweis: Ein moralisches Urteil muss nicht unbedingt im Konsens mit anderen Auszubildenden stehen. Es zeigt den ganz persönlichen Umgang mit der Situation. Wenn am Ende der Fallbesprechung kein befriedigendes Ergebnis steht: – Anregung einer Diskussion, in der es darum geht, wie und durch wen die Situation verbessert werden könnte bzw. wie die Auszubildenden selbst mit unlösbaren Konflikten künftig umgehen könnten.

Tab. 6 Ablauf einer ethischen Fallbesprechung in der Praxisanleitung

Supervisionen, kollegiale Beratungen und ethische Fallbesprechungen können den hier vorgestellten Abläufen folgen. Hilfreich sind Impulsfragen, wie sie oben exemplarisch aufgeführt sind. Intensiver, abwechslungsreicher und spannender wird die Reflexion, wenn Auszubildende durch didaktisch-methodische Ansätze unterstützt werden, die verschiedene Sinne ansprechen. Eine Auswahl zeigen die folgenden Seiten, die den „Methodenkoffer" vorstellen, z. B. Methodenkarten für die kollegiale Beratung oder kreative Medien für die Analysephasen (Integrationsphase der Supervision, ethisch-moralische Reflexion in der ethischen Fallbesprechung). Sie können auf einfache Weise Auszubildende dabei unterstützen, Erkenntnisse zu gewinnen. Beispielsweise können zwei Stühle die ethisch-moralische Entscheidung „zwischen Fürsorge und Autonomie" verdeutlichen.

Auszubildende können durch eine ausschließlich verbale Auseinandersetzung kaum ganzheitliche Lernerfahrungen sammeln. Sie brauchen in der Praxisanleitung erleb- und erfahrbare Zugänge über kreative und unkonventionelle, körper- und gefühlsbetonte Wege. Es ist Ihre Aufgabe als Praxisanleitende, solche Zugänge zu ermöglichen.

Methodenkoffer

Viele Aufgaben wiederholen sich in den Rahmenausbildungsplänen – entwicklungslogisch auf einer höheren Stufe angesiedelt – in mehreren (Pflicht-)Einsätzen. Eine gute Idee kann es daher sein, Auszubildende aus allen Ausbildungsdritteln in gemischten Gruppen gemeinsam reflektieren zu lassen. Doch nicht immer ist dieses Vorgehen pädagogisch sinnvoll. Wenn es etwa um Grenzerfahrungen durch erste (Körper-)Kontakte mit zu pflegenden Menschen geht, sollten ausschließlich Auszubildende im Orientierungseinsatz gemeinsam reflektieren. Bei anderen Themen dagegen können Auszubildende von der heterogenen Zusammensetzung der Gruppe profitieren. Heterogenität wird dann zur Chance des Miteinander- und Voneinander-Lernens, außerdem sind gemischte Gruppen meist größer.

Voraussetzung für alle Reflexionsansätze ist immer, dass sich Auszubildende bereits durch die gemeinsame Arbeit im Einsatzbereich kennen und einander vertrauen.

W ZUM WEITERDENKEN

Supervisionen, kollegiale Beratungen und ethische Fallbesprechungen bleiben auch in der Praxisanleitung offene Reflexionsverfahren. Deshalb können sie nicht wie „Gebrauchsanweisungen" geschrieben werden. Praxisanleitende müssen anders als nur Schritt für Schritt vorgehen. Sicherlich müssen Sie jedes dieser Konzepte ausprobieren, bis Sie didaktisch-methodische Kompetenzen entwickeln und sicherer werden.

Wann eignet sich welcher Reflexionsansatz?

Für die Reflexionsaufgaben der Rahmenausbildungspläne werden von der Fachkommission Empfehlungen zur methodischen Umsetzung ergänzt. Reflexionen sollen Praxisanleitende mit den Ansätzen Supervision, kollegiale Beratung und ethische Fallbesprechung durchführen. Eine Unterscheidung, wann welcher Ansatz gewählt werden soll, gibt es nicht. Im Gegenteil: Kollegiale Beratung und Supervision werden meistens optional aufgeführt, während ethische Fallbesprechungen konkretisiert werden. Supervisionen und kollegiale Beratungen sind jedoch nicht beliebig austauschbar! Die folgende Tabelle gibt Aufschluss darüber, wie die verschiedenen Ansätze sich voneinander abgrenzen.

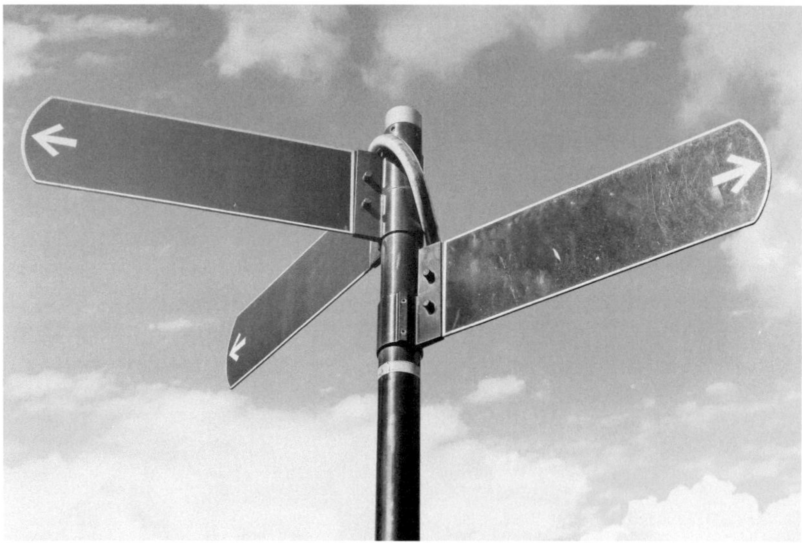

Abb. 20 Praxisanleitende haben die Wahl: Welche Methode passt am besten für meine ausgesuchte Reflexionsaufgabe?

Supervision	Kollegiale Beratung	Ethische Fallbesprechung
Wie unterscheiden sich die Ansätze voneinander?		
Auszubildende setzen sich auseinander mit ihren eigenen Gefühlen sowie mit biografisch entstandenen Haltungen, die sie im Zusammenhang mit existenziellen Bedrohungen wie Krankheit, Sterben und Tod erlebten.	Auszubildende reflektieren eigene Erlebnisse, die sie mit anderen Auszubildenden verbinden, indem sie deren Erfahrungen nutzen, um für eigene konkrete Probleme Lösungen zu finden.	Auszubildende reflektieren eigene Erlebnisse, die sie im Zusammenhang mit ethisch-moralisch problematischen Pflegesituationen erlebten.
Welche konkreten Ziele können mit diesen Ansätzen verfolgt werden?		
– Erlebnisse „vertieft" verstehen und dadurch sich selbst entlasten – sich selbst kennen und verstehen lernen – eigene Gefühle akzeptieren	– Stress abbauen – Widerstandsfähigkeit stärken – Burnout vorbeugen	– sich der eigenen Haltung bewusst werden – zu einem kritischen Urteil gelangen – sich von nicht veränderbaren Situationen innerlich distanzieren

Tab. 7 Supervision, kollegiale Beratung und ethische Fallbesprechung im Vergleich

Nicht geeignet für kollegiale Beratungen sind alle Themen, die subjektiv erlebt und verarbeitet werden wie beispielsweise der Umgang mit Ekel in der Beziehungsgestaltung mit pflegebedürftigen Menschen. Die Durchführung einer kollegialen Beratung würde entweder das Ziel verfehlen oder sogar scheitern. Denn Themen wie der Umgang mit Ekel sind für viele Auszubildende tabu: Sie denken, dass „sich ekeln können" ein Merkmal professioneller Pflege ist. Sollten sich Auszubildende auf die kollegiale Beratung einlassen, könnten schnell oberflächliche, rein tätigkeitsbezogene Ratschläge gegeben werden wie „über den Mund atmen", „so schnell wie möglich wieder aus dem Zimmer" oder „sich bloß nichts anmerken lassen". Ekelgefühle sind durch Gewöhnung und Training steuerbar. Über längere Zeit führt die Unterdrückung von Ekel allerdings zur Abstumpfung und sogar zu Gewalt. Sich ekeln zu können schützt also vor Gewalt. Dies sollten Auszubildende durch die Selbstreflexion in der Supervision erkennen.

5.3 Methodenkoffer

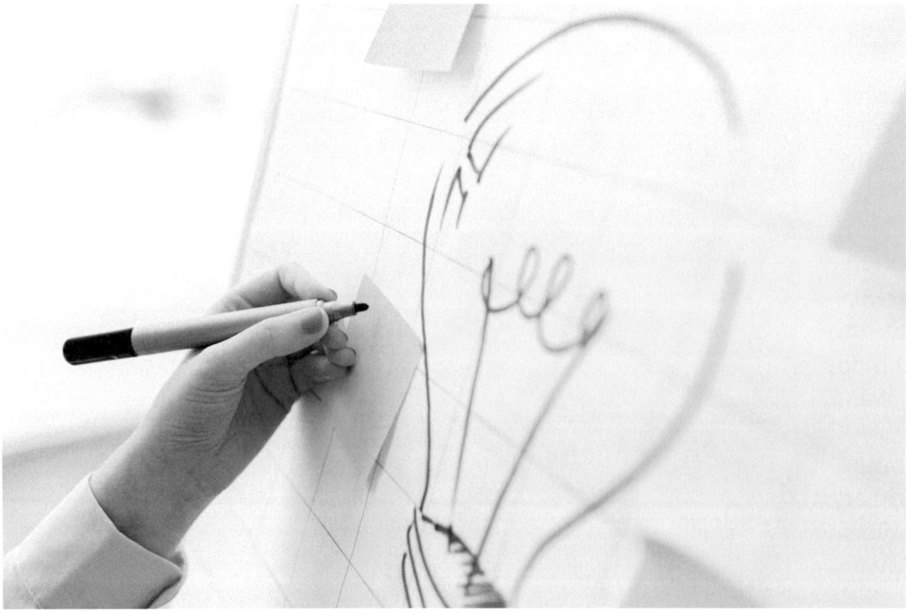

Abb. 21 Die Auswahl der richtigen Methode ist ein wichtiger Teil der Vorbereitung.

In diesem Abschnitt werden verschiedene Methoden und Materialien vorgestellt, die Sie für die Durchführung von Supervisionen, kollegialen Beratungen und ethischen Fallbesprechungen in der Praxisanleitung nutzen können. Fast alle Methoden können mit etwas Übung auch von wenig erfahrenen, aber offenen und kreativen Praxisanleitenden erfolgreich angewendet werden.

Aus diesen Anregungen können Sie sich Ihren eigenen „Methodenkoffer" zusammenstellen. Er enthält dann genau das Handwerkszeug, das Sie nach Bedarf zur Anbahnung von Reflexionen in allen Phasen der Reflexion einsetzen können. Im Webcode-Material haben wir einige Methoden für Ihren persönlichen Methodenkoffer zusammengestellt, die Sie gerne nutzen können.

In einem gut gefüllten „Koffer“ befinden sich Methodenkarten, die Sie sowohl für die Planung von Supervisionen, kollegialen Beratungen und ethischen Fallbesprechungen als auch für die Anleitung verwenden können. So ist eine situative und spontane Methodenwahl möglich.

Methodenkoffer
- → Methodenkarten kollegiale Beratung
- → Fotokarten
- → Emotionskarten
- → Anleitungen für Wahrnehmungs- und Körperübungen

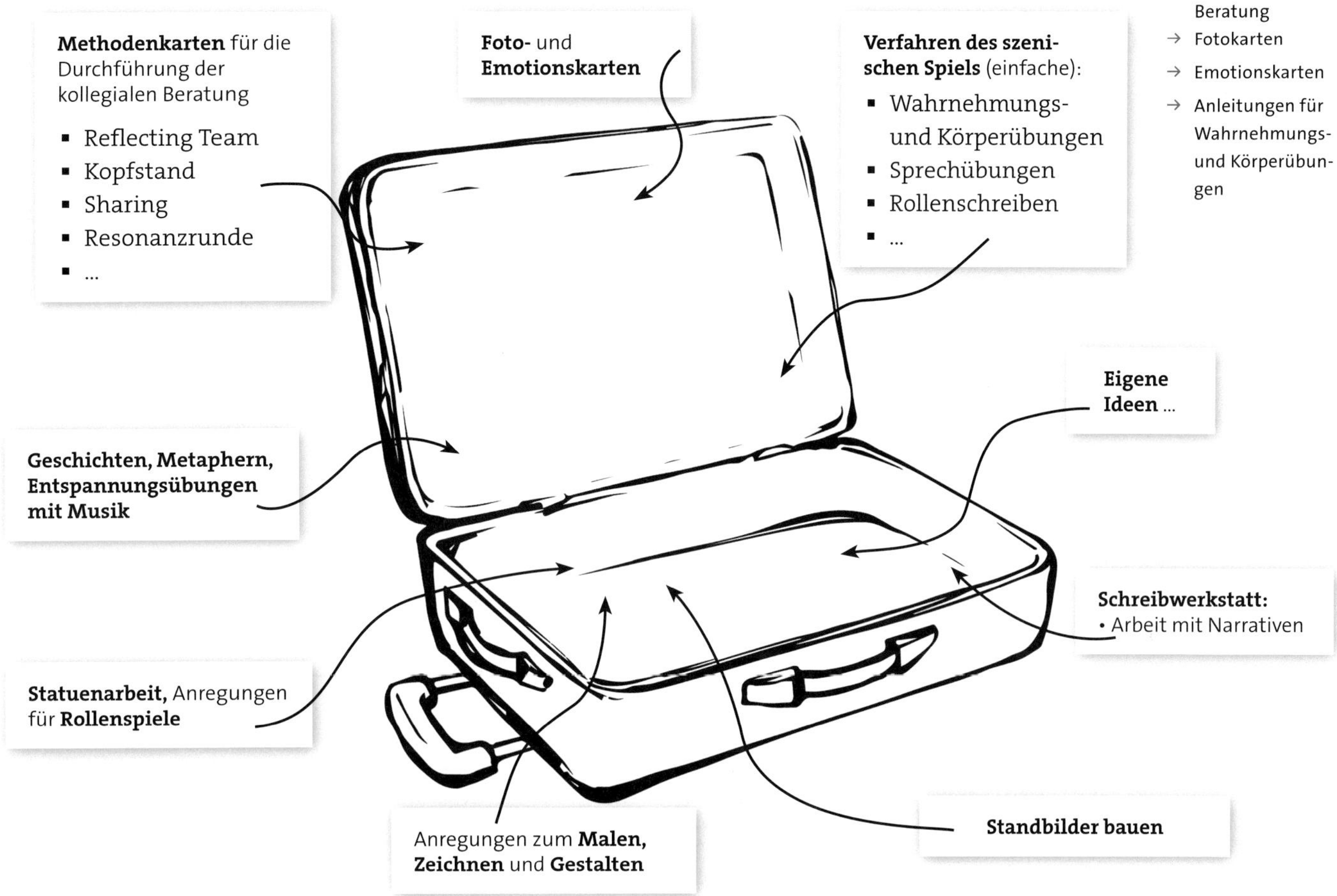

Abb. 22 Wie sieht Ihr persönlicher Methodenkoffer aus?

Wenn Sie Ihren persönlichen Methodenkoffer füllen, achten Sie darauf, dass
- für alle drei Reflexionsansätze (Supervision, kollegiale Beratung, ethische Fallbesprechung) Methoden zur Verfügung stehen
- die Methoden so gewählt wurden, dass für alle etwas dabei ist
- die Methoden einfach und ohne große Vorbereitung umsetzbar sind bzw. bei aufwendigeren Methoden die Rahmenbedingungen für die Umsetzung passen.

Kriterien zur Methodenwahl:
- Welche Methoden liegen mir?
- Bei welchen Methoden fühle ich mich sicher?
- Wie groß ist die Reflexionsgruppe?
- Mit welchem Ansatz wird die Gruppe wahrscheinlich am besten arbeiten?

P PRAXISTIPP

Standbilder (siehe Exkurs auf den folgenden Seiten) lassen sich mit einer größeren (mind. vier Auszubildende), kreativen und offenen Gruppe besser bearbeiten. Die Methode setzt allerdings Übung und Erfahrung voraus. Die **Schreibwerkstatt** eignet sich besser für kleine Gruppen, die eher kognitiv angesprochen werden wollen bzw. weniger mit dem eigenen Körper arbeiten möchten. **Kreative und körperbetonte Methoden** können jene Auszubildende unterstützen, deren Deutschkenntnisse nicht ausreichen, um ihre Gefühle und Wahrnehmungen richtig ausdrücken zu können.

E EXKURS

Standbilder bauen

Das Bauen von Standbildern ist ein Verfahren des szenischen Spiels. Dadurch werden Auszubildende dazu angeregt, sich in andere Personen einzufühlen, um sich ihrer Haltungen bewusst zu werden (Oelke; Scheller; Ruwe 2000).

1 Nach dem Austausch über belastende Situationen (in Abhängigkeit vom Thema) entscheidet sich die Gruppe für eine Situation, die weiter bearbeitet werden soll.

2 Die Spielleiterin (= Praxisanleiterin) stellt der Hauptspielerin (= Auszubildende, deren Situation bearbeitet wird) Erinnerungsfragen: Wie lange ist die Situation her? Wo fand sie statt? Wer war beteiligt? War zu dem Zeitpunkt viel los auf Station? Wie lange kanntest du zu diesem Zeitpunkt die Patienten bzw. die Bewohnerin? In welcher Beziehung stehst du zu den beteiligten Personen?

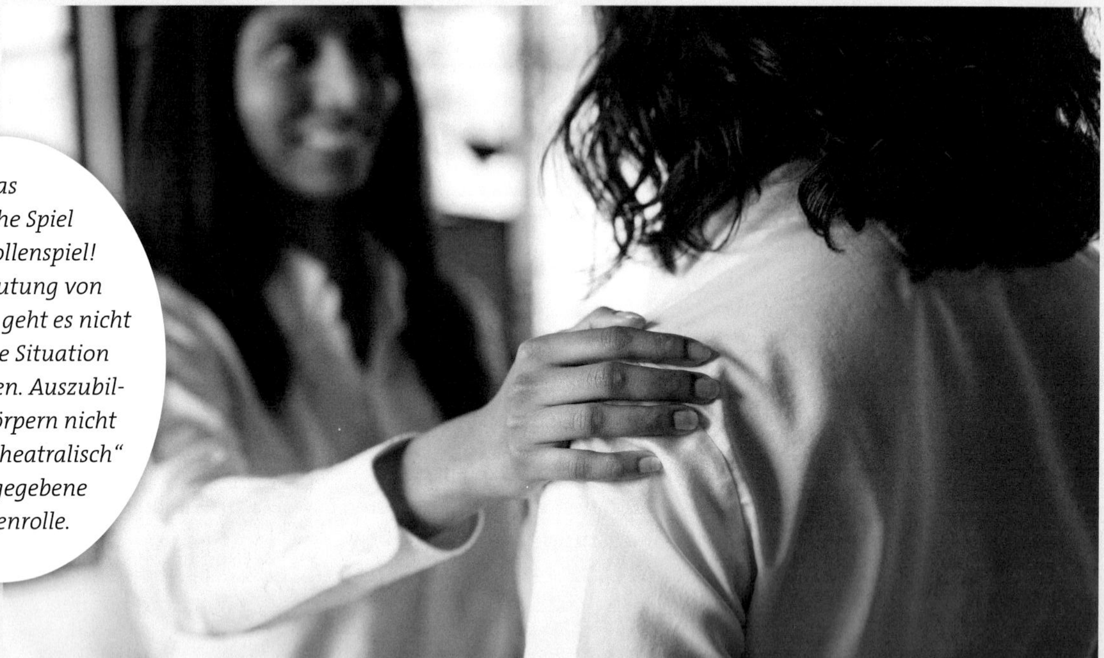

Das szenische Spiel ist kein Rollenspiel! Bei der Deutung von Standbildern geht es nicht darum, eine Situation nachzuspielen. Auszubildende verkörpern nicht möglichst „theatralisch" eine vorgegebene Personenrolle.

Der Bau eines Standbildes verläuft schweigend, d. h. Haltungen werden modelliert und die Mimik wird vorgemacht. Bis auf die Auszubildende, die das Bild formt, verhalten sich alle passiv wie Marionetten.

3 Das Standbild wird von der Hauptspielerin aufgebaut: Zunächst stellt sie mit Hilfsmitteln (z. B. Stühle als Patienten- bzw. Bewohnerbetten) den Raum nach bzw. beschreibt, wo sich was im Raum befindet. Dann wählt sie die darzustellenden Personen (einschließlich sich selbst) aus der Gruppe aus und formt sie in ihrer Körperhaltung und Gestik so, dass die aufgebaute Szene der erlebten Situation möglichst nahe kommt.

4

Das entstandene Standbild wird von der Hauptspielerin überprüft und gegebenenfalls endgültig korrigiert. Dazu schaut sie aus unterschiedlichen Blickwinkeln auf das Bild. Sollten nicht alle anwesenden Personen „verbaut“ worden sein, werden diese Personen zu Beobachtenden, die ebenfalls das Bild auf sich wirken lassen. Im szenischen Spiel nehmen Beobachtende eine wichtige Rolle ein. In der Praxisanleitung kann jedoch auch ohne sie gearbeitet werden, da die Gruppen vermutlich klein sind.

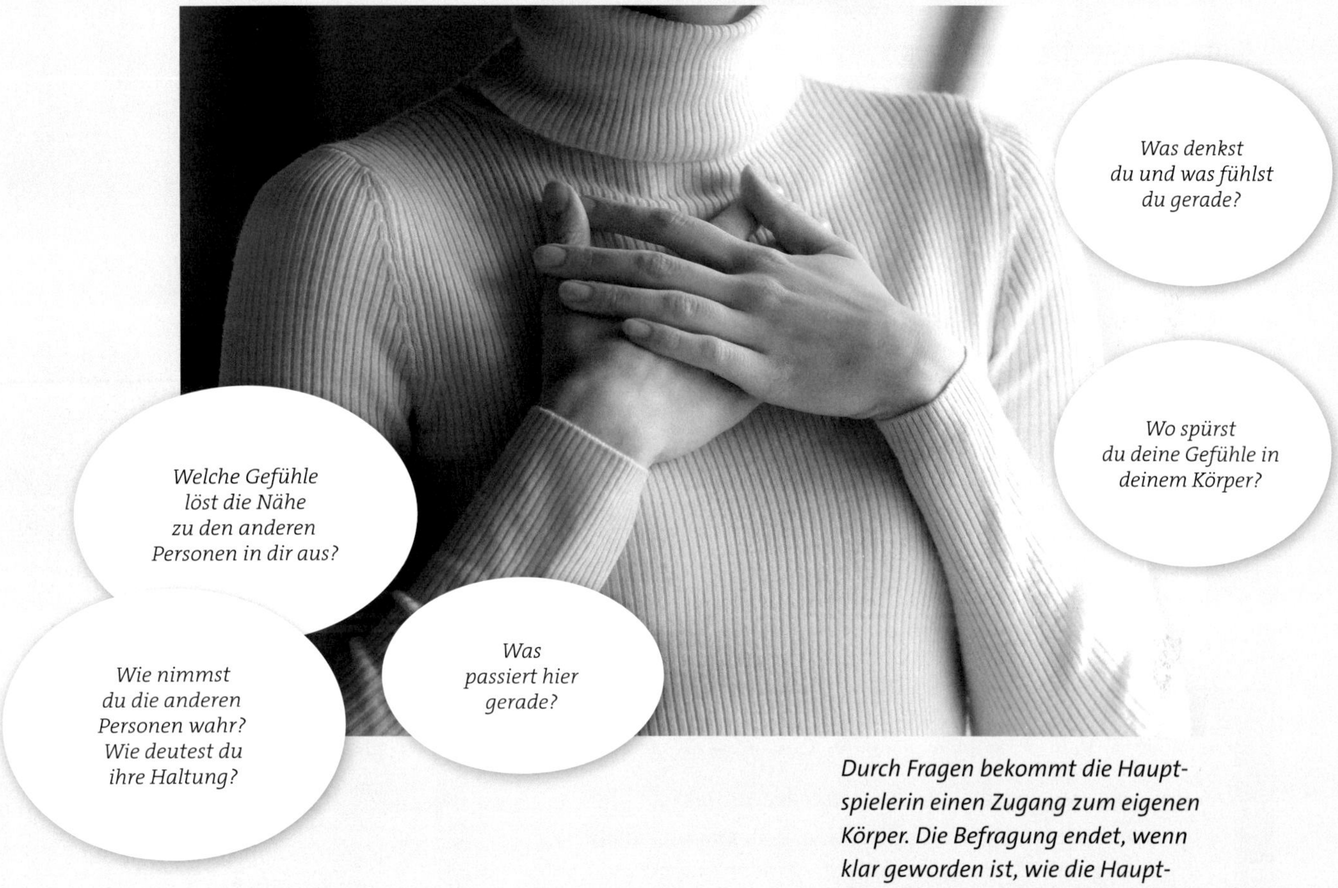

Durch Fragen bekommt die Hauptspielerin einen Zugang zum eigenen Körper. Die Befragung endet, wenn klar geworden ist, wie die Hauptspielerin die Situation erlebt hat.

5

Im nächsten Schritt wird das Standbild analysiert. Die Hauptspielerin soll sich vertieft in die „verbauten“ Personen einfühlen. Sie beginnt mit der Person, die die Hauptspielerin selbst darstellt: Sie stellt sich seitlich hinter die Person, legt ihr – leicht – die Hand auf die Schulter und fühlt sich in der Ich-Form in die Situation ein. Die Spielleiterin unterstützt sie dabei, indem sie ihr Fragen stellt.

6

Das Standbild wird aufgelöst und ausgewertet. Dazu äußern sich die Auszubildenden, die im Standbild verbaut waren, zu ihrer Rolle. Auch die Beobachtenden kommen zu Wort. Den Abschluss macht die Auszubildende, deren Situation bearbeitet wurde. Sie äußert sich dazu, wie sie die Situation „neu“ erlebt hat und was sie daraus mitnehmen möchte.

E EXKURS

Schreibwerkstatt – Arbeit mit Narrativen

Was bedeutet „Arbeit mit Narrativen" und was kann eine Schreibwerkstatt erreichen?
Die Antwort: Auszubildende werden aufgefordert zu einem bestimmten Thema ihre Erlebnisse und Erfahrungen niederzuschreiben. In der anschließenden Reflexion, die sehr unterschiedlich gestaltet sein kann, gelangen sie durch die angeregte Interpretation zu (erweiterten) Einsichten und neuen Erkenntnissen.

Narrative in der Praxisanleitung

- unterstützen die Gestaltung von biografisch geprägten Lernprozessen;
- bilden das Geschehen nicht nur ab, sondern machen Wahrnehmungen, Deutungen, Werte und Normen Auszubildender sichtbar;
- zeigen deren – persönliche und pflegeprofessionelle – Überzeugungen und
- führen die Leser bzw. Zuhörer an die Grenzen der Pflegeausbildung.

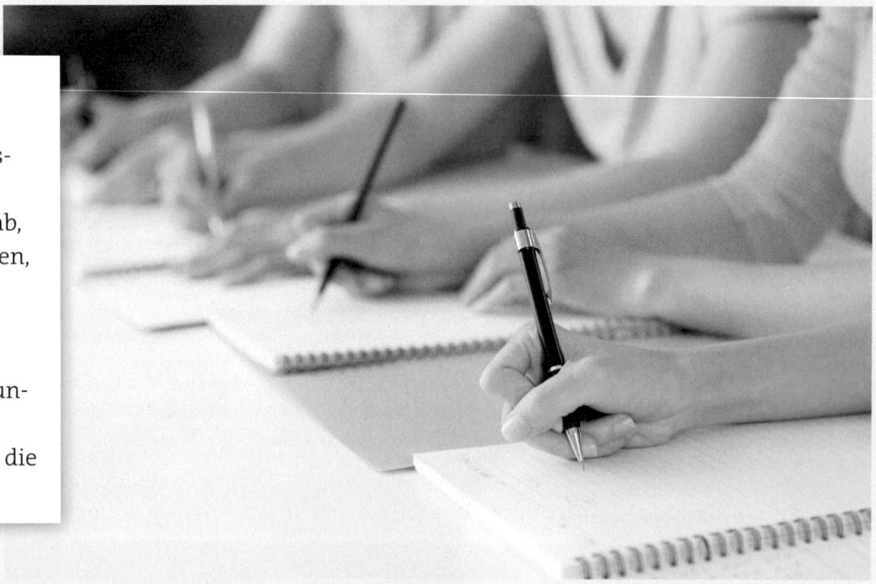

„Kongruenz und Empathie hinsichtlich ihrer Wirkung für sich selbst und andere am Pflegeprozess beteiligte Personen im kollegialen Austausch reflektieren"
(aus den Rahmenausbildungsplänen, KB: I.3, S. 274)

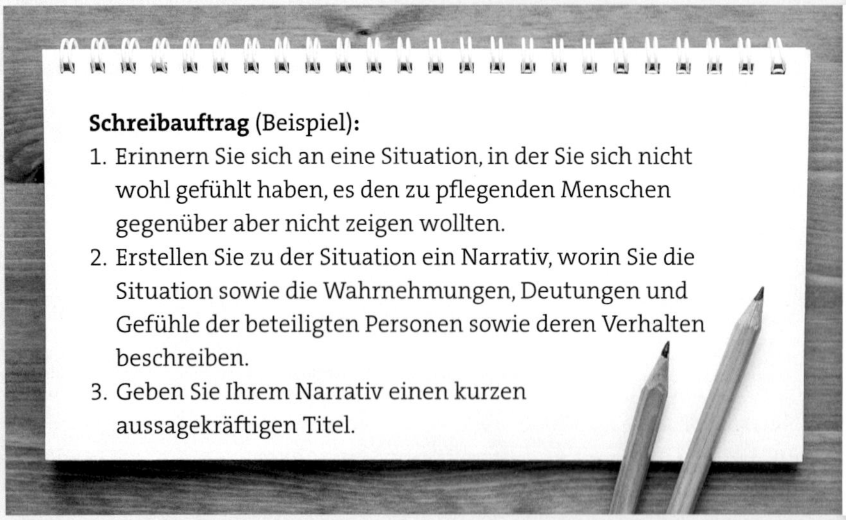

Schreibauftrag (Beispiel):

1. Erinnern Sie sich an eine Situation, in der Sie sich nicht wohl gefühlt haben, es den zu pflegenden Menschen gegenüber aber nicht zeigen wollten.
2. Erstellen Sie zu der Situation ein Narrativ, worin Sie die Situation sowie die Wahrnehmungen, Deutungen und Gefühle der beteiligten Personen sowie deren Verhalten beschreiben.
3. Geben Sie Ihrem Narrativ einen kurzen aussagekräftigen Titel.

Tipps zur Umsetzung:

- Besprechen Sie bereits zu Beginn des Praxiseinsatzes den Arbeitsauftrag mit Auszubildenden und legen Sie den Termin für die Anleitung fest.
- Auszubildende sammeln dann in einem Lerntagebuch Erlebnisse zeitnah.
- In die Praxisanleitung nehmen sie das Narrativ mit, das sie besonders beschäftigt und auf das sie deshalb reflektieren wollen.

Narrative und die drei Reflexionswege:

Die Arbeit mit den Geschichten hängt davon ab, welchen der drei Reflexionswege Sie in den Blickpunkt stellen. In der kollegialen Beratung und der ethischen Fallbesprechung wird im weiteren Verlauf mindestens ein Narrativ weiterbearbeitet. In der pädagogischen Supervision kann das Rollenschreiben eine Möglichkeit zur vertieften Auseinandersetzung von Auszubildenden mit ihren Geschichten sein.

Perfekte Vorbereitung mithilfe von vier Fragen

Es ist nicht ganz einfach für Praxisanleitende, die Reflexionsaufgaben aus den Rahmenausbildungsplänen mit didaktisch-methodischen Mitteln so aufzubereiten, dass sie Auszubildenden strukturierte Beratungsangebote machen können. Wirksam ist daher ein einfaches pädagogisches Verfahren für die Durchführung von Supervisionen, kollegialen Beratungen sowie von Fallbesprechungen. Die folgenden vier Fragen helfen Ihnen bei der Vorbereitung. Zusammen mit Ihrem persönlichen Methodenkoffer stellen Sie außerdem sicher, dass Auszubildende vielfältige Anregungen für das Reflektieren erhalten.

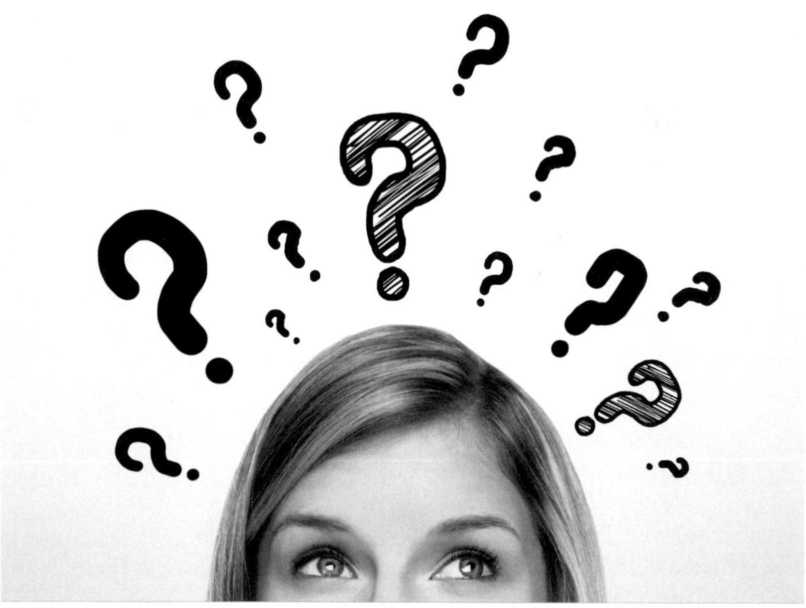

Abb. 23 Sich im Vorfeld Gedanken über eine Reflexion zu machen und wichtige Fragen im Kopf oder schriftlich zu beantworten erleichtert die Umsetzung.

- **Frage 1: Welche Aufgabe möchte ich umsetzen?**
  Wählen Sie aus den Rahmenausbildungsplänen passende Aufgaben aus:
  - Welche Aufgaben lassen sich im Einsatzbereich umsetzen?
  - Für welche (Pflicht-)Einsätze benötige ich Reflexionsaufgaben?
  - Kann ich aus Aufgaben, die in mehreren (Pflicht-)Einsätzen aufgeführt sind, für Auszubildende unabhängig vom Ausbildungsdrittel übergreifende Reflexionsaufgaben erstellen?
  - Habe ich bereits erste Ideen für die Gestaltung einer Reflexionsaufgabe?
- **Frage 2: Mit welchen Themen könnte die Aufgabe konkretisiert werden?**
  Suchen Sie nach Themen, zu denen es im Einsatzbereich häufig konkrete Situationen gibt:
  - Welche Belastungen zeigen sich häufig im Einsatzbereich?
  - Wie zeigen sich diese Belastungen in konkreten (Pflege-)Situationen?
  - Werden Auszubildende häufig mit diesen Belastungen konfrontiert?
  - Wie reagieren die meisten Auszubildenden, wenn sie mit diesem Thema in Berührung kommen?
- **Frage 3: Über welchen Reflexionsansatz lässt sich das Thema reflektieren?**
  Formulieren Sie das Ziel der Reflexion und legen Sie den Reflexionsansatz fest (Supervision, kollegiale Beratung oder ethische Fallbesprechung):
  - Welches Ziel wird beim Reflektieren verfolgt? (z. B. Erlebnisse „vertieft" verstehen, eigene Haltung entwickeln, Stress abbauen)
  - Wie sollen Auszubildende vorgehen, wenn sie reflektieren? (z. B. über sich selbst nachdenken, eine Konfliktsituation kritisch beurteilen, eigene Gestaltungsmöglichkeiten und Lösungen suchen)
  - Mit welchen Fragen bzw. Reaktionen Auszubildender muss ich rechnen? Wie kann ich darauf reagieren?
- **Frage 4: Wie führe ich die Praxisanleitung didaktisch-methodisch durch?**
  Überlegen Sie, welche didaktischen Ansätze und Methoden Auszubildende beim Reflektieren unterstützen:
  - Welcher Ansatz passt bei welchem Thema zur Gruppe und zu mir?
  - Mit welchem Ansatz kann ich Auszubildende besser unterstützen?
  - Was traue ich mir selbst zu?
  - Was könnte mich in der Praxisanleitung erwarten? Welche Arbeitsmaterialien (Methoden bzw. Medien) sollte ich mit in die Praxisanleitung nehmen? (z. B. Emotionskarten)

Welche Aufgabenstellung für welchen Ansatz?

Haben Sie diese vier Fragen beantwortet, erstellen Sie mithilfe der oben aufgezeigten pädagogischen Reflexionsansätze (Phasenmodelle) einen persönlichen Leitfaden für die Durchführung.

E EXKURS

Wie Reflexionen in der Praxisanleitung erlebt werden

Aller Anfang ist schwer, das gilt auch für das Reflektieren in der Praxisanleitung, und zwar sowohl für Auszubildende als auch für Praxisanleitende! Zunächst wirken viele Aufgaben sehr komplex, die Anforderungen sind hochgesteckt, der Anfang ist vielleicht etwas holprig. Dennoch berichten Praxisanleitende und Auszubildende, die bereits erste Erfahrungen damit gemacht haben, von positiven Erlebnissen.

Aus der Perspektive der Auszubildenden:

1

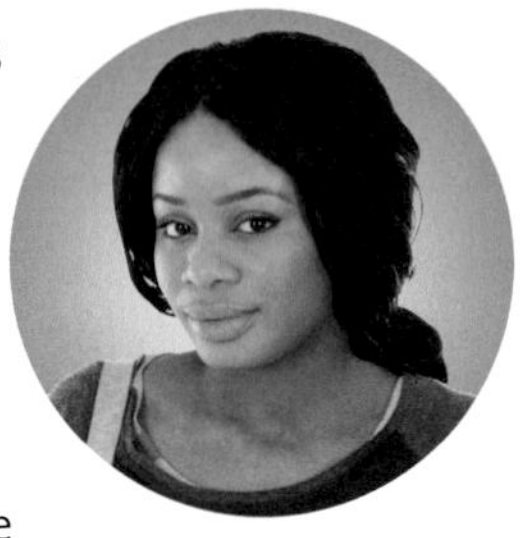

„Was mir besonders gefallen hat, war der ehrliche Austausch in der Gruppe und dass keiner den anderen bewertet hat. Davor hatte ich, ehrlich gesagt, am Anfang Angst."

Amal Perez (21 J.), Auszubildende in einem ambulanten Pflegedienst

2

„Auch, wenn es sich vielleicht komisch anhört, aber mich beruhigt es immer zu hören, dass es anderen genauso ergeht wie mir in manchen Situationen. Ich fühle mich damit dann nicht so allein. Es tut einfach gut, darüber zu reden, und man lernt, wie man damit besser umgehen und was man das nächste Mal verbessern kann. Alles in allem ein gutes Prinzip für alle."

Rita Flores (19 J.), Auszubildende in einem städtischen Krankenhaus

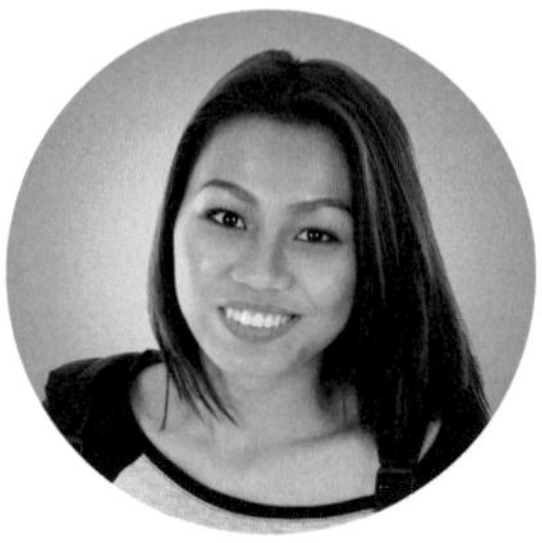

3

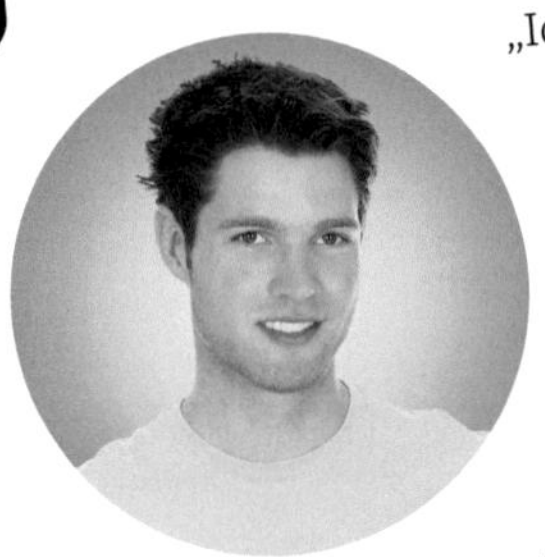

„Ich finde das Reflektieren sehr sinnvoll, besonders über das Thema Tod und Sterben, das wir gerade hatten. Ich glaube, dass es vor allem für die Auszubildenden hilfreich ist, die keine Vorerfahrungen in der Pflege haben – so wie bei mir. Man kann dann alles, was so in der Praxis passiert, besser einordnen."

Florian Herold (17 J.), Auszubildender in einem Seniorenheim

Welchen Stellenwert hatte das Reflektieren damals in Ihrer Ausbildung?

___

___

___

___

___

___

___

___

___

___

___

___

___

Aus der Perspektive der Praxisanleitenden:

1

„Viele Auszubildende haben sich offen auf die Übungen eingelassen und waren überrascht, dass sie mit dem Outcome doch recht viel anfangen konnten. Fast alle standen diesem Konzept positiv gegenüber und fanden es angenehm, so aufgefangen worden zu sein. Einige wenige haben auch zurückgemeldet, dass sie zunächst einmal nichts mit dem Reflektieren anfangen konnten. Möglicherweise ändert sich das noch.“

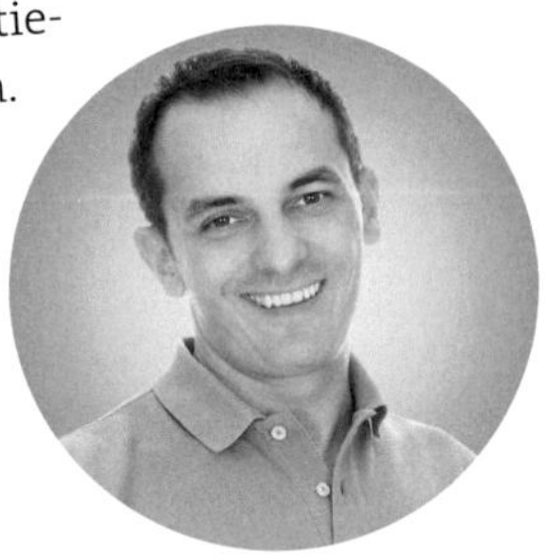

Peter Gassner (45 J.), Praxisanleiter in einem Kinderhospiz

2

„Was ich generell gut finde, ist, dass wir alle andere Probleme in der Praxis haben. Jeder von uns erlebt andere Situationen. Darüber dann offen zu sprechen und verschiedene Lösungsvorschläge gemeinsam zu entwickeln und anzubieten, empfinde ich als großen Gewinn. Ich selbst nehme als Praxisanleiterin dabei jedes Mal auch etwas für mich persönlich mit.“

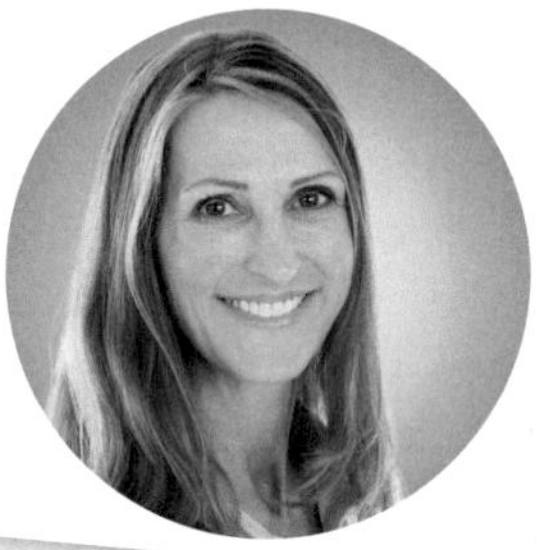

Heidrun Boldt (37 J.), Praxisanleiterin in einem Seniorenstift

3

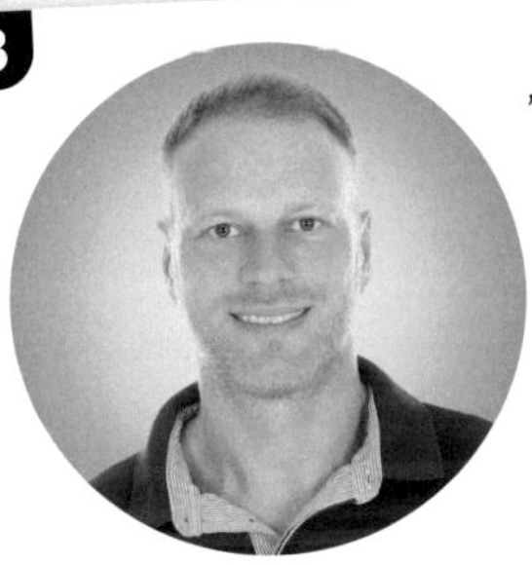

„Die Auszubildenden haben zurückgemeldet, dass die Reflexion zwar mitunter anstrengend gewesen sei, sie sich aber sehr gut betreut und aufgefangen gefühlt haben. Und es gab auch die Rückmeldungen, dass die Ausbildung abgebrochen worden wäre, wenn das nicht stattgefunden hätte.“

Rico Diaz (34 J.), Praxisanleiter auf einer Palliativstation

Wie waren Ihre ersten Erfahrungen mit dem gemeinsamen Reflektieren in der Praxisanleitung?

____

____

____

____

____

____

Z ZUSAMMENFASSUNG

Reflexion zur Bewältigung von Herausforderungen im Praxisalltag

- Mögliche Wege aus einer schwierigen Situation werden durch Reflexion besser erkennbar.
- Die Selbstreflexion ist sowohl für Pflegende als auch für Auszubildende ein wichtiges Werkzeug, um schwierige Situationen zu bearbeiten, das eigene Handeln zu hinterfragen und Erkenntnisse für das berufliche Handeln zu gewinnen.
- Supervisionen, kollegiale Beratungen und Fallbesprechungen sollen in allen Pflegebereichen zunehmend implementiert werden, damit dies auch geschieht, braucht es geeignete Strukturen und Fortbildungen sowie Interesse der Pflegenden an diesen Angeboten.
- Supervision besteht aus vertraulichen Gesprächen im geschützten Raum, in denen schwierige Situationen oder Zustände gemeinsam mit einer dafür geschulten Person reflektiert werden. Sie hat ihre Wurzeln in der sozialen Arbeit und hat sich vor allem in der Palliativpflege und in der Hospizarbeit bereits etabliert.
- In der kollegialen Beratung können Pflegende Erkenntnisse über das eigene berufliche Handeln durch Beratung von Kolleginnen und Kollegen erlangen. Dazu setzt sich eine Gruppe von fünf bis zehn Personen in regelmäßigen Abständen mit ihrem beruflichen Alltag auseinander.
- Moralische Konfliktsituationen können mithilfe von ethischen Fallbesprechungen gelöst werden. Im Gegensatz zu Supervision und kollegialer Beratung stehen bei der ethischen Fallbesprechung der zu pflegende Mensch und/oder seine Angehörigen im Mittelpunkt.

Auszubildende mithilfe der Reflexion fördern

- Reflektieren in der Pflegeausbildung verfolgt zwei Ziele:
  - berufliche Identitätsentwicklung
  - kritische Persönlichkeits- und Identitätsentwicklung.
- Praxisanleitende unterstützen Auszubildende mithilfe von Reflexionsaufgaben aus den Rahmenausbildungsplänen darin, Erfahrungswissen (implizites Wissen) zu sammeln und damit reflexive Könnerschaft zu erlangen.
- Reflexive Könnerschaft ist Pflegehandeln, das sowohl an wissenschaftlichem Wissen als auch an reflektierten Erfahrungen ausgerichtet ist. Sie entsteht ausschließlich in der Praxis.
- Praxisanleitende können durch Reflexionsangebote Auszubildenden dabei helfen, gemeinsam emotionale Herausforderungen zu bewältigen, die ihnen im Praxisalltag begegnen.
- Ausgangspunkte sind Reflexionskonzepte wie die kollegiale Beratung, die Supervision und die ethische Fallbesprechung, allerdings in einer pädagogisch angepassten Form und ergänzt von ausgewählten Methoden (z. B. einem individuell zusammengestellten „Methodenkoffer“).
- Reflektierte Experten überprüfen ihr Vorgehen auch in Routinesituationen immer wieder und sind so in der Lage, ihr professionelles Pflegehandeln kontinuierlich zu verbessern.
- In der Pflegesituation treffen allgemeines Handlungswissen und spezifisches Fallerleben aufeinander („doppelte Handlungslogik“). Bewusste Reflexion unterstützt die Weiterentwicklung des professionellen Pflegehandelns.

Glossar

A

Abmahnung: Eine Abmahnung ist eine formelle Aufforderung des Arbeitgebenden an den Arbeitnehmenden, etwas zu unterlassen oder etwas zu tun. In der Regel ist es eine Vorstufe zu einer Kündigung.

Abschlussgespräch: Nach jedem Praxiseinsatz in der Pflegeausbildung erfolgt ein Abschlussgespräch zwischen der/dem Praxisanleitenden und der/dem Auszubildenden. Es beinhaltet sowohl die Selbstreflexion der/des Auszubildenden als auch die Fremdreflexion durch die/den Praxisanleitenden. Im Abschlussgespräch erhält jede/r Auszubildende eine qualifizierte Leistungseinschätzung.

Abschlussprüfung: Die generalistische Pflegeausbildung endet mit einer schriftlichen, mündlichen und praktischen Abschlussprüfung, die nach erfolgreichem Bestehen aller Anteile zum Führen der vertraglich festgelegten Berufsbezeichnung befähigt (z. B. Pflegefachmann/Pflegefachfrau).

Akutpflege (ambulante/stationäre): Akutpflege bezeichnet die pflegerische und medizinische Versorgung bei einer plötzlich auftretenden Erkrankung, Verletzung oder unmittelbaren Verschlechterung eines chronischen Leidens. Im Vergleich zur Langzeitpflege ist sie meist durch eine kurze Liege- bzw. Behandlungsdauer des pflegebedürftigen Menschen gekennzeichnet.

Altenpfleger/in: Berufsabschlussbezeichnung einer danach ausgerichteten 3-jährigen Ausbildung (in Vollzeit, in Teilzeit i.d.R. 4 Jahre). Die Berufsbezeichnung laut Altenpflegegesetz (AltPflG) vom 25.08.2003 kann auch gemäß dem neuen Pflegeberufegesetz § 61 weitergeführt werden, falls sich Auszubildende nach dem zweiten Ausbildungsdrittel dafür entscheiden und dies vertraglich festgehalten wird. Dieser Berufsabschluss wird allerdings nur bedingt in anderen europäischen Ländern anerkannt.

Anleitung: Das Fördern von Fähigkeiten und Fertigkeiten, die notwendig sind, um eine Handlung durchführen zu können, bezeichnet man als Anleitung. Diese kann sowohl zwischen Praxisanleitenden und Auszubildenden stattfinden als auch zwischen Pflegefachkraft und den zu betreuenden pflegebedürftigen Menschen sowie ihren Angehörigen.

Arbeits- und Lernaufgaben: Praxisanleitende erstellen Arbeits- und Lernaufgaben. Diese Aufgaben sind als Lernangebote des jeweiligen Einsatzortes zu verstehen. Zu Beginn des Einsatzes bzw. beim Zwischengespräch werden gezielt Aufgaben ausgewählt, die auf den Lernstand Auszubildender abgestimmt sind und von diesen während des Einsatzes bearbeitet werden. Sie sollen möglichst alle Kompetenzbereiche von I-V lt. PflAPrV abdecken.

Ausbildungsdrittel: Die generalistische Pflegeausbildung ist in drei Ausbildungsdrittel unterteilt. In den ersten beiden Ausbildungsdritteln werden 1720 Stunden in der Praxis und 1400 Stunden in der Pflegeschule absolviert. Das dritte Ausbildungsdrittel umfasst 780 Stunden in der Praxis und 700 Stunden in der Pflegeschule. Durch die genaue Stundeneinteilung lässt sich die Ausbildung zu jeder Zeit im Kalenderjahr anfangen und auch eine Ausbildung in Teilzeit umsetzen. Die Teilung ist notwendig geworden, da am Ende des zweiten Drittels eine Zwischenprüfung erfolgt.

Ausbildungsnachweis: Auszubildende sind dazu verpflichtet, einen schriftlichen Ausbildungsnachweis zu führen. Dieser beinhaltet Einsatznachweise, Kompetenzentwicklungsstände, Gesprächsprotokolle und die Dokumentation von Arbeits- und Lernaufgaben sowie weitere Formen der Praxisanleitung. Nur mit einem vollständig geführten Ausbildungsnachweis werden Auszubildende zur Abschlussprüfung zugelassen.

Ausbildungsplan: Der Träger der Ausbildung fertigt für jeden Auszubildenden eine individuelle Übersicht über dessen gesamte Ausbildungszeit an – den betrieblichen Ausbildungsplan. Dieser beinhaltet sowohl die Zeiträume des Theorieunterrichtes als auch die Praxiseinsatzzeiten mit konkret hinterlegten Einsatzorten. Die Einsatzorte sollten so gewählt sein, dass im Laufe der Ausbildung die Anforderungen steigen und die Auszubildenden zunehmend die Möglichkeit haben, Verantwortung im Pflegeprozess zu übernehmen und ihre Kompetenzen weiterzuentwickeln. Das Erstellen des Ausbildungsplans sollte in enger Abstimmung mit der Pflegeschule erfolgen und kann auch an diese übertragen werden.

B

Begleitmaterialien: Um den Begründungsrahmen der Rahmenlehr- und Rahmenausbildungspläne zu konkretisieren, wurden Begleitmaterialien erstellt. Diese dienen der pädagogischen Auseinandersetzung und Vertiefung und unterstützen bei der Erstellung schulinterner Curricula bzw. von didaktischen Konzepten für die praktische Ausbildung.
Begründungsrahmen: Der Begründungsrahmen ist die fachliche und pädagogische Erklärung der Rahmenpläne. Er beinhaltet die Hintergründe zur Entwicklung der Rahmenpläne, legt die Intentionen und Aufgaben der Fachkommission dar, vertieft das Verständnis für die Rahmenpläne und erläutert deren Aufbau und Umsetzung.
Berufliche Handlungskompetenz: Berufliche Handlungskompetenz stellt die Fähigkeit dar, im Berufsalltag professionell agieren zu können. Sie umfasst die Persönlichkeits-, Sozial-, Methoden- und Fachkompetenz, interkulturelle und kommunikative Kompetenzen, Lernkompetenzen sowie die Fähigkeit zum Wissenstransfer und zur Selbstreflexion.
Berufliches Selbstverständnis: Ein berufliches Selbstverständnis bildet sich dadurch ab, dass man sich mit seinem Beruf und den hierzu gehörenden Handlungen identifiziert und eine Haltung entwickelt bzw. repräsentiert. Was bedeutet es für mich zu pflegen? Wie möchte ich pflegen? Das neue berufliche Selbstverständnis als Praxisanleitung setzt ein generalistisches Denken und Handeln basierend auf ethischen Werten und Normen voraus.
Berufsanerkennung: Die Anerkennung und Gleichstellung eines Berufes in einem anderen Land, in dem nicht die Berufsausbildung erfolgte. Sie ist die Voraussetzung, um dort in seinem Beruf arbeiten zu können.
Berufsbezeichnung (generalistische Pflegeausbildung): Die Berufsbezeichnung nach Abschluss der generalistischen Pflegeausbildung ist „Pflegefachfrau/Pflegefachmann“. Weiterhin, sofern vertraglich vereinbart, gibt es auch die Möglichkeit, den Berufsabschluss „Gesundheits- und Kinderkrankenpfleger/in“ sowie „Altenpfleger/in“ zu erlangen.
Berufserlaubnis: Die Berufserlaubnis berechtigt unter bestimmten Voraussetzungen (z. B. bestandene Abschlussprüfung, gesundheitliche Eignung) zum Führen der Berufsbezeichnung lt. Ausbildungsvertrag.
Berufspädagogische Zusatzqualifikation (Praxisanleitung): Pflegefachkräfte benötigen mindestens ein Jahr Berufserfahrung und eine berufspädagogische Zusatzqualifikation im Umfang von mindestens 300 Stunden, um als Praxisanleitung tätig sein zu können. Zusätzlich muss den zuständigen Behörden eine kontinuierliche, berufspädagogische Fortbildung im Umfang von mindestens 24 Stunden jährlich nachgewiesen werden.
Berufsurkunde: Nach dem Bestehen der staatlichen Abschlussprüfung erhält die/der Auszubildende eine Urkunde, die das Tragen der Berufsbezeichnung erlaubt.
B.Sc. (Pflege): Die hochschulische Pflegeausbildung erlaubt den Studierenden neben der Bezeichnung „Pflegefachfrau/Pflegefachmann“ auch die Bezeichnung „Bachelor of Science“ (B.Sc.) zu tragen.
Bestehen/Bestanden (Prüfung): Die staatliche Prüfung gilt als bestanden, wenn alle Prüfungsteile (mündlich, schriftlich, praktisch) mindestens mit „ausreichend“ benotet wurden.
BIBB (Bundesinstitut für Berufsbildung): Das BIBB sitzt in Bonn und ist eine Einrichtung zur Erforschung und Weiterentwicklung der beruflichen Aus- und Weiterbildung.
Bildung: Bildung bezeichnet nicht nur das Aneignen von Wissen, sondern bezieht sich auch auf das Ausbilden einer Individualität und Persönlichkeit. Somit beschreibt der Begriff Bildung alle Fähigkeiten und Eigenschaften sowie die Haltung einer Person.

C

Curriculare Einheit (CE): Curriculare Einheiten bilden das Ordnungsprinzip innerhalb der Rahmenlehrpläne und geben durch den jeweiligen Titel deren zentrale kompetenzbezogene Ausrichtung an. Sie strukturieren die Rahmenlehrpläne durch typische und wiederkehrende Pflegesituationen und wurden für den theoretischen und praktischen Unterricht kompetenzorientiert und fächerintegrativ konstruiert. Ebenso beinhalten sie jeweils einen Zeitrichtwert, die Intentionen und die Relevanz für die Pflegeausbildung, die Bildungsziele und die zu erwerbenden Kompetenzen sowie Inhalte und Anregungen für Lern- und Arbeitsaufgaben. Insgesamt gibt es elf Curriculare Einheiten in der Pflegeausbildung.

Curriculum: Ein Curriculum strukturiert Bildungsangebote (hier: die Pflegeausbildung). Es wird von jeder Pflegeschule systematisch und theoriegeleitet erstellt sowie regelmäßig evaluiert und angepasst. Grundlage sind die Rahmenlehrpläne der Bundesländer, ausgehend von den Rahmenlehrplänen der Fachkommission.

Coaching: Coaching bezeichnet die Unterstützung durch eine Fachperson, mit dessen Hilfe selbstständig Lösungsansätze für bestehende oder neu aufgetretene Probleme im Beruf gefunden werden können.

D

Dezentrale Praxisanleitung: Praxisanleitende, die im Einsatzbereich als Pflegefachpersonen arbeiten und gleichzeitig Pflegeauszubildende anleiten und betreuen, bezeichnet man als „dezentrale Praxisanleitende". Davon abzugrenzen sind „zentrale Praxisanleitende", deren Hauptaufgabe die Organisation, Anleitung und Betreuung von Auszubildenden in der Pflege ist und die ausschließlich dafür „freigestellt" sind. *Siehe „Zentrale Praxisanleitung".*

Didaktik: Didaktik ist die Wissenschaft des Lehrens und Lernens.

Dienstzeitnachweise: Dienstzeitnachweise dienen dazu, die geleisteten Praxiseinsatzstunden, Nachtdienststunden sowie Praxis-Fehlzeiten zu erfassen und zu dokumentieren. Sie gelten als Nachweis der erforderlichen Mindeststunden, um zur staatlichen Abschlussprüfung zugelassen zu werden.

DQR (Deutscher Qualifikationsrahmen): Der Deutsche Qualifikationsrahmen dient zur Einordnung von Qualifikationen im deutschen Bildungssystem und stellt eine Vergleichbarkeit der Berufe innerhalb Europas her. Er umfasst acht Niveaustufen. Die Pflegeausbildung in Deutschland befindet sich auf der Niveaustufe 4.

Dritter Lernort: Das Skills Lab bzw. Sim-Lab wird als der *dritte Lernort* bezeichnet, da er die Lernorte Pflegeschule und Pflegepraxis miteinander verbindet. In authentisch gestalteten Pflegesettingsräumen werden unter Einsatz von Simulatoren oder schauspielernden Personen innerhalb eines geschützten Rahmens pflegerische Handlungen eingeübt, trainiert und reflektiert. So soll der Theorie-Praxis-Transfer gefördert und Auszubildende in ihren Handlungskompetenzen bestärkt werden.

Doppelte Handlungslogik: Pflegehandeln folgt der doppelten Handlungslogik, d. h. regelgeleitetes Wissen wird stets bezogen auf den Einzelfall angewendet.

E

Einsatzplanung: Die Einsatzplanung legt genau fest, wann in der Ausbildung welcher Praxiseinsatz wo und wie lange stattfindet.

Erfahrungsorientiertes Lernen: Erfahrungsorientiertes Lernen beinhaltet, dass erst durch eigenes Erleben und eine unmittelbare Auseinandersetzung mit einem Sachverhalt ein Lernen stattfindet, z. B. durch das Reflektieren von erlebten Pflegesituationen.

Erstgespräch: Das Erstgespräch wird zu Beginn eines jeden Praxiseinsatzes zwischen der/dem Praxisanleitenden und der/dem Auszubildenden geführt. Dabei werden gemeinsame und individuelle Ziele festgesetzt, gegenseitige Erwartungen besprochen, Vorerfahrungen abgefragt und mögliche Lernangebote aufgezeigt. Zusätzlich werden Termine für das Zwischen- und Abschlussgespräch vereinbart.
Examensprüfung: *Siehe „Staatliche Abschlussprüfung".*
Exemplarisch: Unterricht in der generalistischen Ausbildung soll exemplarisch erfolgen. Das heißt, dass Lerninhalte an einem repräsentativen Fall gelernt werden, der auf andere, ähnliche Fälle übertragbar ist. Exemplarisches Lernen soll Auszubildenden ermöglichen, ihre Kompetenzen eigenständig zu vertiefen.
Expertenstandard: Expertenstandards werden vom Deutschen Netzwerk für Qualitätsentwicklung in der Pflege (DNQP) entwickelt und dienen als pflegewissenschaftliche Grundlage für eine qualitative Pflege.

F

Fachkommission: Die Fachkommission ist ein Zusammenschluss aus pflegefachlichen, pflegepädagogischen und pflegewissenschaftlichen Expertinnen und Experten, die vom Bundesministerium für Familie, Senioren, Frauen und Jugend und vom Bundesministerium für Gesundheit und Pflege für eine Dauer von fünf Jahren eingesetzt werden. Derzeit sind 11 Expertinnen und Experten aus verschiedenen Versorgungsbereichen der Pflege zu Mitgliedern der Fachkommission berufen. Diese erarbeitet den Rahmenlehrplan und Rahmenausbildungsplan und überprüft kontinuierlich die Aktualität der Rahmenpläne.
Fallbeispiel: Unter einem Fallbeispiel wird eine möglichst authentisch konstruierte und in der Regel schriftlich festgehaltene Situation aus der Pflegepraxis verstanden, an der bestimmte Sachverhalte exemplarisch als Lernanlass dienen oder Prüfungsgegenstand sein können.
Fallorientierte Didaktik nach Hundenborn: Gertrud Hundenborn (ehemalige Professorin für Pflegepädagogik und Pflegedidaktik) entwickelte einen pflegedidaktischen Ansatz – die „Fallorientierte Didaktik". Schwerpunkt dieses Konzeptes ist die Ausrichtung des Unterrichts an Fallbeispielen, um den Auszubildenden bereits im Theorieunterricht eine Auseinandersetzung mit realistischen Problemen und Fragestellungen zu ermöglichen.
Feedback/Feedbackgespräch: Feedback bezeichnet eine gezielte Rückmeldung durch eine andere Person. Dies kann schriftlich oder mündlich in einem Feedbackgespräch erfolgen.
Fehlerkultur: Die Art und Weise, wie in einem Unternehmen, einer Gemeinschaft oder einem Team mit Fehlern umgegangen wird, bezeichnet man als Fehlerkultur. Der Umgang mit Fehlern hat Auswirkungen auf das Arbeitsverhalten sowie die Arbeitsmoral. Eine positive Fehlerkultur ermöglicht, Fehler als Lernanlass und Chance zur Verbesserung zu sehen. Eine negative Fehlerkultur kann dagegen dazu führen, dass Fehler verheimlicht werden aus Angst vor Schuldzuweisungen und persönlichen, nachteiligen Konsequenzen. Menschen können so zu Schaden kommen, obwohl dies hätte vermieden werden können.
Fehlzeiten: Als Fehlzeit wird das Fernbleiben von der Arbeit aufgrund von Krankheit, mutterschutzrechtlichem Beschäftigungsverbot oder einem anderen triftigen Grund bezeichnet. Mit einem entsprechenden Nachweis gilt die Fehlzeit als entschuldigt. Wird dieser nicht vorgelegt, gilt die Fehlzeit als unentschuldigt und kann arbeitsrechtliche Konsequenzen haben. Fehlzeiten dürfen im theoretischen wie praktischen Teil der Pflegeausbildung jeweils höchstens 10 % der Pflichtstunden betragen (Theorie: 210 h, Praxis: 250 h), zudem darf in keinem der Pflichteinsätze mehr als 25 % der erforderlichen Praxiseinsatzstunden gefehlt werden, damit Auszubildende zur Abschlussprüfung zugelassen werden können.

G

Generalistik/generalistische Pflegeausbildung: Mit der generalistischen Pflegeausbildung wurde eine neue Ausbildung geschaffen, die sich auf alle Altersstufen und Versorgungskontexte bezieht. Die Fachkommission hat in ihrem Begründungsrahmen der Rahmenpläne definiert, was generalistische Pflege meint.
Berufliche Pflege
- bezieht sich auf Menschen aller Altersstufen in unterschiedlichen Pflege- und Lebenssituationen und in verschiedenen institutionellen Versorgungskontexten (vgl. § 5 Abs. 1 PflBG),
- umfasst unterschiedliche Dimensionen von der Gesundheitsförderung und Prävention, über Kuration und Rehabilitation bis zur Palliation,
- stützt sich auf (pflege-)wissenschaftliche Begründungen,
- ist „auf der Grundlage einer professionellen Ethik" (§ 5 Abs. 2 PflBG) zu rechtfertigen,
- ist dem Lebensweltbezug und den konkreten Lebenssituationen von Menschen verpflichtet und
- respektiert deren Recht auf Selbstbestimmung.

Gesetzliche Grundlagen der Pflegeausbildung: Die Pflegeausbildung beruht auf dem Pflegeberufegesetz (PflBG 2017) und der Pflegeberufe-Ausbildungs- und-Prüfungsverordnung (PflAPrV 2018).
Gesprächsprotokolle: Zu jedem Erst-, Zwischen- und Abschlussgespräch in einem Praxiseinsatz zwischen Praxisanleitungen und Auszubildenden muss eine Mitschrift geführt werden, die den Gesprächsinhalt wiedergibt. Die Gesprächsprotokolle sind Bestandteil des Ausbildungsnachweises.
Gesundheits- und Kinderkrankenpfleger/in: Die Berufsbezeichnung aus 2004 kann (wie auch die Berufsbezeichnung Altenpfleger/-in) weitergeführt werden, falls sich Auszubildende nach dem zweiten Ausbildungsdrittel hierfür entscheiden. Hinweis: Diese Entscheidung wird im Pflegeberufegesetz als Wahlrecht bezeichnet. Sollten sich bis Dezember 2025 weniger als 50% der Auszubildenden für das Wahlrecht entschieden haben, entfällt dies.
Gesundheits- und Krankenpfleger/in: Fachkräfte, die seit dem Jahr 2004 eine Pflegeausbildung begonnen hatten, führen die Berufsbezeichnung Gesundheits- und Krankenpfleger/in. Diese Bezeichnung wurde ab 2020 aufgrund des neuen Pflegeberufegesetzes von der Bezeichnung Pflegefachmann/-frau abgelöst.

H

Handlungssituationen: Handlungssituationen sind Situationen, in denen innerhalb eines Berufes gehandelt wird. Wenn Handlungssituationen didaktisch aufbereitet werden, werden sie zu Lernsituationen.
Lernsituationen sind dann alle Formen der verbalen und nonverbalen Interaktion im Unterricht. Diese können zwischen Lehrenden und Auszubildenden, aber auch nur zwischen Auszubildenden, z. B. innerhalb von Gruppenarbeiten stattfinden. Sie zielen darauf ab, Auszubildende in jenen Kompetenzen zu fördern, die sie für ihr Handeln in der Pflegepraxis benötigen.
Härtefallregelung: Eine Härtefallregelung ist eine Ausnahmeregelung für besondere Einzelfallsituationen, in denen unter Anwendung der allgemein geltenden Regeln ein ungerechtes Ergebnis die Folge wäre. Bei der zuständigen Behörde muss dafür ein Antrag gestellt werden, in dem die Härtefallsituation glaubhaft dargelegt wird. Ein Beispiel: Eine Auszubildende hat aufgrund einer Operation mit anschließender Rehabilitationszeit die zulässigen Fehlzeiten überschritten, während ihrer gesamten Ausbildungszeit jedoch keine Fehlzeiten, sehr gute Noten und tadellose Beurteilungen. Sie beantragt für ihren besonderen Fall und mit Empfehlung der Schulleitung die Zulassung zur staatlichen Abschlussprüfung. Hier kann aufgrund der Härtefallregelung von der Behörde eine Ausnahme zur Prüfungszulassung erfolgen.

Hauptpraxisanleitung: Hauptpraxisanleitende sind stationsübergreifend für alle Auszubildenden oder für Auszubildende in bestimmten Versorgungsbereichen zuständig. Sie leiten u. a. die Auszubildenden zusätzlich zu dezentral organisierten Praxisanleitungen an, koordinieren die Praxiseinsätze, erstellen betriebliche Ausbildungspläne und Ausbildungskonzepte und stehen übergeordnet als Ansprechperson für die Praxisanleitenden zur Verfügung oder sind im Austausch mit der Pflegeschule. Sie sind meistens direkt an die Pflegedirektion angeschlossen. *Siehe auch „zentrale Praxisanleitung".*

Hermeneutik: Eine Methode zur Auslegung und zum Verständnis von Texten und Situationen. Die Besonderheit dieser Methode ist das Zusammenspiel von vorhandenem und neu angeeignetem Wissen im wiederholten Auseinandersetzen mit Texten oder Situationen. Bildlich kann von einem spiralförmigen Weg hin zum vollständigen Verständnis des Textes oder der Situation gesprochen werden.

Hermeneutisches Fallverstehen: Ausgangspunkt des hermeneutischen Fallverstehens sind Situationen im Pflegealltag und die individuelle Auseinandersetzung mit diesen. Wie die Situationen wahrgenommen und reflektiert werden, deutet jede Pflegefachkraft für sich selbst. Ausgehend von diesem hermeneutischen Fallverstehen handelt jede Pflegekraft so, wie sie es als richtig empfindet. Erklärbar ist dieses Handeln meist nur sehr schwer.

Heterogenität: Heterogenität bezeichnet die verschiedenen Voraussetzungen der Auszubildenden, die das Lernen beeinflussen, z. B. Alter, Geschlecht, Bildungsabschlüsse, Sprachverständnis.

I

ICN-Ethikkodex: Der ICN-Ethikkodex stellt einen Leitfaden zur ethischen Entscheidungsfindung für Pflegefachkräfte dar. Er bezieht sich dabei auf die Verantwortlichkeiten, Pflichten, Rollen, Verhaltensweisen, das professionelle Urteilsvermögen und die Beziehungen von Pflegefachkräften zu ihren pflegebedürftigen Menschen, Kolleginnen und Kollegen und Angehörigen anderer Berufsgruppen.

Interaktionistische Pflegedidaktik: Mit dem Modell der Interaktionistischen Pflegedidaktik von Ingrid Darmann-Finck (Professorin für Pflegewissenschaft) werden typische Schlüsselprobleme aus der Pflegepraxis im Unterricht bearbeitet.

Interdisziplinäre Zusammenarbeit: Die interdisziplinäre Zusammenarbeit beschreibt den gemeinsamen Austausch und die Arbeitsweise von ausgebildeten Personen verschiedener Berufsgruppen zu einem bestimmten Sachverhalt.

Intraprofessionelle Zusammenarbeit: Die gemeinsame Arbeit zwischen zwei oder mehreren ausgebildeten Personen der gleichen Berufsgruppe bezeichnet man als intraprofessionelle Zusammenarbeit.

J

Jahreszeugnis: Für jedes Ausbildungsjahr erhalten die Auszubildenden von der Pflegeschule ein Jahreszeugnis für ihre Leistungen im Unterricht und in der Praxis. Die Zeugnisse werden für die Zulassung zur Examensprüfung benötigt, da die Noten als Vornoten zu 25 % in die Abschlussprüfung eingebracht werden.

K

Kenntnisstandprüfung: Wurde ein Berufsabschluss in der Pflege außerhalb Deutschlands erworben und wird dieser nicht anerkannt, so ist eine Kenntnisstandprüfung abzuleisten. Diese überprüft das Wissen und die Kompetenzen in Anlehnung an den Inhalt der staatlichen Abschlussprüfung. Bei Bestehen wird der im Ausland erworbene Abschluss anerkannt und die Person kann als Pflegefachkraft arbeiten.

Kinderkrankenschwester/Kinderkrankenpfleger: Fachkräfte, die vor dem Jahr 2004 die Pflegeausbildung begonnen hatten, führen die Berufsbezeichnung Kinderkrankenschwester und Kinderkrankenpfleger. Diese Bezeichnung wurde ab 2004 aufgrund des Krankenpflegegesetzes von der Bezeichnung Gesundheits- und Kinderkrankenpfleger/in abgelöst.

Klassenleitung: Die Klassenleitung bzw. Kursleitung ist die zuständige Lehrkraft für eine Ausbildungsklasse bzw. einen Ausbildungskurs. Sie regelt und archiviert alle ausbildungsrelevanten Angelegenheiten ihrer Auszubildenden, unterstützt bei Problemen, führt Entwicklungsgespräche und sorgt für ein gutes soziales Miteinander.

Kollegiale Beratung: Bei der kollegialen Beratung werden berufliche Fragen und Probleme gemeinsam mit Kolleginnen und Kollegen der gleichen Berufsgruppe erörtert und Lösungen gesucht. Es gibt zahlreiche Konzepte für die Durchführung. Eine kollegiale Beratung folgt jedoch immer der gleichen Struktur und es wird jeweils nur ein Problem einer Person behandelt.

Kompetenz: Kompetenz ist die Fähigkeit und Bereitschaft, in komplexen Pflege- und Berufssituationen professionell zu handeln und sich für die persönliche und fachliche Weiterentwicklung einzusetzen. Sie kann nicht unmittelbar beobachtet werden, sondern zeigt sich direkt im Handeln. Beispiele sind: fachliche, personale, methodische, soziale, interkulturelle, kommunikative Kompetenzen, Lernkompetenzen, Fähigkeit zum Wissenstransfer und zur Selbstreflexion.

Kompetenzbereiche: Die in der Pflegeausbildung und dem Hochschulstudium zu erwerbenden Kompetenzen sind in fünf Kompetenzbereiche mit weiteren Kompetenzschwerpunkten eingeteilt. Sie wurden in der PflAPrV festgesetzt und in der Anlage 1 bis 5 konkretisiert.

Kompetenzorientierung: Kompetenzorientierung ist ein Prinzip in der beruflichen Bildung. Dabei stehen die Auszubildenen und deren Kompetenzentwicklung im Prozess des lebenslangen Lernens im Mittelpunkt. Sie sollen die berufliche Handlungskompetenz erhalten, die für ein professionelles Handeln in Pflegesituationen erforderlich sind.

Kompetenzschwerpunkte: Kompetenzschwerpunkte konkretisieren die Kompetenzbereiche in der Pflegeberufe-Ausbildungs- und -Prüfungsverordnung (PflAPrV). Sie vertiefen und verdeutlichen die Inhalte der Kompetenzbereiche und bilden somit den jeweiligen Fokus ab.

Konstruktionsprinzipien: Konstruktionsprinzipien sind grundlegende Orientierungspunkte, die sowohl bei der Umsetzung der Rahmenlehrpläne als auch der Rahmenausbildungspläne berücksichtigt werden müssen. Es gibt vier Prinzipien: Kompetenzorientierung, Situations-, Persönlichkeits- und Wissenschaftsorientierung, Pflegeprozessverantwortung und vorbehaltene Tätigkeiten, Entwicklungslogik.

Kooperationsvertrag: Zwischen der Pflegeschule, dem Träger der praktischen Ausbildung und weiteren an der Ausbildung beteiligten Einrichtungen wird ein Vertrag geschlossen, um die gesetzlich geforderten Praxiseinsätze, einschließlich der Praxisanleitungen, umzusetzen und eine enge Zusammenarbeit zu gewährleisten.

Krankenpflegegesetz: Das Krankenpflegegesetz trat im Jahr 2004 in Kraft und regelte die Erlaubnis zum Führen der Berufsbezeichnungen und die Ausbildung der Gesundheits- und Krankenpflege und der Gesundheits- und Kinderkrankenpflege. Es wurde durch das Pflegeberufereformgesetz 2017 abgelöst.

Krankenschwester/Krankenpfleger: Pflegepersonal, das vor dem Jahr 2004 seine Ausbildung begonnen hatte, führt die Berufsbezeichnung Krankenschwester und Krankenpfleger. Diese wurde zunächst 2004 aufgrund des Krankenpflegegesetzes mit der Umbenennung in „Gesundheits- und Krankenpfleger/in“ abgelöst. Laut Pflegeberufereformgesetz 2017 gibt es auch diese Berufsbezeichnung nicht mehr, sie wird durch die neuen Berufsabschlüsse „Pflegefachfrau/Pflegefachmann“ ersetzt.

Kursleitung: *Siehe „Klassenleitung“.*

L

Langzeitpflege (ambulante/stationäre): Müssen Personen länger oder dauerhaft pflegerisch versorgt oder betreut werden, so spricht man von Langzeitpflege. Dies kann sowohl im häuslichen als auch ambulanten oder stationären Setting erfolgen.
Leiblichkeit: Leiblichkeit bezeichnet den Menschen mit seinen Erfahrungen, Erlebnissen, Erinnerungen und Gefühlen. Diese Merkmale machen den Menschen einzigartig. Damit Personen unter Berücksichtigung ihrer Leiblichkeit gepflegt werden können, ist es notwendig, einen Perspektivwechsel zu vollziehen und sich in sie einzufühlen.
Lernangebot: Jeder Einsatzort in der Pflegeausbildung bietet Auszubildenden unterschiedliche Gegebenheiten und Möglichkeiten, Neues kennenzulernen, einzuüben oder auch bereits Bekanntes zu vertiefen. Was daher in einem Bereich an Lernerfahrungen gesammelt werden kann, wird transparent und schriftlich in einem Dokument festgehalten – dem Lernangebot.
Lernberatung: Lernberatung ist ein Angebot von Pädagoginnen/Pädagogen der Pflegeschule oder Praxisanleitenden an Auszubildende, die Probleme beim Lernen haben. Dabei geht es sowohl um Aneignungsschwierigkeiten als auch um negative Vorerfahrungen, die beispielsweise zu Motivationsproblemen oder Prüfungsangst führen. Es wird gemeinsam reflektiert und überlegt, wo genau die Schwierigkeiten liegen und wie dafür eine individuell passende Lösung gefunden werden kann.
Lernen: Lernen bedeutet eine Veränderung des Erlebens und Verhaltens aufgrund von individuellen Erfahrungen in bzw. mit der Umwelt. Lernen kann absichtlich oder beiläufig stattfinden und das Verhalten, Denken und Fühlen verändern.
Lernortkooperation: Die Zusammenarbeit zwischen Träger, Berufsschule und ggf. dritten Partnern der Pflegeausbildung zum Erreichen der Ausbildungsziele bezeichnet man als Lernortkooperation.
Lernsituation: Lernsituationen sind für den Unterricht didaktisch aufbereitete Handlungssituationen aus der Praxis. Auszubildende erwerben durch die Auseinandersetzung mit diesen Situationen im Unterricht berufliche Handlungskompetenz. *Siehe auch „Handlungssituationen“.*
Lern- und Arbeitsaufgaben: Lehrende der Pflegeschule erstellen Aufgaben für die Auszubildenden, die in Absprache mit den Praxisanleitenden im Praxiseinsatz bearbeitet werden. Die Aufgaben werden vor dem Praxiseinsatz ausgegeben, durch die Auszubildenden während des Praxiseinsatzes schriftlich bearbeitet und nach dem Praxiseinsatz von den Lehrenden meist gemeinsam mit den Auszubildenden reflektiert. Auch eine Benotung der Lern- und Arbeitsaufgaben ist möglich.

M

Medizinpädagoge/Medizinpädagogin: Medizinpädagogen besitzen ein abgeschlossenes Studium, das sie zur Lehre darin befähigt. Das Studium kann je nach Hochschule und Bundesland unterschiedlich ausgerichtet sein. In vielen Pflegeschulen unterrichten Medizinpädagogen naturwissenschaftliche Inhalte in verschiedenen curricularen Einheiten, betreuen Ausbildungskurse, führen Praxisbegleitungen durch und nehmen Prüfungen ab.
Mentor/Mentorin: Ein Mentor/eine Mentorin ist eine berufserfahrene Person, die eine unerfahrene Person begleitet und sie bei der beruflichen Entwicklung unterstützt. Bevor es die Qualifikation zur Praxisanleitung gab, wurden Pflegefachkräfte, die Auszubildende anleiteten und betreuten, als Mentoren bezeichnet.
Musterentwurf zum Ausbildungsnachweis: Das Bundesinstitut für berufliche Bildung (BIBB) hat auf Basis der gesetzlichen Vorgaben einen Musterentwurf zum Ausbildungsnachweis erstellt, an dem sich die Pflegeschulen orientieren sollen. Dieser Musterentwurf soll den Ausbildungsnachweis vereinheitlichen und somit die Praxisanleitenden entlasten.

N

Nachtdienststunden: Ab der zweiten Hälfte der Ausbildungszeit absolvieren Auszubildende unter unmittelbarer Aufsicht einer Pflegefachkraft mindestens 80 Stunden und höchstens 120 Stunden Nachtdienst.

Nachteilsausgleich: Der Nachteilsausgleich berücksichtigt bei der Abschlussprüfung die Belange von Auszubildenden mit Behinderung oder Beeinträchtigung und wahrt die Chancengleichheit bei der Durchführung der Prüfung. Er muss spätestens mit dem Antrag auf Zulassung zur Prüfung gestellt werden.

Narrativ: Narrative sind wahre Erlebnisse beispielsweise Auszubildender zu einem bestimmten Thema. Sie sollen komplexe Aufgaben- und Problemstellungen enthalten und aus der persönlichen, beruflichen oder gesellschaftlichen Lebenswelt der Auszubildenden stammen. Sie sollten aus der Perspektive Auszubildender erzählt werden, um den Lernenden eine Identifikation mit den beteiligten Personen zu ermöglichen. Die Situation soll bei den Lernenden einen Wiedererkennungseffekt auslösen.

Nicht bestanden (Prüfung): Die Examensprüfung gilt als nicht bestanden, wenn die zu prüfende Person in mindestens einem Teil der Prüfung die Note „mangelhaft“ oder „ungenügend“ erhalten hat.

Niederschrift: Die Prüfungsniederschrift ist eine schriftliche Zusammenfassung der Prüfung und wird vom Prüfungsausschuss erstellt. Sie beinhaltet den Gegenstand, den Ablauf, die Ergebnisse der Prüfung und etwa vorkommende Unregelmäßigkeiten.

Note für die praktische Ausbildung: Die an der Ausbildung beteiligten Einrichtungen müssen für jeden Auszubildenen/jede Auszubildende, der/die bei ihnen einen Praxiseinsatz absolviert hat, eine qualifizierte Leistungseinschätzung erstellen. Anhand dieser Leistungseinschätzungen erstellt die zuständige Pflegeschule in Rücksprache mit den Einrichtungen die Note für die praktische Ausbildung, die sich auf dem Jahreszeugnis wiederfindet.

O

Orientierungseinsatz: Die praktische Pflegeausbildung beginnt mit dem Orientierungseinsatz beim Träger der praktischen Ausbildung und umfasst 400 bis 460 Stunden. Die Auszubildenden sollen erste Eindrücke praktischer Pflegetätigkeiten in den Versorgungsbereichen des Trägers gewinnen.

OSCE: Bei der **O**bjective **S**tructured **C**linical **E**xamination handelt es sich um eine vereinheitlichte Prüfungssituation unter immer gleichen Bedingungen, mit der die gesamte Handlungskompetenz Lernender abgebildet werden kann. Die Prüflinge durchlaufen einen Parcours aus mehreren Aufgabenstationen und wechseln diese nach Ablauf einer festgelegten Zeit. Pro Prüfungsstation gibt es einen Prüfer/eine Prüferin und meist eine Simulationsperson. OSCE ist eine international anerkannte und etablierte Prüfungsmethode im Medizinstudium, die zunehmend auch in der Pflegeausbildung eingesetzt wird.

P

Performanz/Performanzprüfung: Kompetenzen zeigen sich nur über durchgeführte Handlungen. In diesem Fall spricht man von „Performanz“. Handlungskompetenzen werden in alltäglichen, exemplarischen Pflegesituationen, in denen Kompetenzen abgerufen werden müssen, geprüft und bewertet. Solche „Performanzprüfungen“ können sowohl in der Praxisanleitung als auch Praxisbegleitung erfolgen, je nach Regelung des Bundeslandes.

Pflegeberufe-Ausbildungs- und -Prüfungsverordnung (PflAPrV): Die PflAPrV ergänzt das Pflegeberufegesetz und regelt dessen Umsetzung, z. B. Ausbildungsstruktur, Ausbildungsinhalt, Prüfungen. Im Anhang der PflAPrV sind die in der Ausbildung zu erwerbenden Kompetenzen einzeln aufgelistet.

Pflegeberufegesetz (PflBG): Das PflBG führt die Pflegeausbildungen, die bisher getrennt im Altenpflegegesetz und dem Krankenpflegegesetz geregelt waren, zu einer generalistischen Ausbildung zusammen. Ziel des Gesetzes war es, eine Grundlage zu schaffen, die Pflegeberufe zukunftsgerecht weiterzuentwickeln, attraktiver zu machen und Qualitätsverbesserungen vorzunehmen. Das aktuelle PflBG ist am 01.01.2020 in Kraft getreten und regelt Grundsätzliches zum Pflegeberuf (z. B. Führen der Berufsbezeichnung, vorbehaltene Tätigkeiten, berufliche/hochschulische Pflegeausbildung).

Pflegefachassistenz (Besonderheit in NRW): In Nordrhein-Westfalen wurde mit Einführung der generalistischen Pflegeausbildung auch die Ausbildung der „Pflegehilfe" vereinheitlicht und eine neue Ausbildung geschaffen, die Altenpflegehilfe und Gesundheits- und Pflegeassistenz miteinander verbindet. Assistenzausbildungen in der Pflege werden nicht auf Bundes-, sondern auf Landesebene geregelt. Auch andere Länder (z. B. Bayern) haben ähnliche Regelungen verabschiedet.

Pflegefachfrau/Pflegefachmann: Auszubildende, die im Jahr 2020 mit der generalistischen Pflegeausbildung begonnen haben und für das letzte Ausbildungsdrittel nicht die Spezialisierung Altenpflege oder Kinderkrankenpflege wählen, schließen diese mit der Berufsbezeichnung Pflegefachfrau/-mann ab.

Pflegehelfer/in: Pflegehelfer/innen unterstützen Pflegefachkräfte bei der Versorgung pflegebedürftiger Menschen, z. B. bei der Körperpflege, Mobilisation, Nahrungsaufnahme. Die vorbehaltenen Tätigkeiten dürfen sie seit dem Inkrafttreten des Pflegeberufegesetzes nicht mehr durchführen. Der Beruf und die Ausbildung zum Pflegehelfer/zur Pflegehelferin, auch Gesundheits- und Krankenpflegehelfer/in genannt, wird durch die einzelnen Bundesländer geregelt. Je nach Bundesland beträgt die Ausbildungsdauer ein oder zwei Jahre.

Pflegepädagoge/Pflegepädagogin: Pflegepädagogen/Pflegepädagoginnen sind ausgebildete Pflegefachpersonen (z. B. Gesundheits- und Krankenpfleger/in, Altenpfleger/in) mit einem zusätzlich abgeschlossenen Hochschulstudium der Pflegepädagogik und Pflegewissenschaft (in der Regel: Diplom, Bachelor, Master). Nach dem Abschluss des Studiums können sie unter anderem als Lehrende in der Aus-, Fort- und Weiterbildung von Gesundheitsfachberufen arbeiten. Neben dem Pflegepädagogikstudium gibt es eine Reihe weiterer Studiengänge mit verschiedenen akademischen Abschlüssen auf Bachelor- oder Masterniveau, die ebenfalls für die Lehre in der Pflegeausbildung qualifizieren, z. B. Berufspädagogik, Gesundheits- und Pflegepädagogik, Health Professions Education.

Pflegephänomene: Pflegephänomene sind häufige Erscheinungen, die bei zu pflegenden Menschen wahrnehmbar bzw. beobachtbar sind, z. B. Angst, Trauer, Schmerz, Durst. Sie werden häufig als Pflegediagnose beschrieben und sind Ausgangspunkt pflegerischen Handelns.

Pflegeplanung: Eine Pflegeplanung stellt die geplanten Pflegemaßnahmen einer Pflegefachkraft unter Berücksichtigung der Ressourcen und Defizite in der Selbstpflege eines zu Pflegenden orientiert am Pflegeprozess dar. Sie ist Teil der praktischen Abschlussprüfung.

Pflichteinsatz: Alle Auszubildenden müssen im Laufe ihrer Ausbildung bestimmte, gesetzlich vorgeschriebene Praxiseinsätze absolvieren. Diese bezeichnet man als Pflichteinsatz, ausgenommen sind hier der Orientierungs- und Vertiefungseinsatz sowie sonstige Einsätze. Pflichteinsätze müssen in den drei allgemeinen Versorgungsbereichen, in der pädiatrischen und in der psychiatrischen Versorgung stattfinden.

Pflichten (Pflegeschule, Träger, Auszubildende): Mit der Neugestaltung der Pflegeausbildung lt. PflBG und PflAPrV wurden auch die Pflichten der Träger der praktischen Ausbildung, der Pflegeschule und der Auszubildenden definiert. So trägt die Pflegeschule die Gesamtverantwortung der Ausbildung, sowohl für die Theorie als auch für die Praxis. Sie muss zudem die Praxisbegleitung in allen Pflichteinsätzen sowie dem Orientierungs- und Vertiefungseinsatz eines jeden Auszubildenden sicherstellen. Die Träger der praktischen Ausbildung sind dazu verpflichtet, die Ausbildung auf der Grundlage des Ausbildungsplans durchzuführen, der zu erstellen ist. Diese Aufgabe kann jedoch auch an die Pflegeschule übertragen werden. Die Träger sind dafür verantwortlich, die erforderlichen Praxisanleitungen in den Einsätzen für ihre Auszubildenden durchzuführen und dies auch beim Schließen von Kooperationsverträgen mit anderen Einrichtungen zu beachten. Die Auszubildenden müssen sich bemühen, die erforderlichen Kompetenzen zu erwerben, um das Ausbildungsziel zu erreichen. Über ihre gesamte Praxiseinsatzzeit sind sie verpflichtet, einen Ausbildungsnachweis zu führen.

Praktische Ausbildung (Stundenverteilung): Die Ausbildung zur Pflegefachfrau/zum Pflegefachmann umfasst mindestens 2500 Stunden in der Pflegepraxis. Diese werden in der Anlage 7 zur PflAPrV konkret auf die einzelnen Ausbildungsdrittel und die darin enthaltenen Einsätze unter Vorgabe der notwendigen Stunden verteilt. Von den 2500 Stunden sind mindestens 1300 Stunden beim Träger der praktischen Ausbildung zu absolvieren. In der praktischen Ausbildung sollen die Kompetenzen vermittelt werden, die zum Erreichen des Ausbildungsziels erforderlich sind.

Praktischer Teil der Prüfung: Der praktische Teil der Prüfung besteht aus einer Aufgabe der selbstständigen, umfassenden und prozessorientierten Pflege. Die praktische Prüfung findet im Vertiefungseinsatz statt und wird von zwei Fachprüfenden (Lehrende der Pflegeschule und Praxisanleitung) abgenommen. Sie erstreckt sich auf mindestens zwei zu pflegende Personen, von denen eine einen erhöhten Pflegebedarf aufweist. Die Prüfung besteht aus einem Vorbereitungsteil, in dem die Pflegeplanung unter Aufsicht ausgearbeitet wird, einer Fallvorstellung und der anschließenden Durchführung der geplanten Pflege. Sie endet mit einem Reflexionsgespräch. Die Dauer der Prüfung beträgt ohne Vorbereitungsteil 240 Minuten.

Praxisanleitung: Die Praxisanleitung wird durch die Einrichtungen der praktischen Ausbildung sichergestellt und von Praxisanleitenden mit berufspädagogischer Zusatzqualifikation durchgeführt. Sie umfasst mindestens 10 % der zu leistenden Einsatzzeit.

Praxisbegleitung: Lehrende der Pflegeschule stellen die fachliche Betreuung und Beurteilung der Auszubildenen am Einsatzort sicher und unterstützen die Praxisanleitenden. Die Begleitungen finden mindestens einmal im Orientierungseinsatz, in jedem Pflichteinsatz und im Vertiefungseinsatz statt.

Praxiseinsatzstunden/Praxiseinsatzzeiten: Die Länge jedes praktischen Einsatzes der Auszubildenden ist auf eine Mindeststundenanzahl gesetzlich festgelegt. Auszubildende müssen zur Prüfungszulassung nachweisen, dass sie alle erforderlichen Praxiseinsatzstunden abgeleistet haben.

Praxisnote: *Siehe „Note für die praktische Ausbildung".*

Praxisstunden: *Siehe „Praktische Ausbildung".*

Primärqualifizierender Pflegestudiengang: Im Gegensatz zur generalistischen Pflegeausbildung findet der primärqualifizierende Pflegestudiengang an einer Hochschule statt und vermittelt auf wissenschaftlicher Grundlage Kompetenzen zur prozessorientierten Pflege. Das Studium dauert mindestens drei Jahre und beinhaltet für die Studierenden einen Arbeitsaufwand von mindestens 4600 Stunden. Davon entfallen mindestens 2100 Stunden auf die hochschulischen Lehrveranstaltungen und mindestens 2300 Stunden auf Praxiseinsätze. Der Studiengang wird mit dem Ablegen einer staatlichen Prüfung und dem zusätzlichen Anfertigen einer Bachelorarbeit beendet (Berufsabschluss: Pflegefachfrau/Pflegefachmann B.Sc.).

Probezeit: Probezeit bezeichnet einen Zeitraum zu Beginn eines Arbeits-/Ausbildungsverhältnisses, in dem besondere Kündigungsregelungen gelten. Die Probezeit wird in den Schulordnungen durch die Bundesländer geregelt. Dabei wird festgestellt, ob Auszubildende den Anforderungen der Pflegeausbildung gewachsen sind. In der Regel beträgt die Probezeit sechs Monate.

Probezeiteinschätzung: Kurz vor dem Auslaufen der Probezeit wird oftmals in den Pflegeschulen eine Probezeitkonferenz abgehalten und der mutmaßliche Erfolg der Auszubildenden im weiteren Ausbildungsverlauf bis zur staatlichen Abschlussprüfung abgeschätzt. Ausschlaggebend für diese Einschätzung sind Kriterien wie u. a. Theorienoten, Leistungseinschätzungen durch die Pflegepraxis, Kompetenzentwicklung. Fällt diese Einschätzung negativ aus, wird gemeinsam mit Personalverantwortlichen darüber entschieden, ob das Ausbildungsverhältnis weitergeführt wird. Regelungen hierzu werden im Arbeitsrecht getroffen.

Profession/Professionalisierung: Unter Professionen versteht man gesellschaftlich relevante Berufe, die über wissenschaftliches Wissen und eine eigene Fachsprache verfügen. Weitere Merkmale einer Profession sind die alleinige Handlungsbefugnis für bestimmte Bereiche und eigene berufsethische Normen. Auch die Pflege befindet sich durch die Akademisierung, die Pflegewissenschaft und die Pflegeforschung in einem Prozess der Professionalisierung.
Prüfungsausschuss (Abschlussprüfung): Für die ordnungsgemäße Durchführung der staatlichen Abschlussprüfung wird an jeder Pflegeschule ein Prüfungsausschuss gebildet. Dieser besteht aus einem Vertreter der zuständigen Behörde, der Schulleitung der Pflegeschule, den Fachprüfenden (Lehrende der Pflegeschule) und den an der praktischen Prüfung beteiligten Praxisanleitenden.
Prüfungsprotokoll: *Siehe „Niederschrift“.*
Prüfungsvorsitzender: Prüfungsvorsitzende/r des Prüfungsausschusses ist immer ein Vertreter der zuständigen Behörde.
Prüfungszeitraum: Der Prüfungszeitraum umfasst den Zeitraum, in dem alle Prüfungen (schriftliche, mündliche und praktische) durchgeführt werden. Er beginnt in der Regel drei Monate vor Ausbildungsende.
Prüfungszulassung: *Siehe „Zulassung“.*

Q

Qualifikationsrahmen: *Siehe „DQR“.*
Qualifizierte Leistungseinschätzung: Jede an der Ausbildung beteiligte Einrichtung ist verpflichtet, für die Auszubildenden eine Beurteilung über den durchgeführten praktischen Einsatz zu erstellen. Diese wird als qualifizierte Leitungseinschätzung bezeichnet.

R

Rahmenausbildungspläne: Die Rahmenausbildungspläne dienen als Grundlage für die Erarbeitung und Umsetzung der individuellen betrieblichen Ausbildungspläne. Sie geben die Reihenfolge und die Dauer aller Praxiseinsätze vor und die darin zu erwerbenden Kompetenzen bzw. Kompetenzschwerpunkte. Im Mittelpunkt der Rahmenausbildungspläne steht das arbeitsgebundene Lernen am Lernort Pflegepraxis.
Rahmenlehrpläne: Die Rahmenlehrpläne beschreiben unter anderem Situationsmerkmale und Inhalte für den theoretischen und praktischen Unterricht. Sie geben Anregungen für arbeitsorientiertes und arbeitsverbundenes Lernen und sind in Curriculare Einheiten aufgegliedert, die mit den Rahmenausbildungsplänen abzustimmen sind. Die Rahmenlehrpläne sind nur grob umrissen und müssen durch die Pflegeschulen zu einem schulinternen Curriculum weiterentwickelt werden.
Rahmenpläne: Die Rahmenpläne bestehen aus Begründungsrahmen, Rahmenlehrplan und Rahmenausbildungsplan und wurden von der Fachkommission nach § 53 PflBG entwickelt. Sie sind die Grundlage für die Entwicklung schulinterner Curricula und einrichtungsspezifischer Ausbildungspläne in der generalistischen Pflegeausbildung.
Reflexion: Reflexion bedeutet, über das eigene Denken, Handeln und Fühlen nachzudenken und dieses zu hinterfragen. So werden neue Erkenntnisse , z. B über das eigene Erleben gewonnen.
Reflexionsgespräch: Ein Reflexionsgespräch dient dazu, sich mit Unterstützung einer anderen Person das eigene Denken, Handeln, Fühlen bewusst zu machen. Die Gesprächsperson stellt hierzu gezielte Impulsfragen, die zum Nachdenken anregen.
Rücktritt (von der Prüfung): Wenn eine zu prüfende Person von der Prüfung zurücktreten möchte, muss sie den Grund des Rücktritts unverzüglich der oder dem Vorsitzenden des Prüfungsausschusses mitteilen. Nur wenn der Rücktritt genehmigt wird, gilt die Prüfung als nicht begonnen. Ansonsten gilt sie als nicht bestanden.

S

Schule/Pflegeschule: Der theoretische Unterricht der Pflegeausbildung findet an einer externen oder trägerangebundenen Pflegeschule statt. Hier werden durch pädagogisch und fachlich qualifiziertes Personal alle nötigen theoretischen Grundlagen zur professionellen Pflege vermittelt. Die Pflegeschule ersetzt die bisherigen Alten-, Kranken- und Kinderkrankenpflegeschulen.
Simulationstraining: Das Lernen in einer nachgestellten, realitätsnahen Praxissituation in dafür speziell ausgestatteten Räumen mit Modellen oder schauspielenden Personen/Lernpartnern wird als Simulationstraining bezeichnet. Es erlaubt, Fehler zu machen und diese als Lernanlass zu sehen. Bestimmte Praxissituationen können wiederholt geübt, einfacher oder schwieriger gestaltet und evaluiert werden.
Simulatives Lernen: Das Aneignen von Wissen und Verhaltensweisen in authentisch nachgestellten Situationen wird als simulatives Lernen bezeichnet.
Situationsmerkmale: Situationsmerkmale ergeben sich aus der Situationsorientierung *(siehe „Situationsorientierung“)*. Dazu gehören: Handlungsanlässe, Kontextbedingungen, ausgewählte Akteure, Erleben/Deuten/Verarbeiten und Handlungsmuster. Die Situationsmerkmale werden abgeleitet von der Fallorientierten Didaktik nach Hundenborn *(siehe „Fallorientierte Didaktik nach Hundenborn“)*.
Situationsorientierung: Wie in der Pflegepädagogik üblich, wird der Rahmenlehrplan an typischen und wiederkehrenden Pflegesituationen strukturiert, die für das Pflegehandeln von Bedeutung sind und exemplarisch für viele andere Pflegesituationen stehen. Dadurch erfolgt das Lernen in der Schule und in der Pflegepraxis kompetenz- und handlungsorientiert. Die Situationsorientierung stellt eines der insgesamt vier Konstruktionsmerkmale der Rahmenlehrpläne dar.
Skills Lab: *Siehe „Dritter Lernort“.*
Spiralcurricular/spiralförmiger Aufbau der Rahmenlehrpläne: Lerninhalte des Rahmenlehrplans werden über die drei Ausbildungsdrittel wiederkehrend aufgegriffen und mit bereits vorhandenem und neuem Wissen verknüpft. So können schon früh komplexe Themen aufgegriffen und grundlegende Kompetenzen aufgebaut und mit der Zeit vertieft werden. Der spiralförmige Aufbau entspricht dem Konstruktionsprinzip der Entwicklungslogik.
Sprachniveau: Das Sprachniveau kann in unterschiedliche Stufen eingeteilt werden und beschreibt die Sprachkenntnisse insbesondere von Nichtmuttersprachlern. Der Nachweis über ein Sprachzertifikat mit mindestens B2-Niveau gehört zu den Voraussetzungen für die Erteilung der Erlaubnis zum Führen der Berufszulassung in der Pflege.
Staatliche (Abschluss-)Prüfung: Die staatliche Prüfung umfasst jeweils einen schriftlichen, einen mündlichen und einen praktischen Teil. Hierbei werden die erworbenen Kompetenzen geprüft. Der schriftliche und mündliche Prüfungsteil findet in der Pflegeschule statt, der praktische Prüfungsteil im Vertiefungseinsatz beim Träger der praktischen Ausbildung.
Subjektorientierung: Sich in der Pflegeausbildung am Subjekt zu orientieren, bezieht sich sowohl auf die Auszubildenden, die den Pflegeberuf erlernen, auf die Lehrenden, die sie begleiten, als auch auf die zu pflegenden Menschen und deren Bezugspersonen. Ihre subjektiven Wahrnehmungen und Deutungen sind Ausgangspunkt der Auseinandersetzung mit den Lerngegenständen und Themen im Unterricht ebenso wie in der praktischen Pflegeausbildung. Die Subjektorientierung ist Teil des Bildungsverständnisses der Rahmenpläne.
Supervision: Supervision bedeutet „Darüber-Sehen“, „Von-oben-Sehen“ bzw. „Über-Sehen“ (lat.). Supervision ist eine Form der Praxisberatung, in der mit Unterstützung eines Supervisors, der den „Blick von außen“ mitbringt, ohne Lösungen vorzugeben, das eigene berufliche Handeln reflektiert wird. Supervisionen können als Einzel- oder Gruppensupervisionen durchgeführt werden.

Szenisches Spiel: Das szenische Spiel ist ein pflegedidaktischer Ansatz, den Uta Oelke (Professorin für Pflegepädagogik) ausgehend vom Ansatz des erfahrungsbezogenen Lernens von Ingo Scheller (emeritierter Hochschullehrer; Schwerpunkt: Erfahrungsbezogener Unterricht) weiterentwickelt hat. Dabei fühlen sich Auszubildende in andere Menschen ein und lernen, indem sie deren Gedanken, Gefühle und Handlungen nachvollziehen und dadurch etwas über sich selbst erfahren. Gearbeitet wird beispielsweise mit Wahrnehmungs-, Körper-, Sprechübungen, Standbildern und szenischen Darstellungen.

T

Täuschungsversuch (Prüfung): Nimmt ein Prüfling während einer Prüfung unerlaubte Hilfe in Anspruch, so handelt es sich um einen Täuschungsversuch. Die Folge eines Täuschungsversuchs ist, dass die Prüfung als nicht bestanden gilt. Diese Entscheidung ist auch nachträglich bis zu drei Jahre nach Abschluss der Prüfung zulässig.
Teilzeitausbildung: Die generalistische Pflegeausbildung kann auch in Teilzeit durchgeführt werden und darf höchstens fünf Jahre dauern. Die Mindeststundenzahl des theoretischen und praktischen Unterrichts bzw. der praktischen Ausbildung muss erreicht werden.
Theoretischer und praktischer Unterricht (Stundenverteilung): Die Ausbildung zur Pflegefachfrau/zum Pflegefachmann umfasst mindestens 2100 Stunden im theoretischen und praktischen Unterricht bzw. in Lehrveranstaltungen. Diese werden in der Anlage 6 zur PflAPrV konkret auf die einzelnen Ausbildungsdrittel und die darin enthaltenen Kompetenzbereiche unter Vorgabe der notwendigen Stunden verteilt.
Theorienoten: Die Bewertungen der im Unterricht erbrachten Leistungen nennt man umgangssprachlich Theorienoten, beispielsweise für Referate, Tests, Partner- oder Gruppenarbeiten, Klausuren. Die Notengebung wird individuell durch die einzelnen Bundesländer geregelt und auf allen drei Jahreszeugnissen ausgewiesen.
Theoriestunden: *Siehe „Theoretischer und praktischer Unterricht“.*
Träger (der praktischen Ausbildung): Der Träger der praktischen Ausbildung schließt mit dem Auszubildenden einen Vertrag über die Ausbildung zur Pflegefachfrau/zum Pflegefachmann ab. Somit trägt er die Verantwortung für die Durchführung und Organisation der praktischen Ausbildung. Der Träger muss entweder eine eigene Pflegeschule vorhalten oder einen Vertrag mit einer Pflegeschule zur Durchführung der theoretischen Ausbildung geschlossen haben.
Transferkompetenz: Exemplarisch erlernte Fähigkeiten können in einer vergleichbaren Situation abgerufen und angewendet werden.

V

Versäumnisfolgen (Prüfung): Wird ein Prüfungstermin versäumt oder eine Aufsichtsarbeit nicht rechtzeitig abgegeben oder eine Prüfung unterbrochen, gilt die Prüfung als nicht bestanden. Liegt ein wichtiger Grund mit entsprechendem Nachweis vor, zählt die Prüfung als nicht begonnen und kann wiederholt werden.
Vertiefungseinsatz: Der Vertiefungseinsatz findet im dritten Ausbildungsdrittel beim Träger der Ausbildung statt und umfasst mind. 500 Stunden. Hier wird der praktische Teil der staatlichen Abschlussprüfung abgelegt.
Vorbehaltstätigkeiten: Bestimmte Tätigkeiten sind nur Angehörigen eines bestimmten Berufsstandes erlaubt. Auch Pflegefachmännern und -frauen sind nach § 4 PflBG Tätigkeiten vorbehalten: „Die Erhebung und Feststellung des individuellen Pflegebedarfs“, „Die Organisation, Gestaltung und Steuerung des Pflegeprozesses“ und „Die Analyse, Evaluation, Sicherung und Entwicklung der Qualität der Pflege“. Diese Tätigkeiten dürfen ausschließlich von Pflegefachfrauen und -männern durchgeführt werden.

Vornoten: Aus den vorangegangenen Jahreszeugnissen wird vor der staatlichen Abschlussprüfung jeweils eine Vornote für den schriftlichen, mündlichen und praktischen Teil der Prüfung gebildet. Die Vornoten werden im jeweiligen Teil der Prüfung mit einem Anteil von 25 % berücksichtigt.

W

Wahlrecht: Auszubildende, die laut Ausbildungsvertrag den Vertiefungseinsatz „pädiatrische Versorgung" bzw. „stationäre/ambulante Langzeitpflege" vereinbart haben, haben das Recht, sich vor dem letzten Ausbildungsdrittel für die Berufsabschlüsse „Gesundheits- und Kinderkrankenpfleger/in" bzw. „Altenpfleger/in" zu entscheiden. Der Ausbildungsvertrag ist dann entsprechend anzupassen. Jedoch bietet nicht jede Pflegeschule alle Berufsabschlüsse an. Der Träger der praktischen Ausbildung muss in diesem Fall ggf. eine andere passende Pflegeschule finden. Hinweis: Sollten sich bis Dezember 2025 weniger als 50 % der Auszubildenden für das Wahlrecht entschieden haben, entfällt diese Möglichkeit.
Weitere Einsätze: Im letzten Ausbildungsdrittel stehen 80 Stunden zur freien Verteilung auf andere Versorgungsbereiche zur Verfügung. Beispiele sind: Pflegeberatung, Rehabilitation oder Palliation. Weitere 80 Stunden werden im Versorgungsbereich des Vertiefungseinsatzes verteilt.
Wiederholung (Prüfung): Jeder Prüfungsteil kann bei Nichtbestehen einmal wiederholt werden.

Z

Zentrale Praxisanleitung: Die zentrale Praxisanleitung umfasst freigestellte Praxisanleitende, die entweder der Pflegedirektion oder der Pflegeschule zugeordnet und für alle Auszubildenden in der Einrichtung zuständig sind. Sie besuchen die Auszubildenden in den Einsatzbereichen und übernehmen gemeinsam mit den dezentralen Praxisanleitenden die Praxisanleitung. Dadurch wird gewährleistet, dass die Auszubildenden 10 % ihrer praktischen Einsatzzeit angeleitet werden. *Siehe auch „dezentrale Praxisanleitung".*
Zugangsvoraussetzungen (für die Pflegeausbildung): Die Zugangsvoraussetzungen werden im Pflegeberufegesetz § 11 geregelt. Um für die Ausbildung zur Pflegefachfrau/zum Pflegefachmann zugelassen zu werden, ist ein mittlerer Schulabschluss oder ein anderer gleichwertig anerkannter Abschluss Voraussetzung. Eine weitere Möglichkeit der Zulassung ist ein Hauptschulabschluss, beispielsweise zusammen mit einer erfolgreich abgeschlossenen Berufsausbildung oder einer erfolgreich abgeschlossenen Ausbildung in der Kranken- oder Altenpflegehilfe.
Zulassung (Prüfung): Um für die staatliche Abschlussprüfung zugelassen zu werden, gibt es mehrere Voraussetzungen. Vorgelegt werden müssen: ein amtlich beglaubigter Identitätsnachweis des Prüflings, der ordnungsgemäß und schriftlich geführte Ausbildungsnachweis, die drei Jahreszeugnisse. Die Zulassung zur staatlichen Prüfung kann nur erteilt werden, wenn die zulässigen Fehlzeiten in der Theorie und Praxis nicht überschritten worden sind und die Durchschnittsnote der Jahreszeugnisse mindestens „ausreichend" beträgt.
Zwischengespräch: In jedem (längeren) Ausbildungseinsatz wird nach etwa der Hälfte der Einsatzzeit ein Zwischengespräch zwischen den Auszubildenden und ihren Praxisanleitenden geführt. Dabei wird der bisherige Einsatz und der Kompetenzentwicklungsstand reflektiert, ggf. Probleme und Unklarheiten geklärt sowie die weitere Einsatzzeit geplant.
Zwischenprüfung: Am Ende des zweiten Ausbildungsdrittels wird eine Zwischenprüfung abgelegt. Ziel der Zwischenprüfung ist die Ermittlung des aktuellen Ausbildungsstandes, ausgehend von den in der Anlage 1 PflAPrV aufgeführten Kompetenzen für das erste und zweite Ausbildungsdrittel. Näheres zum Ablauf der Prüfung regeln die Bundesländer. Die Ausbildung kann unabhängig vom Ergebnis der Zwischenprüfung fortgesetzt werden. Sollte allerdings das Erreichen des Ausbildungsziels gefährdet sein, sind die Träger der praktischen Ausbildung und die Pflegeschule gemeinsam aufgefordert, Maßnahmen zu ergreifen, um den/die Auszubildende/n zu unterstützen und den Ausbildungserfolg zu sichern.

Gesetzliche Grundlagen, Verordnungen, Rahmenpläne, Handreichungen (alle Kapitel)

Bundesinstitut für Berufsbildung (2019): Musterentwurf zum Ausbildungsnachweis. Empfehlungen für den Nachweis der praktischen Pflegeausbildung nach § 60 Abs. 5 Pflegeberufe-Ausbildungs- und -Prüfungsverordnung – PflAPrV. Bonn. Online unter: www.bibb.de/dokumente/pdf/Musterentwurf-Ausbildungsnachweis.pdf (Zugriff: 20.05.2022).

Bundesministerium für Familie, Senioren, Frauen und Jugend; Bundesministerium für Gesundheit (2018): Ausbildungs- und Prüfungsverordnung für die Pflegeberufe (Pflegeberufe-Ausbildungs- und -Prüfungsverordnung – PflAPrV). In: Bundesgesetzblatt Teil I Nr. 34, ausgegeben zu Bonn am 10.10.2018, S. 1572–1621. Köln: Bundesanzeiger Verlag.

Bundesministerium für Familie, Senioren, Frauen und Jugend; Bundesministerium für Gesundheit; Bundesministerium der Finanzen (2018): Pflegeberufe-Ausbildungsfinanzierungsverordnung (PflAFinV). In: Bundesgesetzblatt Teil I Nr. 34, ausgegeben zu Bonn am 10.10.2018, S. 1622-1631. Köln: Bundesanzeiger Verlag.

Bundesministerium für Familie, Senioren, Frauen und Jugend; Bundesministerium für Gesundheit (2017): Gesetz zur Reform der Pflegeberufe (Pflegeberufereformgesetz – PflBRefG). In: Bundesgesetzblatt Teil I Nr. 49, ausgegeben zu Bonn am 24.07.2017, S. 2581 – 2614. Köln: Bundesanzeiger Verlag.

Bundesministerium für Familie, Senioren, Frauen und Jugend: Gesetzliche Regelungen in den Bundesländern. Online unter: www.pflegeausbildung.net/beratung-und-information/gesetzliche-grundlagen-und-uebergangsregelungen/landesgesetzliche-regelungen.html (Zugriff: 09.05.2022).

Fachkommission nach § 53 Pflegeberufegesetz, Bundesinstitut für Berufsbildung (Hrsg.), (2020): Begleitmaterialien zu den Rahmenplänen der Fachkommission nach § 53 PflBG. Bonn.

Fachkommission nach § 53 Pflegeberufegesetz, Bundesinstitut für Berufsbildung (Hrsg.), (2020): Rahmenpläne der Fachkommission nach § 53 PflBG. Bonn.

Jürgensen, A.; Dauer, B. (2021): Handreichung für die Pflegeausbildung am Lernort Praxis. Herausgegeben vom Bundesinstitut für Berufsbildung, Bonn. Online unter: www.bibb.de/dienst/veroeffentlichungen/de/publication/show/17175 (Zugriff: 18.05.2022).

Walter, A.; Bohrer, A. (2020): Die neue Pflegeausbildung gestalten – eine Handreichung für Praxisanleiterinnen und Praxisanleiter. Herausgegeben im Rahmen der Projekte NEKSA & CURAP, gefördert durch das Ministerium für Soziales, Gesundheit, Integration und Verbraucherschutz in Brandenburg und die Senatsverwaltung für Gesundheit, Pflege und Gleichstellung in Berlin. Cottbus: Hrsg. Online unter: https://dx.doi.org/10.26127/BTUOpen-5161 (Zugriff: 24.05.22).

1 Gesetzliche Vorgaben für eine neue Pflegeausbildung – Was ist neu?

Balzer, S. (2019): Chamäleonkompetenz. Eine Studie in der pflegepraktischen Ausbildung. Frankfurt am Main: Mabuse-Verlag.

Balzer, S.; Kühme, B. (2009): Anpassung und Selbstbestimmung in der Pflege. Studien zum (Aus-) Bildungserleben von PflegeschülerInnen. Frankfurt am Main: Mabuse-Verlag.

Bohrer, A. (2013): Selbstständigwerden in der Pflegepraxis. Eine empirische Studie zum informellen Lernen in der praktischen Pflegeausbildung. Berlin: Wissenschaftlicher Verlag.

Fichtmüller, F.; Walter, A. (2007): Pflegen lernen. Empirische Begriffs- und Theoriebildung zum Wirkgefüge von Lernen und Lehren beruflichen Pflegehandelns. Göttingen: V&R unipress.

Kersting, K. (2002): Berufsbildung zwischen Anspruch und Wirklichkeit. Eine Studie zur moralischen Desensibilisierung. Bern: Huber Verlag.

Kühme, B. (2020): Identitätsbildung in der Pflege. Pflegepraxis und Bildungsmuster im Prozess beruflicher Sozialisation. Frankfurt am Main: Mabuse-Verlag.

2 Das neue berufliche Selbstverständnis als Praxisanleitung – Wer bin ich und wofür stehe ich?

Ausbildungsfonds der Pflegeberufe Schleswig-Holstein GmbH. Online unter: www.ausbildungsfonds-sh.de (Zugriff: 18.09.2021).

Bundesagentur für Arbeit (2021): Arbeitsmarktsituation im Pflegebereich. Online unter: https://statistik.arbeitsagentur.de/DE/Statischer-Content/Statistiken/Themen-im-Fokus/Berufe/Generische-Publikationen/Altenpflege.pdf?__blob=publicationFile (Zugriff: 18.09.2021).

Deutscher Bildungsrat für Pflegeberufe (DBR), (2017): Pflegeausbildung vernetzend gestalten – ein Garant für Versorgungsqualität, S. 13-14. Online unter: https://www.bildungsrat-pflege.de/wp-content/uploads/2022/02/2017-Broschuere-Pflegeausbildung-vernetzend-gestalten.pdf (Zugriff: 14.07.2022).

Deutscher Turnerbund e.V. (2021): Gesundheitssport. Online unter: www.dtb.de/gesundheitssport (Zugriff: 08.10.2021).

Elsbernd, A.; Bader, K. (2021): Fertigkeiten realitätsnah trainieren. In: Die Schwester / Der Pfleger 5/2021, Melsungen: Bibliomed Verlag.

Fichtmüller, F.; Walter, A. (2005): Stellungnahme der Sektion Bildung des DV Pflegewissenschaft zum Positionspapier des Deutschen Bildungsrates für Pflegeberufe: Vernetzung von theoretischer und praktischer Pflegeausbildung. Online unter: https://dg-pflegewissenschaft.de/wp-content/uploads/2017/06/PG-1-2005-Fichtmueller_Walter.pdf (Zugriff: 08.10.2021).

Geppert, S. (2019): Patienten sind keine Puppen. In: Die Schwester / Der Pfleger 5/2019, Melsungen: Bibliomed Verlag.

Hachmöller, M. (2019): Praxisanleitung unter Berücksichtigung des Pflegeberufereformgesetzes – ein Anleitungskonzept. Masterarbeit. Online unter: www.hb.fh-muenster.de/opus4/frontdoor/deliver/index/docId/11532/file/Masterarbeit_Hachmoeller_geschwaerzt.pdf, abgerufen (Zugriff: 18.09.2021).

Iso-Institut Saarbrücken (2020): Zusammenfassung des Abschlussberichts der operativen Auswertung der Aktion „Mehr-Pflege-Kraft". Online unter: https://pflegenetzwerk-deutschland.de/fileadmin/files/Auswertung_MPK/2020-06-22_iso_Zusammenfassung_Abschlussbericht_MPK.pdf (Zugriff: 09.10.2021).

Jürgensen, A.; Dauer, B. (2021): Anlagen zur Handreichung für die Pflegeausbildung am Lernort Praxis. Version 1.0. Bonn. Online unter: www.bibb.de/dienst/veroeffentlichungen/de/publication/show/17175 (Zugriff: 08.10.2021).

Kersting, K. (2016): Was ist Coolout? Online unter: www.hs-lu.de/fachbereiche/fachbereich-sozial-und-gesundheitswesen/team/professorinnen-und-professoren-lehrkraefte-fuer-besondere-aufgaben/prof-dr-karin-kersting.html (Zugriff: 09.10.2021).

Klein, Z.; Peters, M.; Dauer, B.; Garcia González, D. (2021): Empfehlungen für Praxisanleitende im Rahmen der Pflegeausbildung nach dem Pflegeberufegesetz (PflBG). Bonn. Online unter: www.bmfsfj.de/resource/blob/184878/11356f09a03eb1a0e52cd97508ca9ff3/empfehlungen-fuer-praxisanleitende-im-rahmen-der-pflegeausbildung-data.pdf (Zugriff: 18.09.2021).

Mitteldeutsches Institut für Qualifikation und berufliche Rehabilitation (2020): Gesundheitssport steigert die Produktivität im Job – Definition, Übungen, Kurse. Online unter: https://mitteldeutsches-institut.de/gesundheitssport/ (Zugriff: 09.10.2021).

Müller, K.; Hellweg, S. (2013): Wertschätzungserleben von Mitarbeiterinnen und Mitarbeitern in der Pflege. Projektbericht zum Forschungsvorhaben ProWert1 – Produzentenstolz durch Wertschätzung – Teilvorhaben Pflegewissenschaft im BMBF Förderschwerpunkt „Dienstleistungsqualität durch professionelle Arbeit", gefördert vom Bundesministerium für Bildung und Forschung. Online unter: www.prowert.fh-diakonie.de (Zugriff: 18.09.2021).

Neksa-Arbeitsgruppe (2020): Ein Modellcurriculum für die berufspädagogische Zusatzqualifikation zur Praxisanleiterin / zum Praxisanleiter und ein Konzept für die berufspädagogischen Fortbildungen für Praxisanleiterinnen und Praxisanleiter in der Pflegeausbildung im Land Brandenburg. Online unter: https://msgiv.brandenburg.de/sixcms/media.php/9/Modellcurriculum.pdf (Zugriff: 03.10.2021).

Quernheim, G. (2020): Praxisanleitung in den 2020er-Jahren: Brechen goldene Zeiten an? In: Die Schwester / Der Pfleger, 3/2020. Melsungen: Bibliomed Verlag.

Radke R. (2022): Bedarf an Pflegekräften in Deutschland bis 2035. Online unter: https://de.statista.com/statistik/daten/studie/172651/umfrage/bedarf-an-pflegekraeften-2025/ (Zugriff: 18.05.2022).

Saum-Aldehoff, T. (2007): Big Five - Sich selbst und andere erkennen. Düsseldorf: Patmos.

Teigeler, B. (2019): „Pflegende brauchen auch seelische Unterstützung". In: Die Schwester / Der Pfleger 2/2019. Melsungen: Bibliomed Verlag.

Wellensiek, S. K. (2017): Handbuch Resilienztraining. Widerstandskraft und Flexibilität für Unternehmen und Mitarbeiter, 2. Auflage. Weinheim Basel: Beltz Verlag.

3 Vom Rahmenausbildungsplan zur Praxiseinsatzgestaltung – Wie leite ich erfolgreich an?

Dehnbostel, P. (2016): Informelles Lernen in der Arbeit. In: Laske, S.; Orthey, A.; Schmidt, M. (Hrsg.): Personal entwickeln (Loseblattsammlung). Beitrag Nr. 6.162, S. 1-22. Köln: Wolters Kluwer.
Deutsch, S.; Rettig, C. (2021): Pflegias Ausbildungsbegleitheft. Berlin: Cornelsen.
Lange, A.-K.; Koppe, L.; Forbrig, T.; Lengert-Brzozowski, S.; Heimann, F.; Haas, J. (2021): Pflegias Skillsmaterialien Teil 1 (Download). Berlin: Cornelsen.
Mamerow, R. (2021): Praxisanleitung in der Pflege. 7. Auflage. Berlin: Springer.
Mensdorf, B. (2013): Schüleranleitung in der Pflegepraxis. 4. Auflage. Stuttgart: Kohlhammer.
Vogler, C. (Hrsg.), (2020): Pflegias - Grundlagen der beruflichen Pflege (Bd. 1), 1. Auflage. Berlin: Cornelsen.
Vogler, C. (Hrsg.), (2020): Pflegias - Pflegerisches Handeln (Bd. 2), 1. Auflage. Berlin: Cornelsen.

4 Fördern und fordern – Wie beurteile und prüfe ich kompetenzorientiert?

Bayerisches Staatsministerium für Unterricht und Kultus, Staatsinstitut für Schulqualität und Bildungsforschung München (2012): Konzept zum Schulversuch „Generalistische Pflegeausbildung mit beruflichem Schwerpunkt" in Bayern. Online unter: www.isb.bayern.de/download/15213/konzept_gen._pflegeausb._homepage_2012_04_02.pdf (Zugriff: 01.11.2021).
Burba, S.; Herzberg, H.; Walter A.; Westphal, A. (2021): Pflegias Kompetenzkarten. Berlin: Cornelsen.
Bonse-Rohmann, M.; Hüntelmann, I.; Nauerth, A. (Hrsg.), (2008): Kompetenzorientiert prüfen. Lern- und Leistungsüberprüfungen in der Pflegeausbildung. 1. Auflage. München: Urban & Fischer, Elsevier.
Deutsch, S.; Rettig, C. (2021): Pflegias Ausbildungsbegleitheft. Berlin: Cornelsen.
Dzioba, J.; Cant, R.; Cooper, S.; Bogossian, F.; Phillips, N. (2014): Barriers and enablers to learning during team-based clinical simulations: Reflective interviews with final year undergraduate nursing students. In: Journal of Nursing Education and Practice (Vol.4, No 10, 08/2014). Online unter: www.sciedu.ca/journal/index.php/jnep/article/view/4530 (Zugriff: 01.11.2021).
Felser, G. (2015): Werbe- und Konsumentenpsychologie. 4. Auflage. Heidelberg: Springer.
Garcia-González, D.; Peters, M. (2021): Ausbildungs- und Studienabbrüche in der Pflege – ein integratives Review. Bonn. Online unter: www.bibb.de/dienst/veroeffentlichungen/de/publication/show/17573 (Zugriff: 09.04.2022).
Hamburger Institut für Berufliche Bildung (HIBB), (2020): Leitfaden für die Pflegeausbildung. Online unter: https://hibb.hamburg.de/bildungsangebote/berufsausbildung/pflegeausbildung/ (Zugriff: 20.05.2022).
Hundenborn, G. (2006): Fallorientierte Didaktik in der Pflege: Grundlagen und Beispiele für Ausbildung und Prüfung. München: Urban & Fischer, Elsevier.
Hundenborn, G.; Kühn-Hempe, C. (2006): Ausbildung in der Altenpflege - Prüfungsverfahren. Fächerintegratives und kompetenzorientiertes Prüfungsverfahren in der Altenpflegeausbildung. Ministerium für Arbeit, Gesundheit und Soziales des Landes Nordrhein-Westfalen. Online unter: www.mags.nrw/sites/default/files/asset/document/pflege_nrw-pruefungsverfahren_altenpflegeausbildung-09-2006.pdf (Zugriff: 06.04.2022).
Initiative VerA (Verhinderung von Ausbildungsabbrüchen). Online unter: https://vera.ses-bonn.de (Zugriff: 09.04.2022).
Isfort, M.; Berswordt-Wallrabe, M. (2012): Medienarbeit und ihr Einfluss auf das Image von Pflegeberufen. Die Bilder der Pflege. In: Pflegezeitschrift. Jg. 65, H. 7, S. 424-427. Stuttgart: Kohlhammer.
Jünger, J.; Nikendei, C. (Hrsg.), (2005): OSCE Prüfungsvorbereitung. Innere Medizin. 1. Auflage. Stuttgart: Thieme.
Jürgensen, A.; Dauer, B. (2021): Handreichung für die Pflegeausbildung am Lernort Praxis. Bonn. Online unter: www.bibb.de/dienst/veroeffentlichungen/de/publication/show/17175 (Zugriff: 20.05.2022).
Korthagen, F. (1999): Der Reflexionskreislauf. Online unter: wir trainieren.de/werkzeugkoffer/media/Reflexionskreislauf.pdf (Zugriff: 18.05.2022).
Myers, D. G. (2014): Psychologie. 3., vollständig überarbeitete und erweiterte Auflage. Heidelberg: Springer.
Sächsisches Staatsministerium für Kultus (Hrsg.), (2021): Empfehlungen zur Umsetzung des Sächsischen Lehrplanes: Pflegefachfrau/Pflegefachmann, Gesundheits- und Kinderkrankenpflegerin/Gesundheits- und Kinderkrankenpfleger, Altenpflegerin/Altenpfleger. Online unter: http://lpdb.schule-sachsen.de/lpdb/web/downloads/2650_Empfehlungen_PflBG.pdf?v2 (Zugriff: 29.10.2021).

Scheller, R.; Drossel, M. (2019): Hindernisse und Hürden bei der Einführung von SkillsLab in Berufsfachschulen der Krankenpflege. In: Pflege Professionell (Die Open Source Fachzeitschriften für den Gesundheitsbereich). Online unter: https://pflege-professionell.at/hindernisse-und-huerden-bei-der-einfuehrung-von-skillslab-in-berufsfachschulen-der-krankenpflege (Zugriff: 08.10.2021).
Schlegel, C. (Hrsg.), (2018): OSCE - Kompetenzorientiert Prüfen in der Pflegeausbildung. Berlin: Springer.
Schmidt, S. (2012): Achtsamkeit und Wahrnehmung in Gesundheitsfachberufen. Heidelberg: Springer.
St. Pierre, M.; Breuer, G. (Hrsg.) (2018): Simulation in der Medizin, Grundlegende Konzepte - Klinische Anwendung. 2., aktualisierte Auflage. Heidelberg: Springer.
Walther, H. (2021): Ohne Prüfungsangst studieren. 3., überarbeitete und erweiterte Auflage. Stuttgart: utb.
Vogler, C. (Hrsg.), (2020): Pflegias - Grundlagen der beruflichen Pflege (Bd. 1). Berlin: Cornelsen.

5 Reflexion, Supervision und kollegiale Beratung – Wie meistere ich Herausforderungen im Berufsalltag?

Abram, A.; Hirzel D. (2007): Fühlen erwünscht. Praxishandbuch für alle sozialen Berufe. Paderborn: Jufermann Verlag.
Andersen, T. (Hrsg.), (1990): Das Reflektierende Team. Dialoge und Dialoge über die Dialoge. Dortmund: verlag modernes lernen.
Brühlmann, J. (2005): Modeling mit Metalog in der berufspraktischen Ausbildung. Beiträge zur Lehrerbildung 23 (2005) 3, S. 364-370. Online unter: www.pedocs.de/volltexte/2017/13582/pdf/BZL_2005_3_364_370.pdf. (Zugriff: 23.04.2022).
Dreyfus, H. L., Dreyfus, S. E. (1987). Künstliche Intelligenz. Reinbek bei Hamburg: Rowohlt Verlag.
Kaiser, H. (2005). Wirksames Wissen aufbauen. Ein integrierendes Modell des Lernens. Bern: hep Verlag.
Kunz, R.; Tov, E.; Stämpfli, A. (2016): Schlüsselsituationen der Sozialen Arbeit. Professionalität durch Wissen, Reflexion und Diskurs in Communities of Practice. 2. Auflage. Bern: hep Verlag.
Oelke, U.; Meyer, H. (2014): Didaktik und Methodik für Lehrende in Pflege- und Gesundheitsberufen. Berlin: Cornelsen.
Oelke, U.; Scheller, I.; Ruwe, G. (2000): Tabuthemen als Gegenstand szenischen Lernens in der Pflege. Theorie und Praxis eines neuen pflegedidaktischen Ansatzes. Bern, Göttingen, Toronto, Seattle: Verlag Hans Huber.
Offermann, C.; Moser I.; Ludwig, I. (2020): Reflexionsprozesse anstossen und begleiten. Berner Bildungszentrum Pflege (Hrsg.). Bern: hep Verlag.
Rabe, M. (2005): Strukturierte Falldiskussion anhand eines Reflexionsmodells. In: Arbeitsgruppe „Pflege und Ethik" der Akademie für Ethik in der Medizin e.V. (Hrsg.): „Für alle Fälle..." Arbeit mit Fallgeschichten in der Pflegeethik. S.131-144. Hannover: Schlütersche Verlagsgesellschaft.
Roddewig, M. (2018): Kollegiale Beratung für Gesundheitsberufe. Ein Anleitungsprogramm. Frankfurt am Main: Mabuse-Verlag.
Scheller, I. (2004): Szenisches Spiel. Handbuch für die pädagogische Praxis. 4. Auflage, Berlin: Cornelsen.
Schön, D. A. (1983): The Reflective Practitioner. How Professionals Think in Action. New York: Basic Books.
Tietze, K.- O. (2010): Kollegiale Beratung. Problemlösungen gemeinsam entwickeln. Reinbek: Rowohlt Verlag.
Winter, C. (2020): Emotionale Herausforderungen in der Pflegeausbildung. Konzeptentwicklung einer persönlichkeitsstärkenden Praxisbegleitung. Frankfurt am Main: Mabuse-Verlag.

Bildquellen

Fotos:

S. 10 Abb. 1: Shutterstock.com/Krakenimages.com; **S. 11 Abb. 2 (ob.):** Shutterstock.com/Altrendo Images, **Abb. 3 (mi.):** Shutterstock.com/Olesia Bilkei, **Abb. 4 (un.):** Shutterstock.com/Alexander Raths; **S. 12 Abb. 5**: BMG/Thomas Ecke; **S. 13 (li.):** Shutterstock.com/Rido, **(re.):** Shutterstock.com/mehmetkrc; **S. 14 (li.):** Shutterstock.com/Photographee.eu, **(re.):** Shutterstock.com/Small365; **S. 15 Abb. 6**: Shutterstock.com/Tyler Olson; **S. 18:** Cornelsen/Werner Krüper; **S. 19 Abb. 9:** Cornelsen/Werner Krüper; **S. 20 Abb. 10:** Shutterstock.com/VGstockstudio; **S. 22 Abb. 11:** Shutterstock.com/ABO PHOTOGRAPHY; **S. 23 Abb. 12:** Shutterstock.com/Syda Productions**; S. 24 Abb. 13:** Shutterstock/Matej Kastelic; **S. 26 Abb. 15:** Shutterstock.com/SeventyFour; **S. 28 Tab. 4 (ob.):** Cornelsen/Werner Krüper, **(mi.):** Shutterstock.com/sfam_photo, **(un.):** Shutterstock.com/BYM IMAGEN; **S. 30 Tab. 5 (ob.):** Shutterstock.com/goodluz, **(mi.):** Shutterstock.com/Andre Roque Almeida, **(un.):** Shutterstock.com/ARLOU_ANDREI; **S. 31 Abb. 16:** Shutterstock.com/wavebreakmedia; **S. 32 Abb. 17:** Shutterstock.com/Syda Productions; **S. 33:** Shutterstock.com/ALPA PROD; **S. 35 Abb. 18:** Shutterstock.com/ALPA PROD; **S. 38 Abb. 1:** Shutterstock.com/Monkey Business Images, **Abb. 2:** Shutterstock.com/HTWE; **S. 39:** Shutterstock.com/Robert Kneschke; **S. 40 Abb. 3:** Shutterstock.com/Aleksey Sagitov; **(re.):** Shutterstock.com/LightField Studios; **S. 41 (li. ob.):** Shutterstock.com/Monkey Business Images, **(re. ob.):** Shutterstock/Jacob Lund; **(li. un.):** Shutterstock.com/Flamingo Images; **S. 42:** Shutterstock.com/Koldunov; **S. 46 Abb. 4:** Shutterstock.com/Juice Flair; **S. 47:** Shutterstock.com/Monkey Business Images; **S. 48 Abb. 5:** Shutterstock.com/PaniYani; **S. 49 Abb. 6:** Shutterstock.com/Miriam Doerr Martin Frommherz, **Abb. 7:** Shutterstock.com/mariakray; **S. 50 Abb. 8:** Shutterstock.com/upixa; **S. 51 (ob.):** Shutterstock.com/ALPA PROD, **Abb. 9:** Shutterstock / ESB Professional; **S. 52 Abb. 10:** Shutterstock.com/Pheelings media; **S. 53 Abb. 11:** Shutterstock.com/Olesya Kuznetsova; **Abb. 12:** Shutterstock.com/Yuliya Loginova; **S. 56 Abb. 1:** Shutterstock/Matej Kastelic; **S. 57 (li. ob.):** Shutterstock.com/wavebreakmedia, **(re. ob.):** Shutterstock.com/TommyStockProject; **S. 58 Abb. 2:** Shutterstock.com/Andrey_Popov; **S. 62 Abb. 3:** Cornelsen/Werner Krüper; **S. 63 Abb. 4 (Pinnwand):** Shutterstock.com/K Woodgyer, **(Portrait ob. li.):** Shutterstock.com/Monkey Business Images, **(Portrait ob. re.):** Shutterstock.com/Monkey Business Images; **S. 64 (mi. re.):** Shutterstock.com/Mihail Pustovit; **Abb. 5:** Shutterstock.com/New Africa; **S. 65 (Türklinke):** Shutterstock.com/Apirakthanakorn, **(Türschilder):** Shutterstock.com/Monory; **S. 66 Abb. 6 (Ordner):** Shutterstock.com/MockupSpot, **(Foto):** Shutterstock.com/Art_Photo; **S. 67 Abb. 7:** Shutterstock.com/upixa; **S. 68 (mi. re.):** Shutterstock.com/Miriam Doerr Martin Frommherz, **S. 71 Abb. 11:** Shutterstock.com/Monkey Business Images; **S. 72 Abb. 13 (Foto un. re.):** Shutterstock.com/Krakenimages.com; **S. 73 Abb. 14 (alle Portraits):** Shutterstock.com/Andrey_Popov; **S. 74 Abb. 15:** Shutterstock.com/ALPA PROD; **S. 75:** Shutterstock.com/ALPA PROD; **S. 77 Abb. 16:** Cornelsen/Werner Krüper; **S. 79:** Shutterstock.com/ALPA PROD; **S. 80:** Shutterstock.com/Miriam Doerr Martin Frommherz; **S. 84 (ob.):** Shutterstock.com/ALPA PROD, **(un.):** Shutterstock.com/Miriam Doerr Martin Frommherz; **S. 85 Abb. 17:** Shutterstock.com/Goldsithney, **Abb. 18 (Foto):** Cornelsen/Werner Krüper; **S. 86 Abb. 19:** Shutterstock.com/Monkey Business Images; **S. 87 (ob. re.):** Shutterstock.com/UfaBizPhoto; **S. 88 (ob. re.):** Shutterstock.com/Liderina, **(li. un.):** Shutterstock.com/Boytsov, **(re. un.):** Shutterstock.com/Pressmaster; **S. 89:** Cornelsen/Werner Krüper; **S. 90 (Hände mit Papier):** Shutterstock.com/violetkaipa; **S. 91 Abb. 21:** Shutterstock.com/Monkey Business Images; **S. 92 Abb. 22 (mi. li.):** Shutterstock.com/wavebreakmedia; **S. 93:** Shutterstock.com/Thor Winje; **S. 94 (mi. li.):** Shutterstock.com/wavebreakmedia; **S. 95 Abb. 23:** Shutterstock.com/Billion Photos; **S. 99 (alle Portraits):** Shutterstock.com/Andrey_Popov; **S. 102 Abb. 1:** Cornelsen/Sibylle Baier; **S. 103:** Shutterstock.com/Alina Tanya; **S. 104 (ob. re.):** Shutterstock.com/MDV Edwards, **(ob. li.):** Shutterstock.com/Celso Pupo; **S. 105 (ob. re.):** Shutterstock.com/Alexander Raths, **Abb. 2:** Shutterstock.com/Syda Productions; **S. 108 (ob. li.):** Shutterstock.com/SpeedKingz, **(ob. re.):** Shutterstock.com/Miljan Zivkovic, **(mi. li.):** Shutterstock.com/Dan Alto, **(mi. re.):** Cornelsen/Werner Krüper, **(un. re.):** Shutterstock.com/Monkey Business Images; **S. 110 Abb. 5:** Shutterstock.com/Drazen Zigic; **S. 111 Abb. 6:** Shutterstock.com/Monkey Business Images; **S. 112 Tab. 2 (Vitalzeichen, Kontaktaufnahme, Dokumentation, Hygieneverhalten):** Cornelsen/Werner Krüper, **(Insulinpen):** Shutterstock/Image Point Fr, **(Stationsflur):** Shutterstock.com/Anna Jurkovska; **S. 113:** Shutterstock.com/Satyrenko; **S. 114 Abb. 7:** Shutterstock.com/Rawpixel.com; **S. 115 (ob. li.):** Shutterstock.com/fizkes, **(ob. re.):** Shutterstock.com/LightField Studios, **(un. li.):** Shutterstock.com/stoatphoto, **(un. re.):** Shutterstock.com/Krakenimages.com; **S. 116 (ob. li.):** Shutterstock.com/Jne Valokuvaus, **(ob. re.):** Shutterstock.com/Lightspring, **(un. li.):** Shutterstock.com/Monster Ztudio, **(un. re.):** Shutterstock.com/Roman Samborskyi; **S. 117 Abb. 8:** Shutterstock.com/Syda Productions; **S. 121 Abb. 9:** Shutterstock.com/Twinsterphoto; **S. 122:** Shutterstock.com/gpointstudio; **S. 124 Abb. 10 (Foto):** Shutterstock.com/Monkey Business Images; **S. 126 Abb. 11 u. 12:** Cornelsen/Sibylle Baier; **S. 127 Abb. 14:** Shutterstock.com/stockfour; **S. 129 Abb. 16:** Shutterstock.com/Peter Horrox; **S. 131 (Hygienespüler, Körperpflege, Bettbedienung):** Cornelsen/Werner Krüper, **(Frau hält sich Stirn im Bett):** Shutterstock.com/JaaoKun, **(Pflegende mit Neugeborenem):** Shutterstock.com/Jose Luis Carrascosa, **(Pflegende neben Monitor):** Shutterstock.com/Kzenon; **S. 132:** Shutterstock.com/didesign021; **S. 133 Abb. 17:** Shutterstock.com/Ralf Geithe; **S. 134 Tab. 9:** Shutterstock/Monkey Business Images; **S. 135 Abb. 18:** Shutterstock.com/Stokkete; **S. 137 Abb. 20:** Shutterstock.com/fizkes; **S. 140 Abb. 1:** Shutterstock.com/Photographee.eu; **S. 141 Abb. 2:** Shutterstock.com/Africa Studio; **S. 143 Abb. 3:** Shutterstock.com/Monkey Business Images; **S. 144 Abb. 4:** Shutterstock.com/amasterphotographer, **Abb. 5:** Shutterstock.com/ALPA PROD; **S. 145 Abb. 6:** Shutterstock.com/BlurryMe; **S. 147 Abb. 8:** Shutterstock.com/Halfpoint; **S. 148:** Shutterstock.com/Michael Ebardt, **S. 149:** Shutterstock.com/Zivica Kerkez; **S. 150:** Shutterstock.com/TierneyMJ; **S. 151 Abb. 9-11 (ob.):** Shutterstock.com/TommyStockProject; **(mi.):** Shutterstock.com/WESTOCK PRODUCTIONS; **(un.):** Shutterstock.com/Bencemor; **S. 152 Tab. 2 (ob.):** Shutterstock.com/Christian-Chan, **(mi.):** Shutterstock.com/Sergii Gnatiuk, **(un.):** Shutterstock.com/lovelyday12; **S. 153 (ob. li.):** Shutterstock.com/wavebreakmedia, **(ob. re.):** Shutterstock.com/Anton Kor, **(un. li.):** Shutterstock.com/Krakenimages.com; **S. 154 Abb. 12:** Shutterstock.com/fizkes; **S. 156 Abb. 14:** Shutterstock / cynoclub, **(un. re.):** Shutterstock.com/Asier Romero; **S. 157:** Shutterstock.com/fizkes; **S. 159 Abb. 15:** Shutterstock.com/BearFotos, **Abb. 16:** Shutterstock.com/DC Studio; **S. 160 (li.):** Shutterstock.com/FOTO Eak, **(re.):** Shutterstock.com/Photographee.eu; **S. 161 (li.):** Shutterstock.com/DC Studio, **(re.):** Shutterstock.com/Image Source Collection; **S. 162 Abb. 17:** Shutterstock.com/fizkes; **S. 163 Abb. 18:** Shutterstock.com/Photographee.eu; **S. 164:** Cornelsen/Werner Krüper; **S. 165 Abb. 19:** Shutterstock.com/gpointstudio; **S. 167 Abb. 20:** Shutterstock/Protasov AN; **S. 168 Abb. 21:** Shutterstock.com/Syda Productions; **S. 170:** Shutterstock.com/Mangostar; **S. 171:** Shutterstock.com/fizkes; **S. 172 (ob. re.):** Shutterstock.com/Dragon Images, **(Schreibblock):** Shutterstock.com/Kirin Art; **S. 173 Abb. 23:** Shutterstock.com/Peshkova; **S. 174–175 (alle Portraits):** Shutterstock.com/Andrey_Popov

Illustrationen & Grafiken:

S. 16 Abb. 7: Cornelsen/vitaledesign; **S. 17 Abb. 8:** Cornelsen/SPI Technologies India; **S. 25 Abb. 14:** Cornelsen/SPI Technologies India; **S. 57 (E-Mail)**: Shutterstock.com/Upl; **S. 60/61 (Checkliste):** Shutterstock.com/frikota; **S. 68 Abb. 8 (Schreibblock):** Shutterstock.com/iunewind; **S. 70 Abb. 10 (Puzzle):** Shutterstock.com/Volonoff; **S. 72 Abb. 12:** Cornelsen/SPI Technologies India; **S. 70 Abb. 13 (Diagramm):** Cornelsen/SPI Technologies India; **S. 88 (Sprechblasen):** Shutterstock.com/Bagel Studio; **S. 90 (Zeichnung):** Shutterstock.com/Simple Line, **(Notizblock):** Shutterstock.com/Thiti Saichua; **S. 92 (Notizzettel):** Shutterstock.com/rzarek; **S. 94 (Spiralblock)** shutterstock/iunewind, **(Notizzettel mit Büroklammer)** Shutterstock/rzarek; **S. 109 Abb. 4:** Bundesinstitut für Berufsbildung (BIBB); **S. 122 Abb. 10:** Cornelsen/vitaledesign; **S. 127 Abb. 13:** Shutterstock.com/vectorpouch; **S. 136 (Checkliste):** Shutterstock.com/frikota; **S. 169 Abb. 22 (Koffer):** Shutterstock/ArtMari

Notizen